スキル美容外科手術アトラス
Atlas of Skill Aesthetic Plastic Surgery

眼瞼 |第2版|

いちだクリニック 院長
著 市田正成

文光堂

2版の序

　初版の「スキル美容外科手術アトラス 眼瞼」が2003年に世に出てから13年が過ぎました．その間に多くの若い美容形成外科医の先生方から，「先生の著書で眼瞼手術の勉強をしました」という言葉をかけていただきました．それは，私にとって，大いなる達成感と励みとなりました．本アトラスを読んでいただきました諸先生方には深く感謝しております．

　「日本の美容外科は，眼瞼に始まり眼瞼に終わる」と言われるくらい，眼瞼の手術は多くの美容形成外科医によって頻繁に行われています．眼瞼の美容外科手術は簡単にできるものもありますが，ひとつ間違うと迷路に迷い込んだように，回復困難な状況にはまってしまうことが往々にしてあります．その理由は，顔面の他の手術に比べて，眼瞼は常に開瞼閉瞼という動きがある組織であるがゆえに，外観を整えるだけでは完成品とならないからです．また，眼瞼は顔の中心にあり，顔の第一印象に大きく影響を与える組織でもあるからです．

　今どきの患者はインターネットで多くの情報を集めます．そうして手術には失敗することもあるということを知り，いろいろな失敗例を見てしまいます．そして自分が受けた手術が不適切であったことを知るのです．医学的に素人の患者が，簡単に表向きの医学知識を得ることができる時代です．しかし，患者は情報の取捨選択ができません．つまり術後起こり得る不測の事態の頻度もわかりません．それゆえ，不安は増幅する可能性があります．まさに情報氾濫時代なのです．それだけに，術前のインフォームドコンセントは特に重要です．

　この度の改訂版の執筆に関しては，そういう時代背景も考慮に入れて，より充実した内容のものにするべく，眼瞼の解剖に加え，症例も増やし，サプリメントも増やしました．

　患者は自分の受けた手術については，結果がどんな出来栄えであれ，受け入れるしかありません．例えば，ラーメンのように食べ比べができないのです．それゆえ多くの患者は，60点であれば満足してくれます．しかし，いかに有名な病院で手術を受けても，一度まずい結果を味わうと，今度はちゃんとした結果を求めてより良いクリニックを真剣に探します．その結果，真面目で技術のしっかりしたクリニックに患者

は集中することになります.

　プロの美容形成外科医なら，どんな結果が出ても，最後まで，患者に愛想を尽かされないように，誠心誠意，患者と向き合うべきです．そのためには，回復手術のためのいろいろな技を持っていなければなりませんが，それには形成外科の基本的技術が絶対に必要です．そして，そういう技術の応用力，発想を変える機転，応用する決断力などが備わって初めて理想的な結果が出せるのです．

　患者に見放されることは医者の恥です．プロなら当然そう思わなければいけません．そういう向上心と情熱を持った若い先生方のために，教科書のない時代から試行錯誤を繰り返しつつ，修練を積んできた筆者は，若い美容形成外科医に少しでもお役に立てればと思い，いろいろな観点から解説やアドバイスをいたしました．

　最後になりましたが，この度の改訂版の執筆にあたり，終始ご理解とご協力を賜りました，文光堂の浅井麻紀社長と編集企画部末富聡氏に深く感謝申し上げます．

2016年10月吉日　　市田　正成

初版の序

　本書は私の実践している「美容外科手術のアトラス」であることを最初にお断りしておきます．先に筆者は「美容外科手術プラクティス」（全二巻，文光堂発行）の編集に携わらせていただき，日本初の本格的美容外科手術書として，世に送ることができました．内容は美容外科全般にわたることができましたが，個々の内容については，紙面の制限もあり，まだまだ完璧というわけにはまいりませんでした．

　この度同社から「先生の実際にやっている手術書」を書いてほしいとのご依頼がありました．そこで筆者は，日ごろ行っている office surgery としての美容外科手術を，「それを他の美容外科医から批判を受けることがあってもいいから，自分はこう思うからこの方法を自信を持ってこうやっている」というような，多少独断的な内容でも，また不完全なものでもよいのならということで，諸先輩への失礼も顧みず，引き受けた次第です．

　筆者は現在も毎日メスを持ち，年間約1,500例の手術を行っていますが，本書は筆者の美容外科医歴25年にわたる経験から得た，自分なりの知識と技術をわかりやすく解説したつもりです．

　しかし，この知識と技術は，もとはといえば，多くの先輩，同輩の先生方から，学会，学術集会を通して，教えていただいたこと，または直接にご教授いただいたことを，自分なりに消化して，さらに工夫を加えたりして自分のものにしていった所産にすぎないのです．

　したがって，手術の解説書といえども，筆者自身がまだまだ未熟なところも多々あり，発展途上段階にあることは十分に承知しております．しかし，大きく間違った結果を出すことなく，毎日手術をこなしておりますので，それなりに自信は持っております．

　今回は実際の症例の術中の各ステップの写真を中心に解説し，理解がしやすいようにしました．また重要なポイントは特に詳しく解説して，理解していただきたいポイントが正確に伝わるように心がけたつもりです．

　本書は実際の手術のステップをたくさんのカラー写真でわかりやすく実用的に，という文光堂企画部の意向があってこそ実現したものと，深く感謝しております．本書では，美容外科手術に臨む際，どのように考えて，手術方針を決めるかといったポイ

ントや，それに付随して知っておいていただきたいことなどを，あえて活字にすることに致しました．

　また，本文に書くと長くなりすぎる「寄り道」的解説や，蛇足的解説は，supplement（補足説明）として後ろに記述しました．

　この度の手術書は，形成外科をはじめとする外科系の基本技術を身につけたうえで，これから美容外科を手がけていきたいという人に参考にしていただくために，筆者の独断を交えて詳細を解説しましたので，その点はご容赦いただき，読むほどではないと判断されるところは飛ばしていただければ結構です．

　インフォームドコンセントという言葉が，医療の現場ではいまや流行語となりましたが，美容外科の分野ではもう四半世紀も前から多くの専門医が，さまざまな苦労の結果，このことの必要性を身に染みて感じて実践していたことです．したがって，患者に対する懇切丁寧な説明，マイナス情報の開示は美容外科医にとっては常識となっています．本書では，「術後に起こり得ること」として，当然起こることから，まれに起こることまで，トラブルも，またトラブルではなくても起こり得ることも，その頻度別に挙げて，その対処方法まで解説しました．本書を日常診療の参考にして，インフォームドコンセントに役立てていただくことができれば幸いです．

　本書の執筆にあたり，終始ご理解ご協力をいただき細部にわたりアドバイスを賜りました文光堂，浅井照夫氏，鈴木祥子氏に深く感謝申し上げます．

2003年10月吉日　　　市田　正成

CONTENTS

第1部　眼瞼の解剖	1
1. 眼瞼の解剖学教科書に見る眼瞼の形態	2
2. 上眼瞼の解剖	3
3. 下眼瞼の解剖	5
第2部　基本手術　Primary operations	7
1. 切開式重瞼術－全切開法	8
症例1　幅のある平行型の重瞼にしたケース	9
症例2　末広型で幅は狭くても大きい目を希望したケース	15
2. 切開式重瞼術－部分切開法	23
症例　埋没法ではすぐに重瞼線が消失しそうな腫れぼったい眼瞼のケース	24
3. 埋没式重瞼術－皮膚側結紮法	30
症例1　市田法 (25G針誘導法)	31
症例2　市田法2点法 (25針誘導法) で行ったケース	36
諸家の方法	40
4. 埋没式重瞼術－結膜側結紮法	44
症例　市田法 (25G針誘導法)	45
5. 抜糸式重瞼術 (いわゆるビーズ法)	55
症例1　埋没法で手術した後, 右のみ重瞼線が消失したケース	56
症例2　切開法でなく, 重瞼線が消失しにくい手術法を希望したケース	59
症例3　ビーズ法を希望した中年男性のケース	62
6. 上眼瞼除皺術	67
症例1　眉毛を最大挙上し開瞼していたケース	68
症例2　軽度の眼瞼下垂のあるケース	74
症例3　眉毛下縁切除をしたケース	77

CONTENTS

7. 上眼瞼陥凹症手術　　83
- 症例1　片側の陥凹に脂肪移植を行ったケース　　84
- 症例2　上眼瞼の陥凹のみが顕著で脂肪注入のみを行ったケース　　85
- 症例3　皮膚のたるみと軽度の陥凹のあるケース　　87

8. 眼瞼下垂症手術　　92
- 症例1　コンタクトレンズによる眼瞼下垂症のケース　　93
- 症例2　老人性眼瞼下垂症のケース①（睫毛側皮膚切除法）　　96
- 症例3　老人性眼瞼下垂症のケース②（眉毛下縁部皮膚切除法）　　99
- 症例4　老人性眼瞼下垂症のケース③（睫毛部および眉毛上縁部の2ヵ所で皮切）　　101
- 症例5　先天性眼瞼下垂症のケース（筋膜吊り上げ手術）　　103

9. 下眼瞼除皺術　　109
- 症例1　下眼瞼のたるみの解消を希望したケース　　110
- 症例2　下眼瞼除皺術の後，脂肪注入術を行ったケース　　115
- 症例3　Hamra法による下眼瞼除皺術を行ったケース　　117

10. 目頭切開術　　122
- 症例1　目頭切開術と切開式重瞼術を同時に行ったケース　　123
- 症例2　切開式重瞼術を同時に行ったケース　　127

11. 睫毛内反症手術　　131
- 症例1　他院にて両上下眼瞼睫毛内反症手術を受けるも再発したケース　　131
- 症例2　上下の睫毛内反症に目頭切開術を同時に行ったケース　　134

第3部　Unfavorable resultsに対する回復手術　　139

1. 三重瞼を二重瞼に戻す回復手術　　140
- 症例1　切開式重瞼術の後，三重瞼を生じたケース①　　141
- 症例2　切開式重瞼術の後，三重瞼を生じたケース②　　144

CONTENTS

2. 広すぎる重瞼幅を狭くする回復手術　148
- 症例1　radicalな上下眼瞼除皺術を受けていたケース ……………149
- 症例2　幅広く眼窩脂肪を取りすぎたケース ……………………152
- 症例3　幅広い重瞼で，しかも眼瞼陥凹症になっていたケース ……………156

3. その他の上眼瞼手術後回復手術　163
- 症例1　術後に血腫を生じたケース ……………………………164
- 症例2　重瞼術後，目が開きすぎて不自然な目つきとなったケース ………165
- 症例3　埋没糸が露出してきたケース ……………………………167
- 症例4　埋没糸が手術直後からずっと露出していたケース ……………167

4. 眼瞼手術後の閉瞼障害の回復手術　171
- 症例1　下眼瞼除皺術後の「あかんべー」のケース ………………172
- 症例2　切開式重瞼術術後兎眼症となり，睡眠中閉瞼できず疼痛を生じていたケース …………………………………174

5. その他の下眼瞼術後回復手術　178
- 症例1　術後，血腫が目立つ隆起となったケース ………………179
- 症例2　経結膜的眼窩脂肪除去術後，かえって老け顔になったケース ……180

6. 目頭切開を元に戻す回復手術　183
- 症例　目頭切開術を受けたが元に戻したいというケース ……………184

参考文献	189

索引	190

第2部,第3部の内容と利用法

本書の手術写真は,すべてサウスポーである筆者が行ったものである.したがって,多くの右利きの読者からすると逆になる.しかし,見方によっては対面にいる,右利きの読者が手術しているつもりで見ることができるため,左右を逆転することなくそのまま(サウスポーの筆者の術中写真のまま)掲載することになった.時には戸惑いを感じることもあるかとも思うが,ご容赦いただきたい.

1) **術前カウンセリングの指針**

   術前カウンセリングの指針

   ここでは,術前の視診,問診,検査等についての要点を列挙した.重要な項目には◎で標記した.また,インフォームドコンセントについては,「術後起こり得ることと対処法」の項を参照していただくこととした.

2) **手術方針**

   1. 手術方針

   ここで各症例について,手術の方法,治療方法についての基本方針を記述した.各章でいくつかの症例を挙げて解説した.

3) **手術の手順**

   2. 手術の手順

   手術にあたっての,デザイン,麻酔,手術ステップを記述した.手術のステップについては,番号をふって,記述した(筆者は手術については各ステップを階段を上って行くがごとくに「手際よく」進んで行くことを常に心掛けているため,あえて,そのような記述をした).

   また,図にも説明文を加えたが,本文と重複するところも多々ある.しかし,くどいようであるが,手術の途中のステップでのキーポイント等を記述することで,読者により的確に理解を深めていただきたいという配慮と理解していただきたい.

4) ★ **キーポイントマーク**

   特に大切な要点であることを理解していただくために,文字の色を変えて記述した.注意して読んでいただきたい.

5) ⚠ **警告マーク**

   注意点を記述した.ここも重要である.あえて赤字とした.

6) ☞ **指さし印**

   別の頁の参照マーク.

7) **術後ケア**

   3. 術後ケア

   術後の注意点を記述.

8) **本手術法のキーポイントと総括**

   本手術法のキーポイントと総括

   ここでは手術の要点をまとめて列記した.久々に手術をされる人は,この「手術の要点」だけでも読んでおかれると,うっかり落とし穴にはまることが防げると思う.

9) **術後起こり得ることと対処法**

   術後起こり得ることと対処法

   普通の手術書の記述法では合併症の項目であるが,当然術後に起こること(例えば術後の腫脹など)から,まずい結果として起こること(例えば術後の血腫など)まで,その頻度別に分類して,① usual,② sometimes,③ rare,④ very rare,の4つに分けて列挙した.良いこともまずいことも列挙したので,これを患者に術後に起こり得ることの説明,つまりインフォームドコンセントをとる際の参考にしていただきたい.

   ① usual

   Usual

   術後通常的に起こること.当然起こることとして,ともすれば説明を省略しがちであるが,一応は説明しておかないと,神経質な患者やあまりにも簡単に考えていた患者は「聞いていなかった」とクレームをつけることがある.

   ② sometimes

   Sometimes

   時々起こること.ここで挙げることは必ずしもunfavorableなことではない.一時的に起こり,人によっては気にしないことでも別の人では非常に気になるということもあり得るのである.したがって「こういうことも時には起こりますがやむを得ませんよ」というように説明しておくべきである.

   ③ rare

   Rare

   術後まれに起こること.ほとんどが本来起こしてはならない術後のまずい出来事である.適切な対応処置が必要である.

   ④ very rare

   Very rare

   ごくまれに起こり得ることであるが,絶対に起こしてはならないことである.

10) **Supplements**

    Supplements

    補足的説明の項である.本文に記述すると,締まりがなくなりまとまりがつかなくなるため,省略したが,本書を読まれる人にはこんなことも知っておいていただきたいということなどを記述した.余計なこと,蛇足的なことまで記述してしまった感はあるが,一応,これから美容外科手術を手がけていきたいと考えておられる人には,ためになることを書いたつもりであるので,是非一読していただければ幸いである.

第1部
眼瞼の解剖

美容形成外科手術で，例えば重瞼術に際して眼瞼にメスを入れるとき，ほとんどの初心者の形成外科医は，これまでに見た眼瞼に関する洋書における解剖図，あるいはそれをほとんど鵜呑みにして引用している日本の眼科医の書いた教科書の図と，実際の眼瞼の皮下の状態や構造には，大いに異なるところがあることに気が付く．もちろん筆者もその中の1人であった．日本の多くの眼科医は，当然ながら眼球，つまり視覚機能を重視するあまり，眼輪筋や眼窩隔膜や結合組織，眼窩脂肪の状態がどうであっても眼球の視力にはさしたる影響はないので，あまり深く関知しないのは当然である．逆に美容形成外科医には，眼球よりも眼瞼の形状，そしてそこに存在するさまざまな軟部組織と眼瞼挙筋の機能状態が大いに重要であり，関心の的なのである．

眼瞼の手術においては，その解剖学的知識を持っていることが非常に重要である．しかし，手術に際して最初から解剖を理解することは誰にも不可能であり，これだけは症例をひとつひとつこなしながら，理解していくしかない．高齢社会にあって，日本では眼瞼下垂症の手術がこの10年の間に激増した．埋没法による重瞼術しかできない美容形成外科医にとって，眼瞼下垂症の手術は眼瞼の解剖を熟知するまたとない機会である．開瞼という機能を回復する手術にあたり，機能面の回復だけでなく，眼瞼の形状まで若返らせるということを意識して手術をすることこそ，美容形成外科医の使命であると考えて手術に臨むべきである．

なお，美容形成外科医が東洋人(Oriental)と欧米人(Caucasian)の眼瞼の形態解剖学的な違いについて認識しておくことは非常に重要である．

第1部 ● 眼瞼の解剖

1 眼瞼の解剖学教科書に見る眼瞼の形態

　普段目にする眼瞼の解剖図は，日本の眼科医によって書かれたものが多く，それが洋書の眼瞼の解剖図を適当に拝借して書いてあるとしか思えない図が多かったため，われわれ日本の美容外科医にとっては参考にならないものが多い．

　美容形成外科医は眼瞼の手術を毎日のように行っている．その立場から，普段よく遭遇する，日本人の一重瞼，またはそれに近い眼瞼の解剖学的構造を図1に示し，比較のために欧米人型の眼瞼（図2）を並べて示した．これらの図は，眼瞼の解剖学に非常に造詣の深い美容形成外科医である鶴切一三，岩波正陽の両氏にご意見を仰いで作成した．簡単に二重瞼になりやすいもの（図2）と，一重瞼であっても，切開法で手術をしないと安定した二重には到底なりにくい，いわゆる腫れぼったい一重瞼（図1）の構造を比較できるように並べてみた．腫れぼったくて，眼窩脂肪が瞼板上縁からかなり下方に張り出している（下がっている）眼瞼では，埋没縫合法ではいくら丁寧に手術をしたとしても，完全に安定した二重瞼にはなりにくい，ということが理解できると思う．

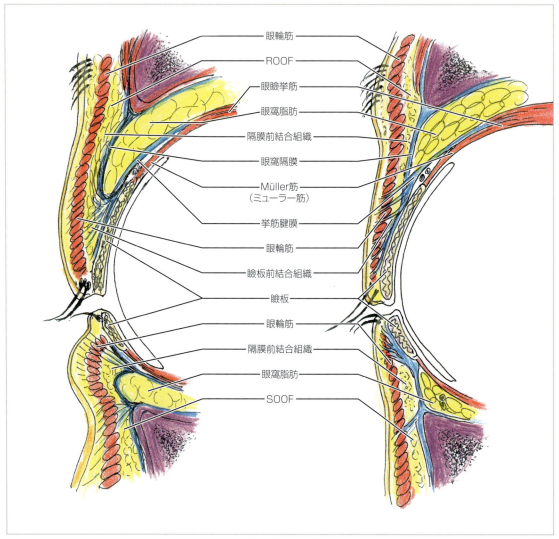

図1 ● 日本人型（一重瞼）の眼瞼　　　　　図2 ● 欧米人型の眼瞼

2 上眼瞼の解剖

1) 眼瞼皮膚

- 眼瞼の皮膚は，厚さに個人差がある．東洋人でもモンゴル系の人は，一重瞼で皮膚が厚い傾向が強い(図3)．
- 眼瞼の皮膚は加齢とともに伸展するため，瞼のたるみとして現れ，瞼の開きが小さくなり，また二重瞼の幅が狭くなり，いわゆる奥二重の状態になっている場合もある(図4)．
- 上眼瞼の皮膚は，臨床的には通常，眉毛下縁から睫毛までを意味するが，組織学的には睫毛上縁からの薄い皮膚で，産毛も見えない範囲が本当の眼瞼皮膚で，その上方の厚く産毛が見える部位は上眼瞼上方皮膚とでも呼びたい皮膚で，厚さが全く違う．
- 上眼瞼除皺術を行い，かなり幅広く眼瞼皮膚を切除した場合，この上眼瞼上方皮膚のみが残ったとすると，この上眼瞼は腫れぼったい感じの消えない状態が長く持続することが多い（このことはインフォームドコンセントの際に十分に説明しておく必要がある）．

2) 眼輪筋

- 眼輪筋はその名称の通り長円形状に走る筋肉で，眼瞼を閉じる働きをする筋肉であるが，細かく見ると瞼板前部，眼窩隔膜前部，眼窩部と，3つの部位に分かれる(図5)．その機能は，顔面神経の側頭枝と頬骨枝によって支配されている．
- 加齢により眼瞼の皮膚は弛緩し，面積が増えるが，その場合，眼輪筋はそれに沿って広がり，閉瞼時には面積も広がった状態になる．ただし，筋肉が増殖したわけではないため，弛緩した皮膚を切り取る除皺術の際には，多少加減して皮膚の下層の眼輪筋を切除する配慮は必要である（眼科医は眼輪筋を切除することを非常に躊躇する傾向があるとのことであるが，眼瞼の除皺術の際には，開・閉瞼に影響を及ぼさない程度の眼輪筋は皮膚とともに切除した方がより良い結果が得られる）．

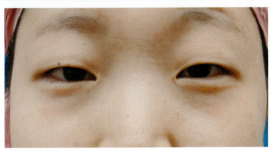

図3 ● モンゴル系の人の眼瞼（完全な一重瞼）

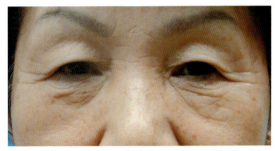

図4 ● 加齢による瞼のたるみ（若い時はきれいな二重瞼であった）

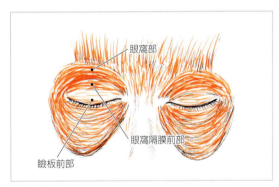

図5 ● 眼輪筋

3) 眼輪筋下結合組織

- この層の結合組織には特に日本人のような東洋人では脂肪組織が多く，眼瞼の形成術の際の処理に適度の切除を行わなければならない．
- 瞼板の上にあるのを瞼板前結合組織，眼窩隔膜の上にあるものを隔膜前結合組織，そして眼窩上縁付近のものをROOF (retro-orbicularis oculi fat) と呼ぶ．眼窩下縁ではSOOF (sub-orbicularis oculi fat) と呼ばれている．これらの脂肪組

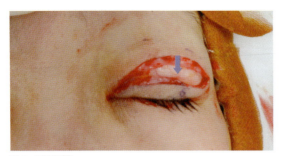

図6 ● 眼窩隔膜

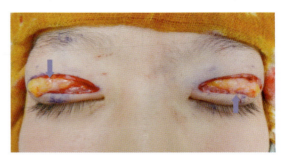

図8 ● 眼窩脂肪①

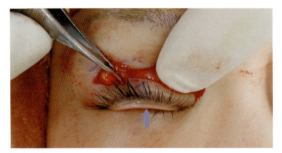

図7 ● gray line

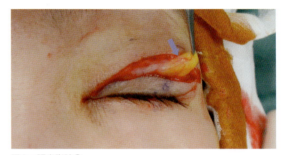

図9 ● 眼窩脂肪②

織の容積は東洋人の眼瞼の形態に大きく影響を及ぼしているため，眼瞼手術においては常に意識して扱う必要がある．特に，ROOFは東洋人の腫れぼったい眼瞼の要因となっており，上眼瞼の美容外科手術では無視することはできない．つまり，多すぎるROOFを，眼窩脂肪の切除の際に補足するように切除することも，重要な処理方法である．

- したがって，隔膜前結合組織やROOFが厚いことが多い一重瞼のケースでは，それらを無視して部分摘除処理をせず，眼窩脂肪を除去するだけではきれいな二重瞼に仕上げることはできない．

4) 眼窩隔膜

- 眼窩隔膜は，日本人の眼瞼手術の際には，かなり厚く多重層の組織のように思えるのであるが，組織学的には最奥の薄い1枚の膜のみを眼窩隔膜ということになっている．それよりも表層の膜様組織は隔膜前線維組織網（preseptal fibro network）と呼ぶこともある．術中には外見上それらすべてが眼窩隔膜のように見える．
- 東洋人の腫れぼったい一重瞼の場合，実際の眼瞼手術時に見ると，眼窩隔膜は瞼板の上縁から，かなり下方まで張り出している場合が多い（図6）．

5) 瞼板

- 瞼板は外見上軟骨のような組織であるが，実際は密度の濃い板状の線維性組織であり，それが眼瞼の硬い組織を形成している．横径は約25mm，縦径は上眼瞼で10mm，下眼瞼で約5mmの大きさを呈している．また，その中には上下合わせて約30のマイボーム腺がある．

6) gray line

- 上下眼瞼の縁にあって，眼瞼皮膚と結膜の間の目印となる，幅約1.5mmの帯状の境界線をgray lineと呼ぶ．外見上も色素的にも，皮膚とも結膜とも異なる．結膜皮膚接合部なのであるが，マイボーム腺の開口部がそこにある．マイボーム腺からの分泌物は角膜や眼球結膜を潤す役割を果たしている（図7）．

7) 眼窩脂肪

- 眼窩脂肪は眼窩隔膜のすぐ後方（深層）にあり，皮下脂肪とは違って軟らかく，例えば黄色をした白子のような感じの組織である（図8）．
- 眼窩脂肪は，眼窩内にある眼球を衝撃から守るクッションの役割をしている．東洋人は腫れぼっ

たい眼瞼をしている場合が多いが，その場合には眼窩脂肪の容量も多い．しかし，加齢によってその容量は減少することが多い．
- 眼窩脂肪は上眼瞼では眼窩隔膜と眼瞼挙筋腱膜の間にあって，きれいな明るい黄色をしている（図9）．
- 外側の眼窩脂肪部位では涙腺が同じ層に存在する．また，涙腺は加齢とともに下がってくる場合があるため，上眼瞼除皺術では，眼窩脂肪の一部を取る際，誤って涙腺を摘除しないように注意する必要がある．

3 下眼瞼の解剖

下眼瞼の組織は基本的には上眼瞼と同じで，対極に存在するのであるが，臨床的にはかなり異なる点が多い．したがって，手術もそれぞれ注意しなければならないポイントが異なっている．
- 例えば，除皺術といっても下眼瞼では余剰皮膚の取りすぎに最も注意を払う必要があるが，上眼瞼では眉毛の動きが取り過ぎをカバーしてくれるため，それほど注意する必要はない．

1）涙堂（いわゆる涙袋）
- 下眼瞼の眼輪筋に沿った隆起（部位的には瞼板前と隔膜前の眼輪筋レベルの位置）は，スマイルの表情でより隆起が増し，明らかになる．図10はそれがはっきりとした状態として表されている．ここは涙には関係ないが，人相学的に重要な意味があるため，「涙袋」と一般に呼ばれる．しかし，人相学用語としては「涙堂」という．
- 女性でこれがはっきりしていると，女性らしい魅力が増す．この部位が平坦な女性のまなざしは，何となくクールな表情に見えるものである．最近は，この部位にヒアルロン酸や脂肪を注入して隆起させたいという美意識の高い女性が増えている（図11）．
- 男性でこれがはっきりしていると，優しい感じの目になる．現代の，いわゆる二枚目俳優や人気歌手は，たいていこの「涙袋」がはっきりしている．

2）眼輪筋
- 機能的には眼瞼を閉じるための筋肉である．加齢により緩みを生じると，その上方の皮膚にも影響があり，しわが増すことになる．

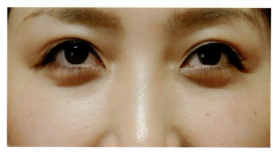

図10 ● 涙袋

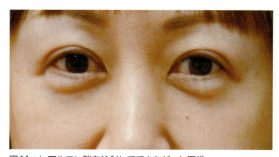

図11 ● ヒアルロン酸を注射してできあがった涙袋

- また，眼窩隔膜の緩みは眼窩脂肪の下垂（はみ出し，垂れ下がり）をもたらすことになり，それによって眼輪筋はさらに緩み，外見上も加齢が進行している状況が顕著になる．

3）眼窩隔膜
- 眼窩隔膜は下眼瞼では眼窩脂肪を下がらないように支えているが，その支える機能には個人差があり，遺伝的な要因もあると思われる．
- 日本人の下眼瞼では，眼窩脂肪が下方に張り出す年齢が早い傾向にある．その下端の膨らみは，

そのすぐ下の境界が溝状に見えることが多い (図12a〜c).

4) 眼窩脂肪

- 下眼瞼部の眼窩脂肪は，眼窩隔膜に支えられているが，重力に逆らえず下方にすべり出す傾向にある．それは眼窩隔膜の厚さに関係があり支える力の強弱につながる．
- また，眼窩脂肪の容量は，日常臨床的に観察しても，加齢とともに減少するのが普通であるが，体質的に早期に減少するケースもある．これらは遺伝的な要因も考えられる．

5) 眼瞼頬溝といわゆるゴルゴ線

- 眼瞼頬溝とは下眼瞼と頬部の境界線のことで，この部位の皮膚と眼窩下縁の間にorbicularis retaing ligamentが存在するために，加齢と共にその部分が陥凹して溝という (図12a〜c).
- 内側はnasojugal groove，外側はpalpebro-malar grooveという．加齢と共に，nasojusal grooveから枝分かれして外下方に向かって溝が生じることがあるが，これをmid-cheek grooveという．これらの溝は日本語では (例えばほうれい線のように) はっきりとした名称がないが，近年ネット上から生まれた用語として"ゴルゴ線"という表現が一般化してきている．これは，有名な劇画『ゴルゴ13』の主役の顔に描かれた頬のラインのことが語源である (図13).

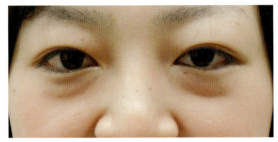

図12a ● 眼窩脂肪が張り出した下眼瞼 (20代)

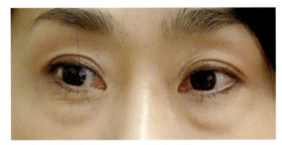

図12b ● 眼窩脂肪が張り出した下眼瞼 (50代)

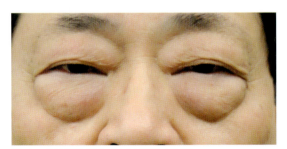

図12c ● 眼窩脂肪が張り出した下眼瞼 (60代)

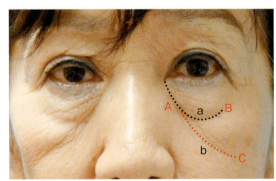

図13 ● a：眼瞼頬溝 (A−B)，b：mid-cheek groove
A−Cのラインをゴルゴ線という表現が定着しつつある．

第2部
基本手術
Primary operations

本書では，実際の手術手技について，**基本手術編**と**回復手術編**の2部に分けて解説した．

第2部**基本手術編**は眼瞼手術の基本的な手技についてできるだけ詳しく解説した．

ただし，本書は序文にもお断りしたように，筆者の行っている手術方法を解説しているため，時には独断的，時には未熟なところも多々あるであろうことは平にご容赦願いたいと思う．しかし，筆者はこの美容外科の分野の手術を35年以上にわたり，自分なりに試行錯誤を繰り返し行って現在の手技に至ったのであり，それを本書にまとめたものであるため，大きく誤っていることはないと確信している．

形成外科をマスターしていれば美容外科は何でもできるというのは早計にすぎると思う．なぜならば，**美容外科手術**では，技術だけでなく，**美容的センス**がなければ患者を満足させることができないからである．またそれを磨く意欲がなければ，美容外科医として大成はできない．要するに，美容外科は片手間でできるものではないのである．筆者自身，長年にわたり，患者に揉まれたことでここまで成長できたと思っている．

本書は，できるかぎり多くの専門医の解説を結集したものであるが，あえて筆者の方法を中心に解説させていただいたところもある．適当に割り引いて読んでいただければ結構である．

1 切開式重瞼術—全切開法

Introduction

1) 筆者がこの道に足を踏み入れた1970年代は，重瞼術といえば，切開法で手術をするのが当然とされていた時代であった．ところが，現在は一般には重瞼術といえば埋没法というように思われている．
2) 美容外科医を目指す人は当然本章の切開法手術に習熟するべきである．この手術に熟達することが眼瞼手術の基本で，それから上眼瞼の除皺術や眼瞼下垂手術などにつながっていくのである．
3) この切開法による重瞼術は，二重瞼を作るべきラインに沿って切開して縫合してくびれを作ればよいだけで，簡単なようであるが，なかなかどうして，思うようにいかないことも多く，やればやるほど，難しいと思わざるを得ない．
4) それは顔の中で最も動きのある部位の手術だからである．術後抜糸のときにはうまくいっているなと思っていても，1ヵ月後に来てもらったときには，内心あっと思うような異常な状態になっていることもある．
5) そのようなunfavorable resultを招かぬよう患者の希望をよく聞き，基本に忠実な手術を心掛ける．
6) 重瞼術を必要とする日本人は，洋書の解剖図とはかけ離れた眼瞼である．それを念頭に置いたうえで眼瞼の解剖をよく理解しておくことが必要である．
7) 日本の美容外科は重瞼術に始まり重瞼術に終わる，と言われるくらいに患者の数が圧倒的に多い．この重瞼術をマスターしなければ一人前の美容外科医とは言えない．
8) この手術法では皮膚切開のデザインの際，目頭と目尻をどこまでとするかが重要である．また，皮膚を切除するのとしないのとでは全く手術法の難易度が違ってくる．

術前カウンセリングの指針

術前のカウンセリングにて手術方針を決定，後は手術直前に再確認．

1) **術前に観察しておくべきポイント**
   - ◎ 眼瞼の腫れぼったさ，またはくぼみの程度，それに眼瞼皮膚の厚さ
   - ○ 眼瞼のたるみ，目尻の上がり下がり
   - ◎ 眼瞼下垂の有無，さかまつげの有無
   - ◎ 開瞼時に眉毛を挙上するくせがないか，またその挙上に左右差がないか
   - ○ 目頭の状態（蒙古ひだの有無，目と目の間隔の広さなど）

2) **術前に聞いておくべきこと**
   - ◎ 手術を決意した契機
   - ◎ コンタクトレンズ装用の有無と使用年数
   - ◎ アイプチの経験の有無と年数
   - ◎ どんな二重瞼にしたいか（末広型，平行型，奥二重，重瞼幅，重瞼線の長さなど）
   - ○ 現状よりどれくらい大きく（上下幅を）開瞼できるようになりたいか
   - ○ 腫れぼったいことを気にしているか

3) **術前検査**
   - ○ 状況に応じて視力検査，血液検査 例えば重症筋無力症の疑いがあれば内科的検査を優先
   - ○ 神経症などの疑いがあれば神経内科受診を優先

4) **インフォームドコンセント**
   - ○ 術後に起こり得ることについては後述

1 ● 切開式重瞼術—全切開法

症例1　幅のある平行型の重瞼にしたケース

解説：少々腫れぼったい，完全一重瞼の状態である（図1）. アイプチやテープではきれいな重瞼にはならず，埋没法では安定した二重瞼にはならないとわかっているため，思い切って切開法での手術を受ける気になったというケース.

1. 手術方針

重瞼幅は広めで，はっきりとした平行型の二重瞼にする方針. 皮膚も切除し，眼窩脂肪も取り除き，パッチリとした目にする方針とする.

2. 手術の手順

デザイン

1) はっきりとした平行型の二重瞼にしたいという希望に従ってデザインするために，目頭部位でのポイントの位置を決めることが最も重要である.
2) そのために，ブジーにて，平行型になるポイントを押さえて開瞼させ，二重瞼の状態を確かめる. このケースでは睫毛上縁から6.5mmのレベルで切開する方針としてマーキング. この線が皮膚切除の下側のラインとなる（図2）. ☞ Supplement 2
3) 皮膚をどれだけ切除するか. 閉瞼状態にて，カリパーで皮膚をつまむ（閉瞼を閉じられる状態で最大幅を挟んで，そこに点印）. その時点でカリパーの開いた目盛りを読み，その計測値プラス2mmを残す幅とする（つまり，少し余裕を持たせて皮膚を切除する）（図3）. ☞ Supplement 3
4) 皮膚の切除について
   切開法重瞼術において，切開線を決めておき皮膚を全く切除せず切開のみで手術を進める方法もある. しかし，筆者は全切開法で手術するかぎりは余剰皮膚切除も同時にするべきという考えである. なぜなら，切開法で手術を受ける患者のほとんどは皮膚に余りがあるため，手術の際に少しでも皮膚を切除しておくことは将来的にもプラスになると思うからである. ☞ Supplement 1

麻酔

1) 当然，血管収縮剤（例：エピネフリン；ボスミン®）の入った局麻剤を用い，注射の後は少なくとも3分間は待つ（教科書的には本格的に効果が発現す

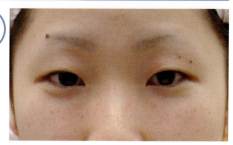

図1

症例1　[21歳女性]　術前
やや腫れぼったい完全一重瞼. 埋没法での重瞼術ではすぐに重瞼線が消失する可能性が高いため，最初から切開法での手術を考えている. はっきりとした平行型が希望.

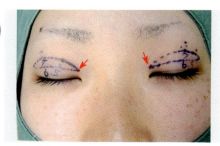

図2

皮切のデザイン
睫毛上縁6.5mmのレベルから7mm幅の皮膚を切除するデザインとした.

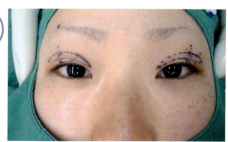

図3

術前のデザイン終了
開瞼状態.

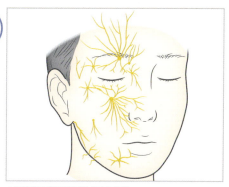

図4

右眼窩部周辺の知覚神経の走行

第2部 ● 基本手術 Primary operations

るのは7分とあるくらいである).

★ 眼瞼は軟らかい組織なので,注射自体はあまり痛くないが,ゆっくり注入すると,さらに痛みが少ない.

2) 上眼瞼に来る知覚神経は図4, 5のように5方向からあることを認識して,中枢側から麻酔すると患者にあまり痛みを感じさせないで済む.

★ 上眼瞼挙筋の運動神経を麻痺させないために,通常は低濃度(例:キシロカイン®なら0.5%)のものを用いる.ただし,0.5%では鎮痛効果が出ないケースもある.

手術

Step 1 皮膚切開:デザイン通りの皮膚切開ができるようにするには,眼瞼皮膚をできるだけ上下左右に伸展して,緊張状態にすることが必要である.メスを持つ手の小指にも伸展操作を手伝わせると,うまく皮膚がピンと張った状態を作ることができる(図7).そして,ライン上を皮膚に垂直にほどよくメスを走らせる.

Step 2 眼輪筋層の切開と部分切除:

⚠ 皮膚切開部からそのまま垂直深層に筋層を切開することは危険である.麻酔液で膨隆している状態では眼輪筋も下方に膨隆しているため,そのまま垂直下層に切開すると,膨隆が消失したとき,眼輪筋を上方に取りすぎたことに気付くことになる.これが術後の三重瞼の原因になるのである(図26).

したがって,皮膚層の切開の後は,筋層を眉毛皮膚側に残すべくメスを下方へ下方へと進める(図8, 10).そして,残しすぎていれば後で切除すればよい.睫毛側の切開線の場合も下方にメスを進め,眼輪筋を少し残した状態でその下層の結合組織も切除する.ただし,瞼板が完全に露出するまでではなく1層の軟部組織を残す(図8, 9, 10).

☞ Supplement 4

平行型の二重瞼を作るこの症例では,内眼角付近の約8mmの睫毛側皮下の軟部組織は意識的に残す.そうしないと平行型の二重瞼ができにくくなる(図6, 10, 16, 17).

Step 3 眼窩脂肪の切除:眼窩隔膜およびその下方の眼瞼挙筋腱膜に達するためには,多重層の結合組織を切開しなくてはならない(図11).そのことをわきまえていれば,すぐに眼窩脂肪が脱出しなくても気にする必要はない.眼窩脂肪層内に麻酔液を注入すると,隔膜があと少しというところまで

図5
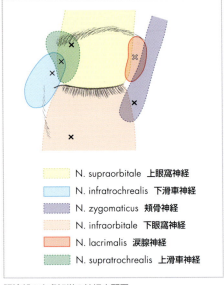

N. supraorbitale　上眼窩神経
N. infratrochrealis　下滑車神経
N. zygomaticus　頬骨神経
N. infraorbitale　下眼窩神経
N. lacrimalis　涙腺神経
N. supratrochrealis　上滑車神経

眼瞼部の皮膚知覚の神経支配図

図6
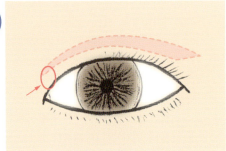

★ 平行型の形状を確実にするために,この部位だけ(幅7〜8mmの範囲)は睫毛側皮下の軟部組織を多く残すことが重要である.

図7
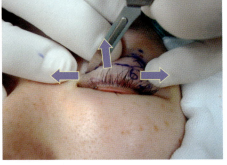

皮切の開始
眼瞼のような軟らかい皮膚を切開するときは,皮膚を3方向に伸展・緊張させた状態を作ってからメスを入れる.メスを持つ手の小指まで動員するのがよい.

来たとき，眼窩脂肪が"じゅんさい"または黄色のビー玉のように見えるのでわかりやすく，また，眼窩脂肪の切除時に無痛でクランプすることができる（図12〜15）．

そして最後の眼窩隔膜を切開すると，眼窩脂肪がずるりと脱出してくる（図12, 13）．それを無理なく引き出せた分だけクランプして切除する（図14）．切除の際は先にモスキート鉗子で挟んで切除した後，止血を十分にする（図15）．

Step 4 ROOFの摘除：腫れぼったい眼瞼では，眼窩脂肪の摘除だけでは十分スッキリとした眼瞼にはならないため，ROOFの一部を摘除する．ROOFはOFに比べると，皮下脂肪に近い固さがある．したがって，OFのように簡単には引き出せないが，腫れぼったさを解消できる容量を摘除する（図18〜20）．

Step 5 睫毛側軟部組織の固定縫合（中縫い）：この操作は重瞼線が消失しないように行うものである．完全一重瞼の場合は特に必要である．7-0ナイロン糸にて3, 4ヵ所固定する（図21）．瞼板と睫毛側切開線直下の眼輪筋とを結ぶように縫合固定するわけである（図22）．

★この操作は，重瞼幅の微妙な左右差の調節ができる点でも有意義である．☞ Supplement 5

Step 6 アンカリング縫合：7-0ブレードシルク糸にて4〜5針のアンカリング縫合を行い，開瞼状態を確認する（図23）．

★これで仕上がりの状態を大体確認でき，また左右の幅の調整をしたりすることもできる．

Step 7 皮膚縫合：7-0ナイロン糸にて連続縫合（over and over法）して，手術を終える（図24〜26）．
☞ Supplement 6

Step 8 ドレッシング：術後に出血（oozing）した血液が縫合部皮膚縁に貯留しないように，メッシュ軟膏ガーゼ，wetガーゼ（血液を染み込みやすくする），dryガーゼの順に載せて，テープにて固定し，手術の全工程を終了する．

3. 術後ケア

1）術後ケアとして最も大切なこと

原則的に入院はさせないので，大切なことはセルフケアである．

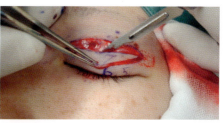

図8 皮膚の切除
予定の皮膚切開ライン全体にメスを入れた後，深層へと進む．
⚠筋層を切開する際は，意識的に下方（足の方向），下方へとメスを進めていく．
★垂直に筋層に到達すると結果的に筋層を取りすぎることになり，三重瞼を招く原因となる．

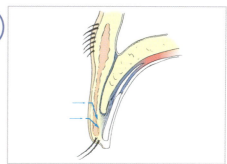

図9 皮切からメスを進ませる方向の断面図
足の方へ足の方へとメスを進ませる．

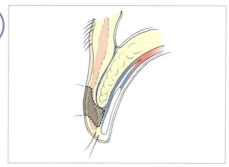

図10 軟部組織の切除範囲のシェーマ

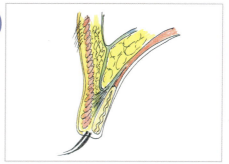

図11 鶴切論文より改写した上眼瞼の解剖図
隔膜前結合組織および下方の眼瞼挙筋腱膜は多重層である．

第2部 ● 基本手術 Primary operations

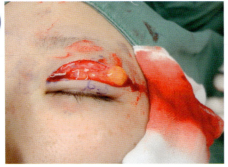

図12 眼輪筋を含めた皮膚の切除
眼輪筋を切除すると眼窩脂肪が見えてくる．完全一重の眼瞼では瞼板の上縁のレベルから，かなり下方にはみ出していることがわかる．

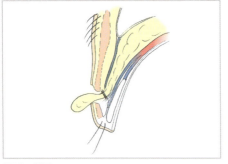

図13 図12の断面のシェーマ

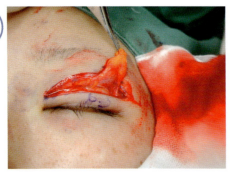

図14 眼窩脂肪の引き出し

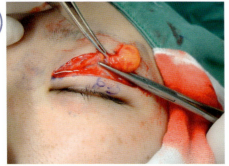

図15 摘除する眼窩脂肪のクランプ
眼窩隔膜を含めてクランプして切除した後，しっかり焼灼止血する．

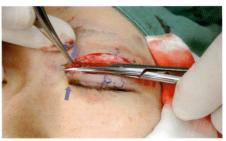

図16 内眼角部付近の軟部組織の処理方法
平行型の重瞼を作るためにはこの部位の7，8mm程度の範囲で，睫毛側の皮下には軟部組織を意識して多く残しておく必要がある．

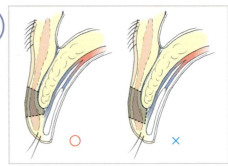

図17

★この部位の軟部組織を切除しすぎると，平行型の重瞼が作れない可能性があるため，この部位だけは睫毛側皮下の軟部組織を多く残すことが重要である．

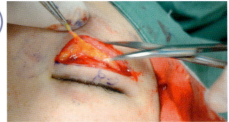

図18 眼輪筋下脂肪（ROOF）の切除
腫れぼったい眼瞼ではOFのみの処理だけでは十分にすっきりとした眼瞼にはならないため，眼瞼の外側2分の1の範囲で隔膜前のROOFの一部を摘除する必要がある．

★ROOFの切除にはクランプは不要で，しっかり止血さえすればよい．

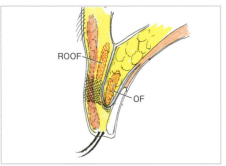

図19 ROOF切除断面の処理のシェーマ

1 ● 切開式重瞼術—全切開法

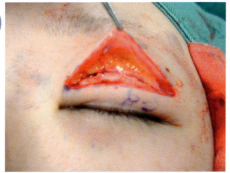

ROOF 摘除終了
眼輪筋下脂肪を摘除することで，腫れぼったい眼瞼のイメージが解消される．

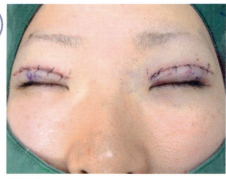

皮膚縫合
まず 7-0 絹糸にて 4～5 針アンカリング縫合をした後，7-0 ナイロン糸にて連続縫合．

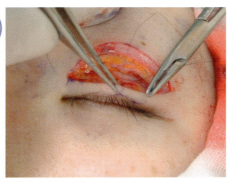

睫毛側の断端の皮下の中縫い操作
睫毛側の断端を筋層レベルで皮下縫合する（3 針）．その後は皮膚縫合に移る．

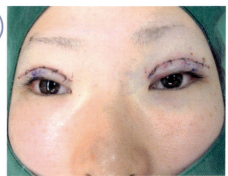

皮膚縫合の完了
連続縫合（7-0 ナイロン糸）して終了する．

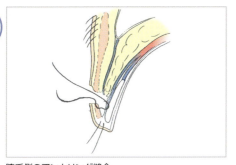

睫毛側のアンカリング縫合
⚠ アンカリングのレベルは要注意で，皮切レベルの幅よりもやや狭いレベルでアンカリングすると不自然な緊張がなく重瞼ができる．

手術終了時の断面

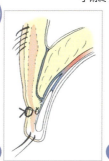

ⓐ 縫合終了時．7-0 ナイロン糸での縫合部位の図．

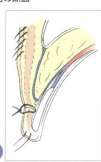

ⓑ ブレードシルク糸でのアンカリング縫合の図．縫合糸のかけ方だけⓐと違う．

13

眼輪筋の上方を取りすぎた場合に起こる三重瞼の機序

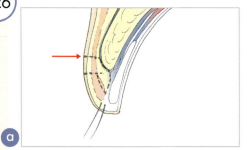

a 皮膚から垂直方向にメスを入れた場合，麻酔液で膨隆した状態にメスを進めると，結果的に腫れが引いたときには，かなり上方にメスを進めていたことになる．

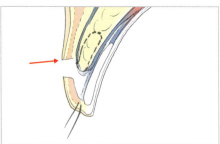

b 同様の操作で眼窩脂肪を切除．

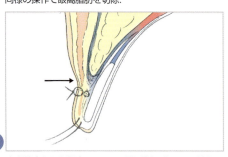

c 皮膚縫合をした場合，このとき眉毛側の皮下の眼輪筋は上方に引き戻され，縫合部の直下には眼輪筋がほとんどないという状況が生じている．

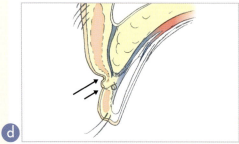

d 開瞼する際は，主に挙筋腱膜が上方に引っ張ることになり，ともすれば縫合ライン部位よりもこの上方で最も引きやすい地点を引っ張ることになり，結果として三重瞼を生じるということになる．

★軽症で済めば一時的な三重瞼で，3週間もすると予定の重瞼線のみに落ちつくこともあるが，腫れが引くほど三重瞼がはっきりしてきた場合は，皮下に脂肪移植または注入をして軟部組織を補うしかない．

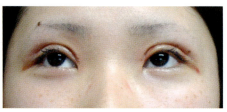

術後1週間目　抜糸終了

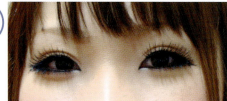

術後1ヵ月目　開瞼状態

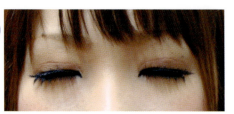

術後1ヵ月目　閉瞼状態

①術後当日は，うつむき姿勢，おしゃべり，笑うことを極力控えて，安静にすること．②眼窩周辺をよく冷やすこと，の2点に尽きる．多くの人は笑うと顔面が紅潮するが，それは顔面にうっ血状態を招くことになる．それはいったん止血していた血管から再び出血を促すことになりかねない．術後の血腫ができるのはそのような機序で動脈性の出血が起こることによる．

2）鎮痛剤の服用

術後麻酔が切れてきたとき，投薬した「消炎鎮痛剤」の頓服を早めに行うよう指導しておく．

3）術後処置

原則として，術後1，2日目に消毒ガーゼ交換，6日目または7日目に抜糸（図27），翌8日目からはアイメイクを許可してもよい．ただし，

⚠ メイク落としの際，術後2週間以内は皮膚を引っ張ったりすると縫合部が裂けるということを，しっかり警告しておくこと．

4）術後写真

手術直後，抜糸直後，術後1ヵ月のものは原則として撮る（図28，29）．

1 ● 切開式重瞼術―全切開法

症例2 末広型で幅は狭くても大きい目を希望したケース

解説：腫れぼったい完全一重瞼の眼瞼（図1）．パッチリとした大きい目の平行型二重瞼を希望している．本人も切開法にて手術することを覚悟していた．

1. 手術方針

重瞼の幅は狭くても，はっきりした末広型の二重瞼が見えるような眼瞼にしたいという希望があり，皮膚および皮下の軟部組織を切除することにした．

2. 手術の手順

デザイン

1) 手術によってパッチリとした大きな目になりたいという希望，そしてあまり幅は広くなくてもよいが，はっきり二重瞼にしたいという要望に従って，皮膚を睫毛上縁から5.5mmのレベルで3mm程度切除する方針（図2，3）．

   ⚠ この計測値については，皮膚を伸展させた状態での計測値であって，普通に閉瞼した状態での計測値ではないことに注意．つまり，睫毛上縁から5.5mmといっても，普通の閉瞼状態では4mm程度である．

2) 皮膚の切除幅の決め方

   ★ 症例1に解説した方法に従う．

   筆者は全切開法で手術するかぎりは余剰皮膚切除も同時に行うべきという考えである．人の瞼の皮膚は，加齢によって必ずたるみを生じることからすると，手術の際に少しでも余剰皮膚を切除しておくことは今後のためにもプラスになるからである．

   ☞ Supplement 1

麻酔

1) 当然，血管収縮剤（例：エピネフリン；ボスミン®）の入ったものを用い，注射後は少なくとも3分間は待つ．
2) 上眼瞼に来る知覚神経は症例1の図5（10頁）のように5方向からあることを認識して，中枢側から麻酔すると患者にあまり痛みを感じさせないで済む．

手術

Step 1 皮膚切開：デザイン通りの皮膚切開ができるようにするには，眼瞼皮膚をできるだけ上下左右に伸展，緊張状態にしてメスを入れる（図4）．

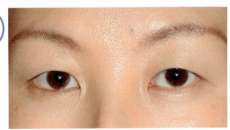

図1

症例2 ［28歳女性］ 術前
完全一重瞼で，この写真の状態は精一杯開瞼しているところで，実際はもっと細い目である．

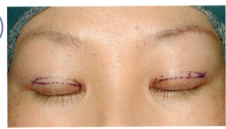

図2

デザイン
睫毛上縁5.5mmのレベルから3mm幅の皮膚を切除することにした．

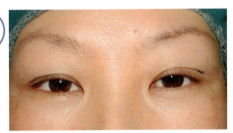

図3

開瞼時末広型となるデザイン
蒙古ひだの存在によって，平行型の重瞼にすることは無理がある．

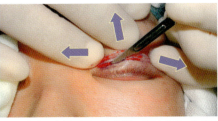

図4

まず，予定の皮膚切開ライン全体にメスを入れ，皮膚層を切開した後，筋層へと進む．
⚠ 筋層を切開する際は意識的に下方へ下方へとメスを進めて行くこと．麻酔液で膨隆している状態では皮膚に垂直に筋層に進入すると結果的には上方に進入してしまうことになり，皮下の筋層が足りないということになる危険性が生じる．

Step 2 眼輪筋層の切開と部分切除：
皮膚層の切開の後は，筋層を眉毛皮膚側に残すべくメスを下方へ下方へと進める（図5）．そして，残しすぎていれば後で切除すればよい．睫毛側の切開線の場合も下方にメスを進め，眼輪筋を少し残した状態でその下層の結合組織も切除する（図6）．
☞ Supplement 4

Step 3 眼窩脂肪の摘除：
眼窩隔膜およびその下方の眼瞼挙筋腱膜に達するためには，多重層の眼窩隔膜と隔膜前結合組織を切開する．眼窩脂肪層の内側に麻酔液を注入すると，眼窩脂肪の切除時に無痛でクランプすることができる．摘除の際は先にモスキート鉗子で挟んで切除した後，止血を十分にする（図7）．

Step 4 睫毛側軟部組織の固定縫合：
この操作は重瞼線が消失しないように行うものである．特に完全一重瞼の場合は必要である．7-0ナイロン糸にて3，4ヵ所程度固定する（図8）．瞼板と睫毛側切開線直下の眼輪筋とを結ぶように縫合固定する（13頁，症例1の図22）．

Step 5 アンカリング縫合：
7-0ブレードシルク糸にて3～4針のアンカリング縫合を行い，開瞼状態を確認する（図9）．

Step 6 皮膚縫合：
7-0ナイロン糸にて，連続縫合（over and over法）して手術を終える（図9，10，14頁，症例1の図26）．☞ Supplement 6

Step 7 ドレッシング：
メッシュ軟膏ガーゼ，wetガーゼ，dryガーゼの順に載せて，テープにて固定し，手術の全工程は終了する．

3. 術後ケア

1) **術後ケアとして最も大切なこと**
   症例1と同様である．

2) **鎮痛剤の服用**
   術後早めに「消炎鎮痛剤」を服用する．

3) **術後処置**
   原則として，術後2日目に消毒ガーゼ交換，6日目または7日目に抜糸（図11），翌日からはアイメイクを許可してもよい．

4) **術後写真**
   手術直後，抜糸直後，術後1ヵ月のものは原則として撮影し，記録として残しておく（図12）．

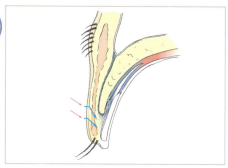

図5　断面図　★下に下にとメスを進ませる．

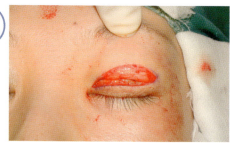

図6　皮膚と眼輪筋，及びその下層の結合組織を切除した状態．東洋人系の一重瞼の場合，眼窩隔膜と眼窩脂肪層が瞼板のかなり下方まで下がっていることがわかる．

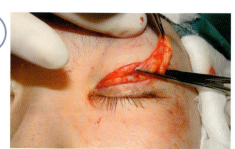

図7　無理なく引き出せた眼窩脂肪をモスキート鉗子で挟む．

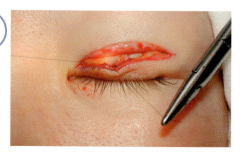

図8　7-0ナイロン糸を使用．ただし，この操作は完全一重瞼の場合以外は省略してもよい．ただし，筆者の経験でもこれまでに100例に1例くらいは1年以内に重瞼線が消失または浅くなってきた症例があり，最近は3ヵ所の固定をして，より確実を目指すことにしている．

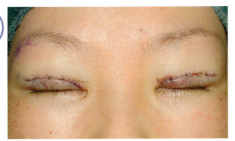

図9 7-0ブレードシルク糸で3～4針のアンカリング縫合を行った後，7-0ナイロン糸にて連続縫合 (continuous over and over suture) する．

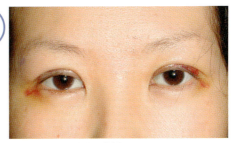

図11 術後6日目，抜糸直後の状態

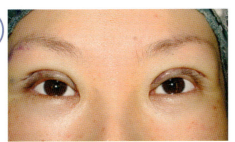

図10 外側から内側に向かい内側端はroopを作るだけで皮膚に結紮はしないでよい（少しでも抜糸時の痛みを少なくすることができる）．

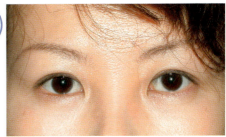

図12 術後1ヵ月目

本手術法のキーポイントと総括

1) 切開法で行う重瞼術は単なる皮膚切開ではなく，解剖学的な構造を重瞼ができる状態に変えるのだということを念頭におくべきである．

2) 切開法の際，皮膚切除を行うか行わないかで，手術の方法が全く違ってくる．
皮膚切除を行わない場合は，縫合法と同じような重瞼線を作るつもりで切開線を決めることでよいが，3mm以上の皮膚を切除する場合は，睫毛上縁からの切開線の幅を7mm以内にしておかないと，とんでもない不自然な重瞼を得る結果になることがある（第3部-3に詳説）．

3) 眼窩脂肪を取りすぎてはいけない．特に中央部，内側部の眼窩脂肪は控えめに切除する．加齢とともに眼窩脂肪は萎縮するものである．眼窩脂肪を取り過ぎた場合，年月とともに，sunken eye（眼瞼陥凹症）となる．かなり腫れぼったい眼瞼であれば，隔膜前脂肪を切除して調節する．

4) 切開線から睫毛側の皮下軟部組織は取りすぎると，皮膚が瞼板と癒着した不自然な眼瞼になる．眼輪筋を少し残すべきである．

5) 眼窩脂肪層に1％以上の濃度のキシロカイン®を使うと，挙筋が麻痺して術中に下垂状態を招き，手術の出来栄えや開瞼状況を見る判断が狂うことがあるため，運動神経が麻痺しない濃度の麻酔剤を用いるべし．

6) 眼瞼皮膚は加齢と共に早期に伸びるもの（特にアイプチをしている皮膚は早く伸びてたるむ）．全切開法で手術をするのなら，たとえ3mmでも4mmでも，皮膚切除しておいてあげるのが親切（加齢的変化をきたすのがそれだけ遅くなるから）と考えるのが，筆者の持論である．

7) 皮膚縫合は，4，5針のアンカリング縫合の後，連続縫合で全体を縫合することで，手術時間が5～10分節約できる．

術後起こり得ることと対処法

重瞼術は最も頻繁に行われる手術であるが，術前と術後ではかなりの変化が生じる手術でもある．初心者のうちはいろいろなクレームを患者からいただくものである．以下に，術後に起こり得るものとして，できるだけ詳述する．

Usual

（術後通常的に起こること．施術側は当たり前に思って，ともすれば説明を省略しがちであるが，3，4は一応説明しておかないと，神経質な患者には「聞いていなかった」とクレームをつけられることがある）

1. **腫脹**
   程度に差はあるが，必ず起こる．そして，その状態は不自然に見えることもある．また，腫れていることによって，二重瞼の幅が広く見えることにもなる．しかし，患者はその状態が手術の最終結果と早合点することもあるので，腫れがあるうちは幅が広く見えるものであることを術前に説明しておく必要がある．

2. **縫合線の赤み**
   約半年かかって消退する．ケロイド体質の人は半年から1年かかる．

3. **皮膚の知覚鈍麻**
   縫合線から睫毛側の皮膚の知覚神経は，切開法手術で一時切断されることになる．術後，メイクをする時点で初めて，患者は知覚が鈍くなっていることに気付く．自然回復を待つのみで，約3ヵ月後にはほとんど知覚は正常に戻る．

4. **開瞼時の異常感覚**
   皮膚の引きつり感は術後1ヵ月目が最も強く，2ヵ月位かけて消失する．
   またナーバスな患者は，太陽がまぶしいとか，視力が落ちたとか，何となくおかしいという違和感を訴えるが，今までよりは開瞼の幅も大きくなるわけで，多少の感覚の違いは生じるもの．「あまり神経質にならずに慣れること」として指導するしかない．眼球に触る手術ではなく，手術の方法に問題があるわけではないので，必ず消失する．
   神経質そうな患者には，術前に「一重瞼から二重瞼に変身するのだから，必ずある程度の違和感は生じるものですが，それは異常事態と言えるものではないですよ」と説明しておく．

Sometimes

（術後時々起こること）

1. **皮下出血斑**
   血腫（しこり）がなければ，2～3週間で消失する．

2. **目つきがきつくなったように見えることがある**
   目がパッチリとした状態は，時として，きつい目つきになったと判断されることも可能性としてある．それは急激に変化したことへの主観的な判断の結果であり，一時的なもので，次第に見慣れてしまえば，そんなにきついという違和感は続くものではない．術前に次のような眼瞼または状況と判断される場合は，特にそういうこともあり得るということを説明しておくのが賢明である．
   ①腫れぼったい瞼．②眠そうな目つきをしている．③眼瞼の皮膚がかなりたるんでいる．④ただ漠然と二重瞼にしたいという希望で，これまで自分では二重瞼を作ってみたことが一度もない人（こういう人の中にも要注意の患者が混じっている）．⑤家族に内緒で手術をするという人（家族に手術が術後に露見した場合に，家族は立腹ついでに，パッチリとした目のことをきつい目になってしまったといって非難することがある．患者はそれを術者に訴えてくることになる）．

3. **術後1ヵ月近くなって，開瞼時に瞼が重くて開きにくい感じがする**
   特に目頭に近い部位の縫合線が肥厚してつっぱる感じが強くなり，開瞼しにくいと訴えてくることがある．これはいわゆるケロイド体質の人に多い．垂直方向またはそれに近い方向の瘢痕はケロイドを誘発するため，それを作らないようにするべきである．ケロイド体質が術前にわかっていれば，特に注意が必要であり，説明をよくしておくべきである（図A）．

4. **重瞼幅の左右差**
   左右の瞼を同時に手術しても，左右の重瞼幅を全

1 ● 切開式重瞼術―全切開法

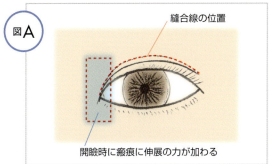

図A
切開法による重瞼術後の瘢痕の位置
最上方の点線は、縫合線瘢痕、重瞼のくびれ部分である.
内眼角部では、ほとんど垂直方向に縫合線が走ることになり、線状瘢痕として開瞼時に伸展力が加わると肥厚性瘢痕となる可能性が大となる. ケロイド体質があれば、なおさらその傾向が大きくなる.
開瞼時に「何かつっぱるような感じがして目が開きにくい」というクレームが出されることになる.

く同じに作るということは結構難しいものである. しかし、左右差が1mmも違うとかなりの違いを感じるため、もしそのような結果となれば、修正手術はやむを得ないが、0.5mm以内の違いであれば修正手術の必要はない. ただし、患者でその左右差を異常に気にする人がいる. それを説得するのに苦労することになるが、術前に「生まれつき二重瞼の人は、よく見ると0.5mm程度の左右差がある人が大半です. つまり、左右差がある方が自然とも言えるのです. そのことを納得できる人はいいですが、もし寸分違わない幅の二重瞼でなければ困るという人は、手術は受けない方が賢明です. なぜなら、そういうことにこだわる性格の人は、手術によってまた新たな悩みを作るようなものですから」というような説明をしておくことである (筆者は雑誌の切り抜きの女優, タレントの顔の大写し写真のアルバムを作っている. その中でよく見ると左右差のある二重瞼の人が多いことを強調して、「こんな有名人でも、よく見ると左右差がある目をしている. つまり、少々の左右差があることの方が自然なのです」という説明をすることにしている).

Rare
(術後まれに起こること. 5, 6以外は本来起こしては

ならない術後のまずい出来事であるため, 適切な対応処置が必要である)

1. **血腫**

   術後24時間以内の出血により, 手術の翌日には異常な腫脹と皮下出血斑で, 開瞼不全を伴う. 術後1, 2日後に経過観察とガーゼ交換のために来院させる最大の目的は, この血腫の有無のチェックでもある. もし発見した場合は直ちに局麻下に抜糸開創し, 血腫を除去し, 出血が止まったことを確認の上, 創を閉じる. この操作を行わないと, 血腫の一部が器質化し (fibrosisを生じる), 長く腫れた感じと開瞼不全を残す. 抜糸のときに血腫が疑われた場合も, 開創, 洗浄をするべきである.

2. **三重瞼**

   切開法による重瞼術でまれに起こる合併症の1つである. 患者はこの結果を見て,「手術の失敗」と言う. これは, 重瞼線となる切開部の上方 (眉毛側) の軟部組織, 特に眼輪筋を取りすぎた場合に起こりやすい. ☞14頁, 症例1の図26
   手術が正しければ術後1～2週間の間, 一時的に三重瞼が起きるだけで自然に消退するが, 腫れが引くにつれて余計に目立ってくる場合は, あっさりと敗北を認めて, 術後1ヵ月を過ぎたら修正手術をするべきである. ☞修正手術については, 第3部-1 140頁

3. **医原性眼瞼下垂**

   これは重瞼線のくびれ部位が開瞼によって十分に上方に移動できないほど, 軟部組織でロックされた状況が起こった場合で, 軟部組織の処理に問題がある場合と, 術後の血腫による場合がある. いずれにしても, 1ヵ月以上待って再手術.

4. **抜糸後の縫合部の離開**

   たいていは患者が無理に患部を引っ張るようなことをした場合, または打撲外傷によって起こる. 再縫合するしかない.

5. **眼瞼の腫れた感じがいつまでも続く**

   眼瞼の皮膚がもともと厚い人は二重瞼の手術をした後, いつまでも腫れているように見えるもの (これは皮膚の厚さを, 週刊誌と電話帳の厚さの違いにたとえて説明するとよい. すなわち, 折り曲げたときの曲率半径にはかなりの差があるということ. 電話帳を折り曲げたときの曲率半径は, 週刊

誌の厚さの皮膚がかなり腫れた状態に近いわけで，すなわち，電話帳のような皮膚は，腫れていなくても腫れているように見えることになる）．

ただし，このことは美容外科医にはわかっていても，理解しようとしない患者もいる．術後に百回説明しても言い訳にしかならず，術前の1回の説明に及ばない．「あなたの瞼の皮膚は厚いので，術後腫れが引いても腫れているように見えるかもわかりません．このことは承知しておいてくださいよ」と一言付け加えておくべきである．

6. **強膜部位の出血斑**

いわゆる白目が赤くなる状態で，眼窩脂肪の層に出血が及んだ場合に起こる．3〜4週間で消失する．待つしかない．

7. **患者の描いていたイメージと違う結果**

これは患者，術者ともに困った問題として残る．しかし，これは術者の技量に起因することが多く，裁判になれば術者が負ける．多くは「重瞼幅が広すぎる」結果になったという場合である．狭すぎた方が修正も楽である．術前に十分患者の希望を聞いて，初心者のうちは特に控えめな手術をすることが賢明である．

Very rare
（ごくまれに起こり得ること）

1. **感染**

眼瞼手術では感染を起こすことはないと言っても過言ではない．もし起こすとすれば，重症の糖尿病など，全身状態が極度に悪く，感染に弱い状態にある患者に，不潔な手術をした場合であろう．

2. **失明**

眼窩脂肪を切除した際に動脈を損傷し，しかも止血操作が不十分で大出血を生じたことが原因で失明に至ったという報告があるが，まれ中のまれ．

⚠️眼窩脂肪層内での出血は最も危険である！

3. **重瞼線の消失**

縫合線から睫毛側の皮下軟部組織の処理が不十分で，固定縫合も不十分であった場合に起こる．再手術しかない．切開法を拒否されれば埋没法で．

Supplements
Supplement 1

皮膚を切除するか，しないか

皮切のデザインの方法については，まず皮膚を切除するかしないか，ということが問題になる．このことについては意見の分かれるところである．美容外科医によっては若い年齢層への重瞼術では，皮膚切除はしないという人が多いが，筆者は全切開法での手術では次のような考えのもとに，全例に皮膚切除をすることにしている．

1) 眼瞼の皮膚は年齢とともに必ずたるみが生じるものである．
2) 切開法での手術が必要なケースは必ず腫れぼったい眼瞼か，細い眼瞼の状態である．
3) したがって，矯正するべき特徴を解消するには，皮膚を切除したほうがよりすっきりと，きれいな二重瞼を作ることができる．

というわけである．若い年齢層には，皮膚の切除はしなくても結果はあまり変わらないとは思うが，将来的なことを考慮に入れて切除する方を選択している．

Supplement 2

切開法の切開線の位置は睫毛上縁から，どの程度の幅が適当か？

1) 筆者は切開法の場合，普段は睫毛上縁から5〜6mmが適当で，7mmが限界だと考えて，それ以上広い位置に重瞼線をつけることは勧めないことを原則にしている．

ただし，十分に幅の広い二重瞼を希望する人も中にはいるので，その場合には，皮膚切除はほとんどしないことと，睫毛側の中止めをしっかりとしなければならないと考えている．それをしないと，手術終了時はよくても，術後2，3週間経つと，重瞼線の位置が開瞼時に上方に引っ張られて目的の幅よりも広くなり，奥に引き込まれたような状態になったり，またその縫合線の位置（つまりくびれのできる位置）が眼窩縁でlock（輪止め）された状態になって，それ以上開瞼できなくなったり（眼瞼下垂状態）して非常に不自然な瞼になるからである．

2) 「睫毛上縁から7mm」といっても，それは皮膚を伸展させた状態での計測値であって，自然の閉瞼状態で計測すれば5，6mm程度である．

したがって皮膚切除をしたとしても，手術の終了時にはやはり，閉瞼状態で5mm程度にするのが理想である．
3) 閉瞼状態で5mmに見えても，伸展すると10mmにも伸びるような皮膚がある（年齢的には30代以上になればそれくらい皮膚が伸びている人が多い）．初心者の時にこの皮膚の進展をあまり計算に入れずに，普通の閉瞼状態で重瞼術を行い，結果として途方もなく幅の広い重瞼を作ってしまって，患者からクレームをつけられて，冷や汗をかいたという美容外科医は大勢いる．筆者はお世話になった北里大学の形成外科の美容外科外来で，初期の段階でそういうケースで相談に来られるたくさんの患者の修正手術を経験させていただいた．
4) 埋没法ではくびれの位置を患者に見せて決めれば，ほぼ目的の幅の重瞼線が作れるのに対し，切開法ではそう簡単にはいかない．結果としての二重瞼の状態（特に幅であるが）を聞いておき，「そのような幅の重瞼になるように努力します」と言うだけにとどめておく方が無難である．

Supplement 3

切開法の皮膚切除量の決め方

1) 睫毛側の切開線の決め方はSupplement 2に書いた．
2) 切除量の決め方の基本は，閉瞼状態にして，余剰皮膚をカリパーにて眼瞼を挟む．カリパーの一端（A）は睫毛側切開線上にある．そしてもう一方のカリパーの接点（B）をマークする．
3) カリパーで目盛りを測り（d），計測値プラス2mmの数値（d＋2）を出し，先にマークした眉毛側の点（B）から計測値（d＋2）の位置をポイントCとすると，ACはすなわち切除幅となる．
4) この切除量の決め方は，カリパーによる計測値を基本にしているため簡単である．睫毛側の切開線の位置を決めることと，単純計測に2mmもしくは3mmと，どれだけ余裕をもたせるかを決めることだけである（筆者は通常2mm余裕をもたせることにしている）．

Supplement 4

切開式重瞼術で切開線の睫毛側の皮下の軟部組織をどれだけ取り除くか

1) これについては諸家によっていろいろな方法がある．しかし，あまり残しすぎても重瞼線が消失しやすくなる．また取りすぎても人工的な瞼になる．ただし，しっかりと切除した方が，重瞼線の消失がなく，確実性はある．
2) しかし「切開法でも重瞼線は絶対に消えないとは言い切れない．不自然でない自然な感じの二重瞼を作ることを優先すれば，切開法でも体質によっては緩んだり，消失してくることだってあり得る」ことを患者に理解してもらうことが大切である．
3) 筆者は原則として，眼輪筋の一部は残し，その下の結合組織を取り除くことにしている．また，瞼板は完全に露出させるのではなく瞼板上の被膜組織を1層残してアンカリング縫合を容易にできるようにする．

Supplement 5

睫毛側の中止め固定操作について

この操作を行うとき，筆者は必ず思い出すことがある．それはいかに筆者が何もわかっていない無邪気な初心者であったかの証でもあるのだが，筆者が，美容外科に興味を持った研修医2年生の頃（昭和46年），当時京都では唯一大人気を博しておられた黒田正名先生のクリニックに初めて手術を見学させていただいたときのことである．はっきりいってこの操作が何のことか理解できなかったのである．縫合操作とは相手同士を結ぶものと思っていたので，睫毛側となら眉毛側と結ぶことしか眼中になかったのである．それなのに「同じ側同士を縫ってどうするの」と，浅はかにも思ったわけである．要するに3D的な観察眼がそのときには皆無だったのである．後日，自分が手術をするときになり，その意味が理解できたとき，内心非常に恥ずかしい思いをしたので，いつもこの手術でこのステップにくると，その初見学時のことを思い出し，筆者の大恩師黒田先生のことを思うのである．先生はあの頃も今もまったく偉ぶるところなく，むしろ謙虚すぎるほどの態度で若輩の筆者らに接して下さるお方であり，筆者の貴いお手本とする先生である（もちろん黒田先生のあのダンディーさには憧れても自分は足元にも及ばないことはわかってい

ますから,精神的なところを学ばせていただきました).あのとき快く見学させていただけたことが,今日の筆者の源の源,出発点になっている.今も心から先生に感謝している次第である.

Supplement 6
皮膚縫合の際の連続縫合について

1) 皮膚縫合の段階で,以前は7-0ブレードシルク糸で片方につき10〜13針縫合していたが,時間がかかる,抜糸にてこずる,患者が痛がる,などの欠点があった.20年前から現在の方法(つまり,4〜5針を7-0ブレードシルク糸でアンカリング縫合した後,7-0ナイロン糸にて連続縫合する方法)に変えたが,これで手術時間が7〜8分短縮できる.また,抜糸の痛みも半減できた.縫合線の瘢痕の残り方にも問題はない.特に目頭部分の連続縫合の最後のところは結紮せずに,縫合糸だけのループ結びにしておいても何ら問題はなく,この部位の抜糸は痛いものであるが,その痛みを味わわせることもなくなった.したがって現在の皮膚縫合法で十分であると思っている.

2) また連続縫合の仕方には2種類ある.仕上がりの縫合糸の表側の方向が,縫合線の方向に垂直になるように縫合するのが良い縫合法である(下図A).

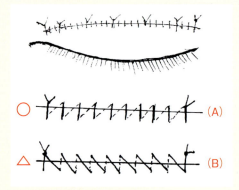

(B)も悪くはないが(A)の方が良い.

2 切開式重瞼術―部分切開法

Introduction

1) 現在は重瞼術といえば埋没法というように，一般には思われがちであり，埋没法が全盛の時代である．しかし前章でも書いたように，美容外科医を目指す者は当然，切開法手術に習熟するべきである．ここに部分切開法の章を設けたのは，筆者自身手術を受けた体験に基づき，切開法と埋没法の中間的な意味を持つ手術法であることを実感したからである．

2) その理由は，全切開法ほど重瞼線が長く深く作ることはできないが，全切開法ほどの手術瘢痕を残さないで，かつ埋没法よりも安定性がある，という手術法であるからである．

3) 現に筆者は，20年ほど前に，この手術を受けたのであるが，10年経ってもその重瞼線は消失することもなく，また手術瘢痕は自分自身にも判別しがたいほどで，この手術が優れた方法であることを実感している． ☞ Supplement 1

その後は埋没法ではすぐに重瞼線が消失しそうな症例には，この手術を1つの選択肢として患者に勧めている．

術前カウンセリングの指針

術前のカウンセリングにて手術方針を決定する．

この手術法は筆者の場合，埋没法での手術の後，重瞼線が消失してきたような症例が多いため，重瞼線の位置の決定はあまり問題なくできることが多い．

1) 術前に観察しておくべきポイント
   - ◎ 眼瞼の腫れぼったさ，またはくぼみの程度，それに眼瞼皮膚の厚さ
   - ◎ 開瞼時に眉毛挙上のくせがないか，またその挙上に左右差がないか
   - ○ 眼瞼下垂の有無，その程度，本人が気付いているか否か

2) 術前に聞いておくべきこと
   - ◎ どのくらいの幅の二重瞼にしたいか
   - ◎ 腫れぼったい瞼のことをどれだけ気にしているか
   - ◎ コンタクトレンズ装用の有無と使用年数
   - ○ アイプチの経験の有無と年数
   - ○ ケロイド体質の有無

3) 患者への説明
   - ◎ この手術法を希望する患者には，できること，限界，瘢痕についてもよく説明する

4) 術前検査
   - ○ 状況に応じて視力検査，血液検査
     例えば重症筋無力症の疑いがあれば内科的検査を優先
   - ○ 神経症などの疑いがあれば神経内科受診を優先

5) インフォームドコンセント
   - ○ 皮膚を切除しない重瞼術の安全性と，限界については十分に説明すること
   - ○ 埋没法と切開法の中間に位置する手術法であること
   - ○ 皮膚のたるみがある程度進んでいる場合，切開線の両側に補強的に抜糸式の縫合を追加することも説明しておく

症例　埋没法ではすぐに重瞼線が消失しそうな腫れぼったい眼瞼のケース

解説：腫れぼったい眼瞼，細い目であり，左が特にその傾向が強く，右に比べても小さいので，まず左を手術したいという希望で来院した（図1）．しかし，できるなら部分切開法でという希望にて，部分切開法で手術を行うことになった．

1. 手術方針

中央部から内側寄りに7mmの切開，外側の腫れぼったい部位に5mmの皮膚切開を施し，軟部組織の適量切除，外側の眼窩脂肪摘除を追加する．

2. 手術の手順

デザイン

他院での手術経験があり，前回の重瞼線に沿って切開を入れることで良いとの確認済（図2，3）．

麻酔

全切開法の麻酔の項に詳述．☞9，10頁

小切開で手術操作を行うため，局部麻酔の際に眼窩脂肪層の中まで局麻剤を注入しておく．

★小切開で眼窩脂肪を摘除する操作を予定しているため，この注入は有効である．

手術

Step 1 外側の皮膚切開：約5mmの皮切を入れる．少し皮下結合組織を切除すると，眼窩脂肪が半透明な眼窩隔膜の層の向こうに見えてくる．

Step 2 眼窩脂肪の摘除：眼窩脂肪層に注入した局麻剤の効果で，眼窩脂肪が発見しやすい．そこでもう1層組織用剪刀にて隔膜を開くと眼窩脂肪がはみ出してくる．ほどほどに引き出して出てきた眼窩脂肪をクランプし切除，電気凝固して止血する（図4〜12）．

Step 3 中央部の皮膚切開（7mm）：眼瞼の中央部に7mmの皮切を入れる（図13）．

Step 4 眼輪筋層の切開と軟部組織の部分切除：皮膚切開部からその斜め下方の軟部組織，それに切開創から両側各5mm程度の範囲で，重瞼線に沿って眼輪筋の一部を切除して，切開創の長さ以上に長く重瞼線の溝ができやすくしておく．最深部はほとんど瞼板近くまで到達しておく（図13）．

Step 5 皮切線睫毛側の皮下縫合：この操作は重瞼線

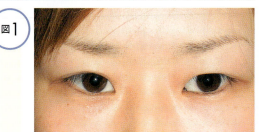

図1
症例　[24歳女性]　術前
左眼瞼の重瞼術を希望．同時に外側部の脂肪を除去して，腫れぼったさの解消もしたいという．

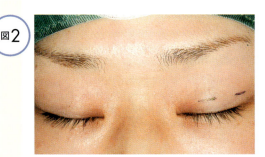

図2
皮切のデザイン
予定する重瞼線上に，中央部で7mm，外側部で5mmの皮切のためのデザインを描く．

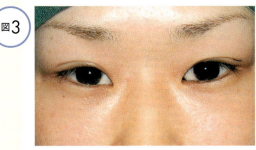

図3
術前の開瞼状態
ブジーを用いて重瞼予定線上にくびれのラインをつけたところ．

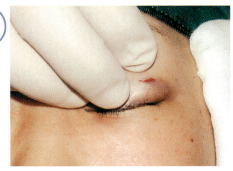

図4
眼窩脂肪除去のための5mm小切開を加える．

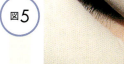
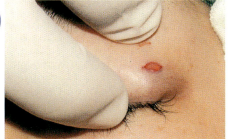

皮下の軟部組織を少しずつ切除すると，眼窩隔膜の下層に黄色い眼窩脂肪が見えるようになる．

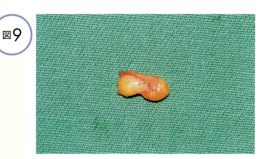

切除した眼窩脂肪を示す．

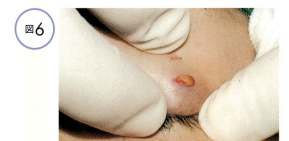

局麻剤があらかじめ眼窩脂肪層に注入されていれば，"じゅんさい"様に見える．そうでなければ，ここで改めて局麻剤を注入すると，眼窩脂肪層の内圧も高まり，脂肪が出やすくなり，また引き出すときに無痛である．

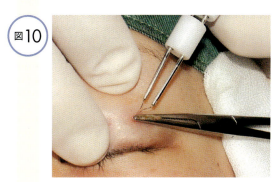

パクレン止血器にてペアンの端に残った脂肪を焼灼して止血操作とする．

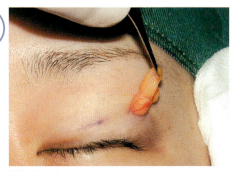

眼窩脂肪を無理に引き出すことなく，するりと引っ張り出せた状態を示す．
★眼窩脂肪には血管がたくさん見えている．必ずクランプして凝固・止血を確実にしておくこと．

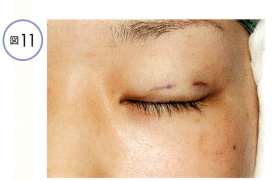

外側部の眼窩脂肪の切除を終了した状態

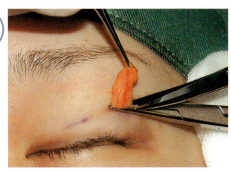

モスキートペアンにて脂肪を挟み，剪刀で切り取るが，約1mmはペアン側に露出脂肪を残してカットする．

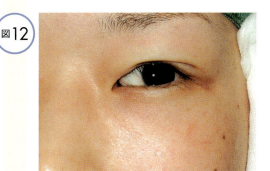

同じく開瞼の状態

図13

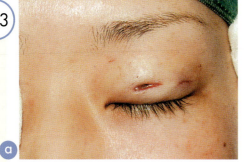

a 中央部に約7mmの小切開を加え,その下の軟部組織を切除する.瞼板に1層の結合組織を残したところまで進入する.

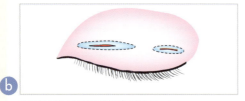

b 皮切部と皮下軟部組織切除の範囲を示す.
★皮切部を左右に越えたところまで切除するところがポイント.
皮切の長さは短くても,皮下軟部組織の処理次第で,全切開法に近い成果が得られる.皮膚縫合の際に皮切していない部位までアンカリング縫合(抜糸はする)を施せば,重瞼線がしっかりとつく効果が期待できる.

c 断面図
皮下の軟部組織を適量切除する.

図14

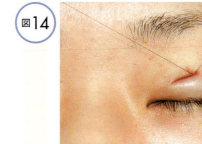

睫毛側の皮下,眼輪筋の一部と瞼板とを縫合し(7-0ナイロン糸),中止めをする.

図15

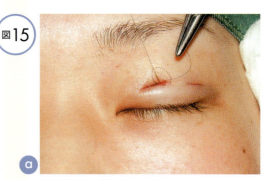

a 同じ操作で2ヵ所を中止めする.

b 断面の状態を示す.睫毛側は筋層の深部に糸をかける.
★あまり浅く皮膚に近いところにかけると,縫合線に溝ができ,閉瞼時に不自然さが残ることになる.

が消失しないように必ず行う(図14).
7-0ナイロン糸にて2ヵ所固定する.瞼板と睫毛側切開線直下の眼輪筋とを結ぶように縫合固定するわけである(図15).

Step 6 皮膚縫合:7-0ナイロン糸にて,1mm間隔で縫合して手術を終える(図16〜18).

Step 7 ドレッシング:縫合部皮膚縁に術後に出血(oozing)した血液が貯留しないように,メッシュ軟膏ガーゼ,wetガーゼ,dryガーゼの順に載せて,テープにて固定し,手術の全工程を終了する.

図16

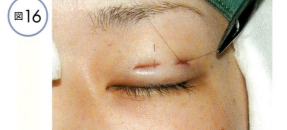

外側の皮切部位も同様に中止めを施すことで,開瞼時にそこまで重瞼線がはっきりつきやすくなる.

3. 術後ケア

1) 術後ケアとして最も大切なこと
① 術後当日は，うつむき姿勢，談笑を極力控えて，安静にすること．
② 眼窩周辺をよく冷やすこと．
③ 翌日，皮下出血斑が目立たない状態なら，ドレッシングなしで生活してよい．

2) 術後処置
原則として，術後2日目に消毒ガーゼ交換，5日目または6日目に抜糸．
7日目からはアイメイクを許可．

3) 術後写真
手術直後，抜糸直後，術後1ヵ月のものは原則として撮る．

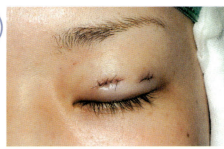

図17 皮膚縫合を終了した状態

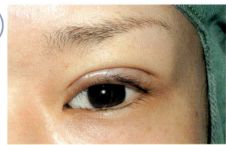

図18 手術終了時の開瞼状態．局麻剤による腫脹で幅は最終仕上がりよりも広すぎるが，一応はっきりとした重瞼線ができている．

本手術法のキーポイントと総括

1) 約7〜10mmの小切開を予定の重瞼線の中央部に．
2) 切開部位の左右，および下方の軟部組織の適量除去．
3) 切開線の睫毛側上縁皮下を瞼板に縫着固定（2針）．
4) 皮膚縫合は7-0または8-0ナイロン糸で．
5) 重瞼線がより長く，しっかりできるためには，切開線の両側に補助的キルティング縫合を施すことも．
6) 腫れぼったい眼瞼であれば，皮膚切開を外側に追加して眼窩脂肪などの切除を行い，少しでもすっきりさせることも，手術の操作の1つに加える．
☞ Supplement 2

術後起こり得ることと対処法

Usual

1. **腫脹**
程度に差はあるが，必ず起こる．そして，腫れが強いと，切開部位のみがくぼんで見えるため，一時的に不自然に見えることもある．

2. **縫合線の赤み**
約半年かかって消退する．ケロイド体質の人は赤みの消失に時間がかかる．

3. **皮膚の知覚鈍麻**
縫合線から睫毛にかけての皮膚知覚神経は，切開法手術で一時切断されることになる．
約2ヵ月後にはほとんど知覚は正常に戻る．

4. **開瞼時の異常感覚**
太陽がまぶしいとか，視力が落ちたとか，何となくおかしいという不定愁訴であるが，一時的なも

の．調節機能のバランスが一時的に崩れた状態である．「あまり神経質にならずに慣れること」として指導するしかない．

Sometimes

1. **皮下出血斑**
   血腫（しこり）がなければ，2〜3週間で消失する．
2. **目つきがきつくなったように見えることがある**
   目がパッチリとした状態は，時として，きつい目つきになったと判断されることも，可能性としてはある．それは急激に変化したことへの主観的な判断の結果であり，一時的なものである．見慣れてしまえば不自然ではなくなる．
3. **重瞼幅の左右差**
   左右の瞼を同時に手術しても，左右の重瞼幅を全く同じに作るということは結構難しいものである．術前に切開線の位置を確認したにもかかわらず，左右差がはっきり出たとすると，中止めの位置に左右差があるということしか考えられない．術中に気が付けば止め直せばよいが，術後に目立つ場合は2，3週間様子を見て，腫れの消退につれて改善しなければ，片方だけを修正する．

Rare

1. **血腫**
   血腫を発見したとき，開創，洗浄をするべきである．
2. **眼瞼の腫れた感じがいつまでも続く**
   眼瞼の皮膚がもともと厚い人は二重瞼の手術をした後，いつまでも腫れているように見えるもの．術前に皮膚の厚い人はそういう可能性もあると説明しておく．見慣れるまで我慢するしかない．

Very rare

重瞼線の消失
切開法でも小切開法でも，重瞼線が消失することはごくまれである．原因は腫れぼったさの解消不十分（軟部組織の切除不足）と中止めの不十分にある．再手術は全切開法または抜糸式縫合法も有効である．

Supplements

Supplement 1

私自身の部分切開法の体験から

筆者は20年前、クリニックの慰安旅行で札幌に行った際、予定通り親友の新冨芳尚先生のクリニックに立ち寄った。例によって大繁盛のクリニックであったが、話のついでに「市っつぁん、ついでだから瞼の手術してやろうか」と言われた私は、一瞬戸惑ったが、すぐに「お願いします」と返事をした。こんなチャンスはまたとないこと、と判断したからであった。

もちろん、自分でも50歳を過ぎ、鏡で見る自分の瞼と写真に写った目が違いすぎることが、瞼のたるみに起因することに気付き、瞼のたるみは気にはなっていたので、晴天の霹靂ではなく、機会があれば手術を受けねばと思ってはいたところであった。そして即決断のおかげで、新冨法の部分切開法を体験できたのであった。その夜、この不良患者は瞼にドレッシングもせずに、スタッフとの夜の会食にもビールを飲み、カラオケもしっかり歌った(もちろん、患者には立場上、絶対にそんなことは許可しないで、当日はできるだけ笑うことやおしゃべりを控えて静かに、お酒も厳禁、おとなしく患部を冷やして休みましょう、と言うのだが)。それでもあまり腫れもしなかったということは、それほどにこの新冨法が埋没法に負けないくらい低侵襲で、しかも結果が良好であるということである。それを自分で体験できたのは、本当に幸運であったと思って新冨先生には本当に感謝している。

皮膚を顕微鏡下で、8-0, 9-0のナイロン糸を用いて縫合するということは、7-0のナイロン糸や、ブレードシルク糸で皮膚を縫合するのとは格段の違いがある。それはあたかも、外科医が皮膚を3-0とか2-0の絹糸で縫合するのと、形成外科医が皮膚を5-0, 6-0ナイロン糸で縫合することの違いのような気がした。とにかく縫合線がほとんど目立たないまま治癒してしまっている。マイクロサージャリーを究めた新冨先生が絶対の自信を持ってこの手術法を続けているのも当然だと思う。以後、部分切開法は彼の方法を実行させていただいている。すでに「変法」になっているのであろうとは思うのであるが。

Supplement 2

「変法」を軌道修正して「原法」に忠実に

筆者は誰かの手術を追試するとき、できるだけ原法に忠実に行うように心掛けているが、実際には全くの原法というものを追試することが大変困難だということもわかっている。したがって、筆者が行う新冨法はすでに新冨変法になっているに違いない。外科医はみんな職人である。職人はそれなりに自分の技術にプライドを持っている。それゆえ、すべからくその人が行えばその人流の変法なのである。したがって、基本的な原則さえ守れば許されるのだと考えることにしている。

「変法」でいつも思い出すことがある。北里大学の形成外科での修行中、上司の上石弘先生が、口唇裂の手術(上石法)を、筆者にやらせておくとすぐにオリジナルから離れて行くので、数例後には必ず手術に一緒に入って来て、「今日はちょっと市田変法を軌道修正しましょう」と言われるのである。そうして結果としては、上石先生の手術法のポイントを教わることになり、それでまた筆者自身も中途半端な我流を修正でき、手術が一歩上達できるという運びとなるのであった(上石先生はその実績通り、その後近畿大学の教授として赴任されたが、筆者がかつてお目にかかった中で、ほどほどに腕のいい先生は何人もいるが、「この人は正真正銘、本当に器用な先生」と実感した唯一の形成外科医である。その先生の薫陶を受けたお陰で、形成外科の本当の基礎固めができたと確信し、筆者は今も感謝している)。

後輩に手術を指導する際、「まずは僕の手術をできるだけ忠実にまねすること、それがちゃんとできるようになってからは、自分のやりやすい方法に進化させていけばいい」というのが私の持論であるが、そういうときいつも上石先生の「軌道修正しましょう」という言葉を思い出すのである。その言葉の裏には、基本に忠実にやれという意味が込められていると思う。また、他人の方法を軌道修正するということは、それ以上に良い方法、良い手技であるという確信があってこそ言えることなのであるから、指導を受けるものは素直にそのアドバイスを受け入れるべきであると思う。聞く耳を持たぬものは結局進歩を遅らせることになるのである。

3 埋没式重瞼術 — 皮膚側結紮法

Introduction

1) 埋没縫合法（以下「埋没法」とする）は，重瞼術の初回手術として，重瞼術を受ける人の9割以上が希望するというのが現状である．
2) しかし，手術に際しては，埋没法ではすぐに重瞼線が消失してしまうと予測できる眼瞼もあり，そのような場合には，「理想的には切開法でいくべき眼瞼です」ということをはっきりと説明しておく必要がある．
3) 埋没法は大別して皮膚側で結紮する方法と，結膜側で結紮する方法とがあり，それぞれに一長一短がある (表A)．本章では広く行われている皮膚側結紮法について，筆者の行っている方法を解説し，併せていくつかの諸家の方法をシェーマで解説する．
4) **皮膚側結紮法による埋没式重瞼術**は，重瞼線のラインが決まると，それに沿って，ある長さ，範囲を，皮下ぎりぎりの層で縫合糸を通し，その糸を瞼板または眼瞼挙筋の方に回して連続させて結紮するのであるが，その際に糸を皮膚側で結紮する方法で，この手術法が手技的に簡単で，一般に広く行われている．

埋没式重瞼術　2つの手術法の比較

	皮膚との連結位置	結紮部（結び目）の定着位置	手技上の特徴	長所と欠点
皮膚側結紮法	眼瞼挙筋 Müller筋	皮下または筋層内	糸の締め具合で術直後の重瞼幅を調節するところが重要（難しい）	針穴の瘢痕（2mm）が目立つこともある
	瞼板	皮下または筋層内	手技的には他法に比べ簡単．結び目を筋層内に落ち着かせることが大切	結紮部（結び目）が触れることあり．結び目からdermoid cystが発症することあり．しかし，糸の抜去は容易
結膜側結紮法	瞼板	筋層下瞼板前面	手技的に（慣れるまでは）難しい．結紮部を深く（瞼板前面に）落ち着かせるところが特に重要	皮膚側にしこりが目立つことはない．しかし，糸を抜去するときは難しい

術前カウンセリングの指針

術前のカウンセリングにて手術方針を決定する．

1) **術前に観察しておくべきポイント**
   ◎ 眼瞼の腫れぼったさ，くぼみの程度
   ◎ 開瞼幅の広さ，眼瞼下垂の有無，左右差の有無
   ◎ 開瞼時の眉毛挙上の程度と左右差
2) **術前に聞いておくべきこと**
   ◎ アイプチ経験の有無と年数
   ◎ どんな二重瞼を希望するか（末広型，平行型，重瞼幅など）
3) **術前検査**
   ○ 状況に応じて視力検査，血液検査
4) **インフォームドコンセント**
   ○ 術後に起こり得ることについては詳しく説明（後述）

3 ● 埋没式重瞼術―皮膚側結紮法

> 諸家によりさまざまな手術法が考案されているが，手術の性格上，いったん作った重瞼線が消失する可能性はある．それゆえ，手術法も諸家によっていろいろと工夫されているわけである．ここでは，筆者が行っている手術法を説明し，諸家の方法についても解説する．

症例1 市田法（25G針誘導法）

解説：右のみ手術を希望．

普段は接着剤（最もポピュラーな商品としてアイプチがあり，現在では接着剤の代名詞が「アイプチ」になってしまっている）で毎朝，二重瞼を作っているが，ときどき接触性皮膚炎を起こす．実は学生時代からアイプチをしていたが，左は2年ほどで，自然に重瞼になってしまった（図1）．

あまり腫れぼったい瞼ではなく，簡単に重瞼線が作れそうな眼瞼である．

1. 手術方針

1) ごく簡単な埋没法で十分な結果が得られそうであり，1ヵ所で止めるだけのこの手術法を選択した（図2）．
2) 手術の埋没縫合糸のかけ方の原則は，鶴切の方法と同じである．ただし，それを25G針を用いて行うと，皮膚側に開ける小孔は1ヵ所だけで済むという利点がある．

2. 手術の手順

デザイン

重瞼線のライン決めのとき，坐位にて患者に鏡を持たせて，どの程度の幅の重瞼を希望するかを確認する．

★ このときアイプチラインが必ずしも患者の希望するラインではないこともあり得るので，改めて確認しておくことも大切である． ☞ Supplement 1

麻酔

結膜を点眼麻酔液にて1，2回点眼麻酔する．

次に，キシロカイン注射液「1%」エピレナミン含有（1%キシロカインE®）を1mLシリンジに30G針にて，皮膚側の重瞼予定線のみを麻酔する．

次いで結膜側の麻酔をする．瞼板の上縁を，瞼板の内側・外側までしっかり麻酔液を浸潤させないと，十分な鎮痛効果が得られないことがあるので注意する．

★ もう1つの麻酔上のポイントは，皮膚側の注射では皮膚に透けて見える血管を針が横切るときは，その血管よりも浅いところを進むことである．

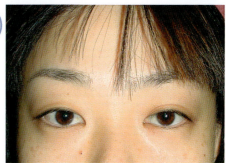

症例 [26歳女性] 術前
左はアイプチをしているうちに自然に重瞼が安定してしまった．右を左に合わせるように重瞼術を希望．

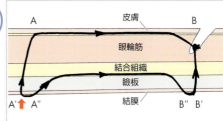

筆者の行っている25Gガイド針による皮膚側結紮法のシェーマ．↑は縫合糸のスタート地点．
矢印は縫合糸の進行方向であるが，すべてはガイド針の針腔に入った状態で誘導される．

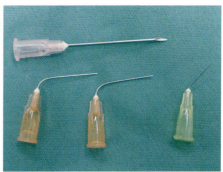

針の写真．針のカット面が45°傾斜している．

結膜側の麻酔は，結膜に膨隆を起こさせるように，浅い層だけを麻酔液で満たすつもりで注射することである（図6）．

手術

Step 1 ガイド針（25G針）を45°位曲げて使いやすいようにしておく．
図3はこの手術に用いる針のすべてである（局麻用は30G，穴開け用は18Gである）．

Step 2 重瞼ラインのポイントのマーキング（図4，5，7）．予定の重瞼線に沿って糸を通す部位の両端にA，Bをマーキングする．そして，Bポイントに18G針で穴を開ける（斜方向に約3mmの深さまで）（図8）．

Step 3 皮下ぎりぎりのところをBからAまでガイド針を前進させる．

★ ガイド針をスタートさせるとき，18Gの穴に2，3mmの深いところから皮膚に向かって斜めに進み，皮下ぎりぎりの浅い層まで来たところから，ようやく水平に針を進ませる．これは，最後の結紮後の結び目をできるだけ深いところに落ち着かせるための工夫である（図9，14）．

Step 4 ガイド針を瞼板の裏側まで貫通させるために，瞼板を翻転させる．そして，あらかじめマーキングしておいたポイントA′にガイド針を出す（図10～12）．

★ 針先はいつもA′に正確に出るものではないが，要するに瞼縁からの幅がA′のレベルと同じであれば良いわけである．

Step 5 ガイド針の針腔に7-0ナイロン糸の縫合糸を差し込む（完全に針の基部まで出るように）（図12）．

Step 6 次いでガイド針を抜き去ると，縫合糸はA′ポイントから入り，Bポイントに出ている（図13，14）．

Step 7 瞼板を翻転し，ガイド針を今度はB″から刺入し，A″に出す（図15）．

Step 8 A′に出ている縫合糸をガイド針の針腔に差し込み，ガイド針を抜去すると，縫合糸はB″に出る（図16～18）．

Step 9 最後にガイド針をポイントBからB′に貫通させる（図19，20）．

Step 10 B″に出ている縫合糸をガイド針の針腔に差し込み，針を抜去すると，縫合糸はBポイントの穴から出ている（図21，22）．

図4
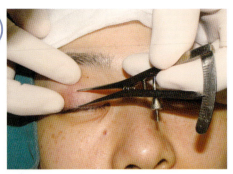
左眼瞼の重瞼幅に合わせるように，右眼瞼上に9mm幅の位置をマーキングする（あくまで伸展位である）．

図5
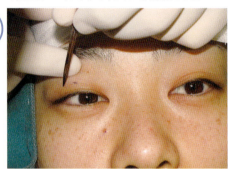
普通の開瞼位で計測すると5.5mmである．

図6
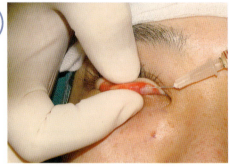
皮膚側の予定の重瞼ライン上を麻酔の後，瞼を翻転し，結膜側の瞼板上縁を内側から外側まで，粘膜部を麻酔液で満たすように膨隆させる（あまり深部には入れない方が良い．出血による血腫を作る確率が高くなるから）．

図7
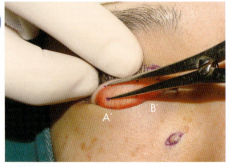
結膜側は瞼縁から4mm幅でマーキング（A′およびB′）することにした．

3 ● 埋没式重瞼術―皮膚側結紮法

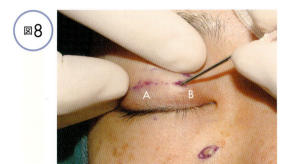

まずポイントBに，18G針にて小孔を開ける（瞼板に届くくらいの孔を開けておきたい）

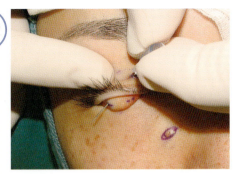

ガイド針（25G）が出ている．この針腔に7-0ナイロン糸を挿入する．

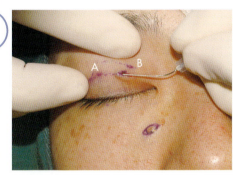

Bの小孔から25Gを刺入する．重瞼ラインに沿って針を進めるのであるが，小孔の2mmくらい深いところから斜めに皮膚直下のところまで進み，それからは皮下ぎりぎりにAの皮下に向かう．

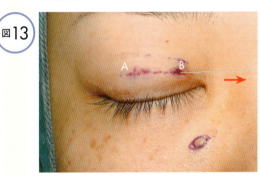

25G針を抜去すると，縫合糸はA′から入りBに抜けた状況になる．

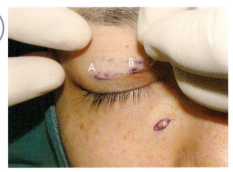

25G針がAの皮下に達したところで，瞼を翻転するのであるが，針先を支点にして睫毛を持つ手の力を瞼の眼球から離れる方向にかけると，容易に翻転できる．

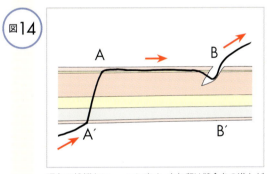

現在の状態をシェーマに表す．赤矢印は縫合糸の進んだ方向．

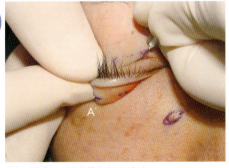

翻転と同時に，25G針をA′に出す

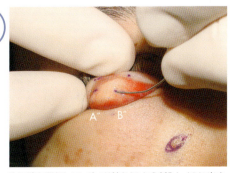

次に瞼を翻転して，ガイド針をB″から刺入しA″に出す

第2部 ● 基本手術 Primary operations

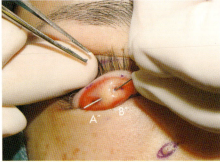

A″に出た25G針の針腔に，A′に出ている7-0ナイロン糸を挿入する．

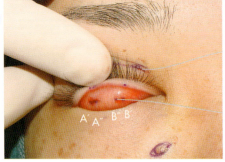

ガイド針を抜去すると，Bから入った糸はA→A′→A″→B″へと来たことになる．

この時点で，縫合糸の両端が小孔Bから出ていることになる．

Step 11 Bポイントから出ている2本の縫合糸を止め結びにて結紮する．

★ その際，縫合糸の輪の中にブジーを挟み，ブジーを回しながら糸を締めていき，なおかつブジーを抜いていくと，操作がスムーズにできる（図23～27）．

3. 術後ケア

1) 手術の際に開ける18G針による小孔の部位に抗生剤入りの軟膏を1度塗布するだけで，ドレッシングは不要．
2) 手術当日は，眼窩部周辺のcoolingをよくして，腫脹の予防に努める．術後1週間は夜間だけは冷やして眠るように指導する（図28～31）．
3) 翌日からはアイメイクをすることができる．
4) 最近は，花粉症などで，眼瞼結膜がかゆくなる人も多いが，瞼をこすることは極力避けるよう指導しておく（早期に重瞼線が消失するケースは，多くの場合，自分自身で瞼をこすることが原因である）．

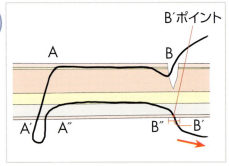

現在の状態をシェーマにて示すとこのようになっている．A′A″およびB′B″の距離は0.5mm以内とする．

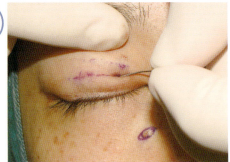

次いでガイド針を，Bの小孔から挿入し，B′に出す

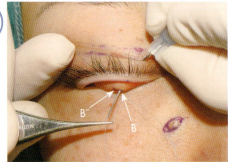

B′に出たガイド針の針腔に，B″に出ているナイロン糸を挿入する．

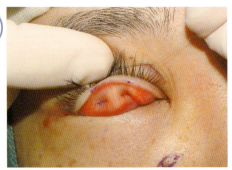

ガイド針を抜去するとBの小孔には2本，つまり縫合糸の両端が出ていることになる．

3 ● 埋没式重瞼術―皮膚側結紮法

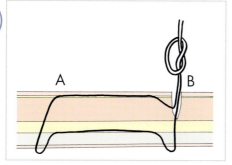

図22 Bの小孔に縫合糸の両端が出て来ている状態．これから図のように止め結びに入ることになる．

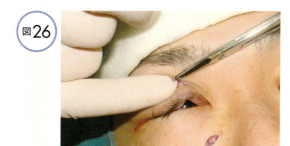

図26 結び目から0.5mm以内で糸をカットする．

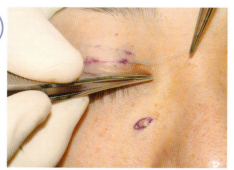

図23 "2本止め結び"に入る．2本の糸を束ねてリングを作る．

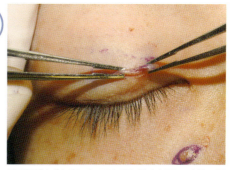

図27 結び目が十分に深いところに落ち着くように，小孔の両端部を鑷子でつかみ確認しておく．

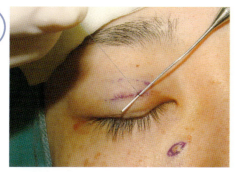

図24 リングの中にブジーを差し込み，糸を引きながらブジーを回すと，糸が締まるようになる．十分に締まった時点でブジーを回しながら抜去する．

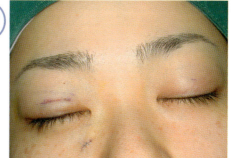

図28 手術終了時の閉瞼の状態

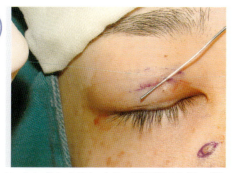

図25 いったんブジーを抜き，もう一度結び目の中（リングの内側）にブジーを差し込み，2回結紮する．

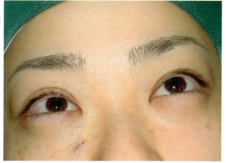

図29 手術終了時の開瞼の状態．健側に比べ，麻酔の液で膨れた分，重瞼幅が広く見える．

第2部 ● 基本手術 Primary operations

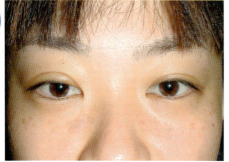

図30

術後7日目
まだ腫れが残っている.午前中の写真であるが,午後にはこの浮腫はかなり消退するもので,それを繰り返しながら漸次,腫れはなくなっていく.

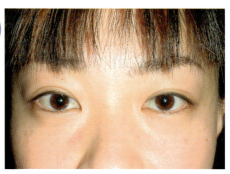

図31

術後1ヵ月目
この頃になると,100%ではないがほとんど腫れは目立たなくなっている.

症例2　市田法2点法（25針誘導法）で行ったケース

解説：もともと二重瞼であったが,少し幅を広くすることを目的として来院した（図1）.年齢的にも眼瞼皮膚はたるみやすくなるため,埋没法での手術でも2点法での埋没法手術を行うことにした.この手術法は25G針を用いた縫合糸誘導法で,結紮を皮膚側で行うため,手技的には簡単である.

☞ Supplement 7

1. 手術方針

1) もとの二重瞼よりも2mm幅広く,はっきりとした二重瞼とするため,2点法で,広い範囲で二重瞼を作ることにした.
2) 予定の重瞼ライン上の内側,外側で,埋没法にて手術を行う方針.

2. 手術の手順

デザイン
座位にて鏡を見てもらいながら重瞼線を決める.

麻酔
症例1に準ずる.

手術
手術の工程は症例1と同じであるが,これを眼瞼の内側と外側に施す（図2〜13）.

3. 術後ケア

症例1に準ずる.

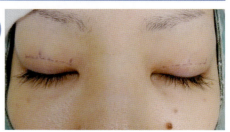

図1

症例2　[31歳女性]　術前
もともと奥二重瞼であったが,2mm程度幅広い二重瞼を希望.

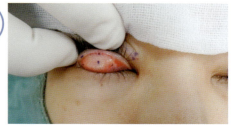

図2

結膜側に瞼縁より4mmの位置にマーキング（中央,内側の3点）

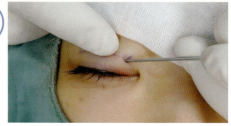

図3

18G針にて内側,中央部の2点に斜め方向に2mmの穴を開ける.

3 ● 埋没式重瞼術―皮膚側結紮法

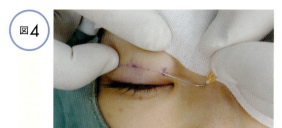

図4 25G針にて18G針穴から皮下ぎりぎりの深さのレベルで中央部まで針を進める.

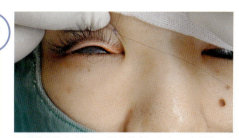

図9 25G針を抜去すると，18G針穴にナイロン糸が出てくる.

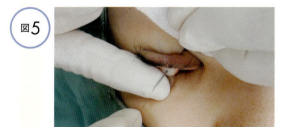

図5 中央部皮下から瞼板を貫通し，結膜側に出した25G針に7-0ナイロン糸を挿入し，25G針を抜く.

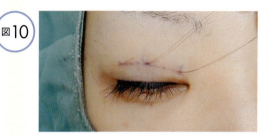

図10 2点法の糸が18G針穴から出ている.

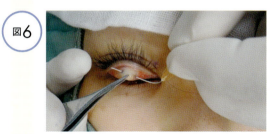

図6 内側点から中央部のマークに25G針を貫通させる.

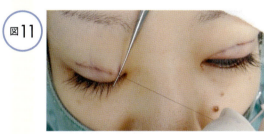

図11 止め結びを施す（緩すぎないように）.

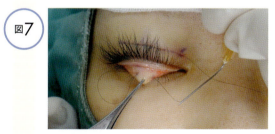

図7 25G針腔にナイロン糸を挿入し，針を抜去.

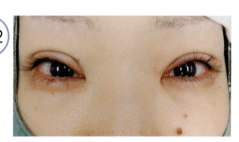

図12 手術終了時　開瞼状態

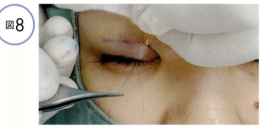

図8 18G針の穴から結膜側の内側点に出した25G針腔に，ナイロン糸を挿入する.

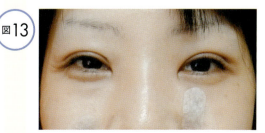

図13 術後1週間目の状態

本手術法のキーポイントと総括

1) 重瞼線を決めることで手術は半分終了したようなもの．
2) 重瞼線を決めるときは必ず坐位にて行う．
3) 皮膚に小孔を開けるときは，18Gを用いる．
4) アイプチでつけているラインのままの重瞼術は必ずしもアイプチ重瞼のイメージのままではないことに注意！
5) 縫合糸の結紮部をいかにうまく皮下に埋没させるかが最大のポイント．
6) 結膜側には縫合糸を1mm以上の幅で露出させないこと．
7) 結紮する際，糸はきつく閉めすぎないこと．きつすぎると月日が経つうちに糸が皮下の軟部組織をカットして，かえって重瞼線が緩んでしまうことになる．
8) 日常生活にあまり支障をきたさないところが良いところであるが，緩んでくる可能性が大であることを強調しておくこと．

術後起こり得ることと対処法

Usual

1. 腫脹
  程度に差はあるが必ず生じる．"埋没法は腫れない"というのは全くの誇大広告である．「どれくらい腫れますか」という質問は患者の口から必ず出てくるものであるが，またその答えは，個人差があるだけに非常に難しいもの．筆者は10例程度の症例写真を作っていて，この程度の腫れという説明をしている．重瞼術は眼瞼だけの写真で事足りるのでアルバムにしやすいのである．
  ☞ Supplement 2
  ★ 腫脹の消退は1週間で半分，2週間で7割，1ヵ月で9割と，一応，便宜上説明することにしている．

2. 疼痛
  局所麻酔が切れてきたときに少々の痛みがあるが，1度の鎮痛剤服用で治まる．ほとんどの患者はその1回の服用で済んでいる（頓服は通常2回分，投与している）．

3. 眼脂（目ヤニ）
  埋没法で手術を行った場合，ほとんど全例の患者が大なり小なり，この眼脂が起床時に多いのが気になるという．2，3ヵ月で大体消失する．点眼剤は使わないよりはましという程度である．

4. 開瞼時の違和感
  これも程度に差はあっても，必ずあるもの．手術直後に開瞼させるとき，引っ張られるような変な感じは全員が訴える．しかし，1週間後の外来ではほとんどの患者がそれを訴えることはない．つまり，日に日に軽快する違和感の1つと言える．
  また，術前完全一重瞼の人には，何となく瞼が余分に翻転されているような違和感が2，3ヵ月，人によっては半年続くこともある．

Sometimes

(1，2，3は異常事態ではない)

1. 皮下出血斑
  針による血管への損傷で起こる出血が原因で，2～3週間で消失する．

2. 目つきが変わったことへの違和感
  一重瞼から二重瞼という，大きな変化についていけずに悩む人もたまにある．アイプチで二重瞼を作っている人は大体のイメージがわかっているから安心であるが，全くそういう前準備なしで，漠然と二重瞼希望という人には，特に注意してムンテラする必要がある．術者から見て十分に目的を果たしていれば，あとは待つしかない．

3. 瞼の腫れた感じがいつまでも取れない
  これはもともと皮膚の厚みが普通より厚い人で，このような訴えをすることがあるのである．腫れはとっくに引いてしまっていても，腫れた感じがするのはやむを得ない厚い感じの瞼の皮膚を持っている人は多いもの．これは術前に「あなたの瞼の

皮膚は厚い方だから」と説明しておくしかない．
☞ Supplement 2

4. **重瞼幅の左右差**

その差が1mmもあれば修正する必要があるが，それ以下の非対称は，無理に修正する必要はない．ごくわずかの左右差を非常に気にする人があるが，左右差がある方がむしろ自然なのだということを，術前に強調しておくことである．
☞ Supplement 3

5. **重瞼線の消失**

埋没法という手術法で手術を行うかぎり，しばしば消失という事態が生じるのはやむを得ない．それは，美容外科手術の特殊性で，手術法の最終選択権は患者にあり，見るからに腫れぼったい眼瞼で本来は切開法での手術が望まれるような症例でも，患者の希望が埋没法であれば患者の希望を優先させることになる．それゆえ，早期に重瞼線が消失することもあり得ることなのである．筆者の経験からすると，埋没法の術後は，①1年以内に消失するもの5％，②3年以内に消失するもの20％，③5年以内に消失するもの20％，④5年以上消失しないもの55％であるが，この数値は多くの美容外科医にとっても大差はないと思う．

Rare

1. **血腫**

埋没法では皮下出血斑はよく起こるが，血腫を作るところまではまず行かない．もし起こるとすれば，病気か抗凝固剤によって出血傾向がある場合に限られるであろう．程度によっては切開して，血腫の排出が必要である．

2. **埋没縫合糸が後日，結膜側に露出することによる角膜の刺激痛**

これは何らかの原因で縫合糸が緩み，角膜を刺激するようになったのであるから，その縫合糸を取り除くことが必要である．まれにしか起こらないが，異物としてのナイロン糸（ナイロンは生体内で最も異物反応が少ないと言われている）を嫌う体質だってあり得るわけであるから，外に押し出されることはないとは言えない．患者にそういった非常事態のときに，躊躇せず術者のところに来

てもらえるような関係でありたい．どの眼科医に行っても適切な処置をしてもらえるとは限らない．それよりも責任を持って対処するのが術者の務めである．

3. **縫合糸が皮膚側に露出する**

結膜側結紮法で手術した場合，皮下ぎりぎりを通した25G針が局部的に表皮の方まで浅く通り，後日，その部位で糸が皮膚上に露出することがある（恥ずかしながら，筆者は今までに3例の経験がある．3,000例余りの手術で3例であるから大変まれ (very rare) ではあるが，可能性はあるということである）．

患者がいったん，縫合糸を抜去することを望まないならば，露出部分に局部麻酔の後，浅く切開溝を作り，縫合糸を自然埋没させることを試みる．または，縫合糸を一度抜去して，再手術を約3週間後に行う．

4. **霰粒腫**

これはもともとできやすい体質の人が手術の後，できることがよくあるということである．切開して除去するが，縫合糸が原因となっていれば，その際に糸を切ってしまうことになる．それで重瞼線が消失することもあるので，術前に説明しておく必要がある．あまり頻繁にできることを嫌うなら，切開法で手術をやり直すしかない．

埋没法手術を手掛けるならば，霰粒腫ができたら術者のところに（眼科に行くよりも先に）来てもらうようにムンテラしておき，術者の手によって治療するべきである．

Very rare

眼球損傷

もし手元が狂ったりしたら起こり得ること．普通では考えられない．目隠しコンタクトをしていれば避けられる．常に注意はしていなければならない．

☞ Supplement 4

諸家の方法

埋没法は諸家によってさまざまな方法が考案されており，それぞれに工夫がなされている．しかし，根本的にこの埋没法という手術法はオールマイティではあり得ない．症例を選べば重瞼線の消失率は低くなるであろうが，早期に消失すると分かっていても「どうしても埋没法で」と言われれば美容外科は患者の希望を優先せざるを得ない．どの方法でも，消失率は似たり寄ったりであるのは，仕方がない．もともと埋没縫合法では安定性がないとわかっていても適用するからである．したがって，諸家の方法はいろいろあるが，それぞれに工夫されているものの，「絶対これが良い」という方法はないのが現状である．

皮膚側結紮法はさらに2つに分けられる．瞼板に縫合糸を通す方法と，挙筋に通す方法である（表A）．それぞれの特徴を以下に表記する．

前者は縫合糸を締まるところまで締めるが，後者の方法では重瞼線から上方の挙筋に引っ張るため，その引き加減が難しく，引きすぎると不自然な重瞼になる．

諸家の手術法（平賀法と鶴切法）

諸家の方法として，平賀法と鶴切法をシェーマにて示す（図A〜D）．

平賀法

平賀法の標準的2点法は，重瞼予定線を3等分する位置に小皮切孔を作り，その小孔を中心に5〜6mmの幅でマットレス縫合を行うようなかたちで縫合する．図Aの赤矢印の部位から①，②，③と番号順に針を進め，⑤の操作で縫合糸の両端を小孔に出して縫合する．これを2針繰り返すのである．

この方法は結膜側に縫合糸を露出させないで皮膚側にて結紮する方法である．安全でより安定性のある方法であると筆者は考えている．

鶴切法

鶴切法（図B）は，1988年日本美容外科学会会報（日美外報）に発表されると，手技的に最も簡単であるため，多くの初心者が飛びついた．しかし，糸の締め方が緩いと，結膜側に露出した糸は埋没せず，ときには角膜を刺激するようになるという不都合が起きることが多くなった．もちろん，開発者自身はそういうことは十分承知で，そうならないように気を付けて工夫しながら

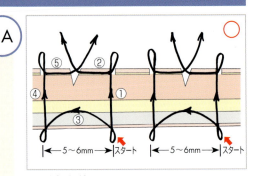

平賀法（2点法）

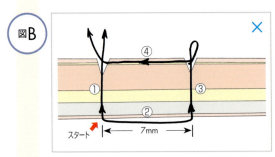

鶴切法原法
結膜側に，術直後は7mmの縫合糸の露出がある．

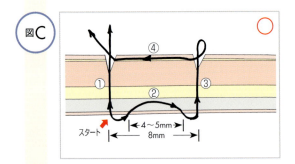

改良鶴切法
結膜側の糸の露出を少なくした改良法．

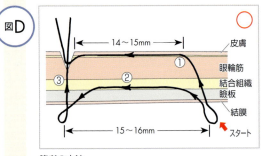

筆者の方法

手術を行っていたはずで，原法に忠実に行えばあまり不都合は起きないのであろうが，手術直後の縫合糸の露出長が長すぎるため，多数の症例の中には露出した糸が障害となることもある．また，美容外科医以外の術者には手技が簡単というだけで追従する者もあり，障害を起こす確率が高いという声が多くなり，1997年，鶴切は自ら改良した方法（図C）を日美外報に発表した．つまり，縫合糸の結膜側への露出を短くする工夫がなされたのである．

☞ Supplement 5, 6

Supplements

Supplement 1

アイプチラインは重瞼線にして良いか

アイプチラインとは，接着剤による重瞼の皮膚のくびれのできている線を言うが，それと手術時に患者が納得する二重瞼ラインとは必ずしも一致しないということもわきまえておく必要がある．アイプチ（皮膚接着剤）でどれだけの幅の皮膚をのり付けしているかによって，それは変わってくる．特にのり付けの幅が広い場合に要注意である．この場合，そのままのアイプチラインで埋没法にて手術すると，とてつもなく幅の広い二重瞼になる可能性がある．それを少しでも防ぐには，くびれのできる位置が結膜側ではどれほどの幅（瞼縁からの）であるかを常に考えることである．3.5，4，4.5mm程度であれば，極端に広い重瞼になることはない．しかし，アイプチでののり付け幅が広い場合，手術の際はアイプチラインよりも少々狭いところで重瞼ラインとする方が，安全で賢明であることが多い．

Supplement 2

皮膚が厚いと腫れが引かない？

重瞼術によって，瞼の皮膚の折れ曲がり部位は術前より上方に移動する．瞼の皮膚は元来薄いものであるが，眉毛に近くなると，顔の皮膚とほとんど同じになり，厚みを増す．睫毛から眉毛までの間で，瞼の（薄い）皮膚の幅には個人差がある．したがって，瞼の皮膚の幅が狭い人は，重瞼術で折れ曲がりの位置が上方に変わると，その折れ曲がりの中心の曲率半径が大きくなる．それは，外見上皮膚が腫れている状態に見えることになる．患者にはわかりやすく説明するために，「電話帳と週刊誌を2つ折りにしたとき，表側の曲率半径には明らかに差がある．雑誌の曲率半径を電話帳のそれと同じにすると，相当隙間ができる．その隙間がすなわち腫れである．逆に，電話帳は腫れていないのに，雑誌に比べると腫れているかのように見えるもの」といった説明をすると良い．

「全然腫れが引かないのですが，いつになったら引くんですか」と言って患者から迫られた，若き日の苦い経験から，電話帳と雑誌の比較説明をすることを思いついたのである．

Supplement 3

重瞼幅の左右差について

ごくごくわずかの左右差を気にする患者にはときどき遭遇するものであるが，患者，術者ともに良い気分にはならないもの．術者の本音は，「その程度の左右差は誤差の範囲，そこまで気になさるな」であり，それに対して患者は「手術なんだから左右同じにしてほしい」である．患者の言い分にも一理はあるが，何せ生身の人間を扱う仕事，彫刻ではないのだからわかってほしい．これはやはり術前にこのことを念を押しておくべきである．

「人間の顔は誰でも左右全く同じではなく，微妙に違うものです．ですから，二重瞼でもごくわずかずつ違うのが普通なのです．だから，それが自然なのだと思ってください」という説明をするのである．これは別にウソを言っているのではなく，正しい常識的認識をするよう指導しているわけである．

筆者は実際に女優やタレント，モデルの大写し写真のアルバムを作っていて，瞼の状態をよくよく注目すると，左右の二重瞼幅が少しずつ違うことを患者に見せることにしている．そして，それこそが自然の人間の顔なのだということを理解してもらうのである．ただし，これは左右差のはっきりわかるような手術をした術後に説明しても逃げ口上ととる患者もいるので，効果は半減である（ついついその説明を怠ったときに限って，神経質な患者であったりして，理解してもらうのに苦労することがあることも事実である）．

「それでも絶対に左右ぴたりと同じでないと気になって仕方がないと思う人は，手術をしない方が余計な悩みを作らないだけ賢明です」とまで（ナーバスそうな人には特に）言っておくことである．

総じて美容外科手術を受けようとする患者は，程度の差はあれ，執着気質（パラノイア）を持ってい

る人が多いのであるから，その性格をあまり変な方向に亢進させずに，常識のわかる人にとどめさせるためにも，「少々の左右差のあることこそ自然」なのだということを理解させることも，医者として大切なことではないかと思っている．

Supplement 4
プロテクターとしての目隠しコンタクトの要否

25G針を有効に働かせるこの方法は，他の埋没法と同様，眼球近くで針先を操作するため，危険度の高い手術には違いない．そこで，慣れないうちはプロテクターを使うことになる．その中でも，目隠しコンタクトは装着してしまえば角膜を損傷する心配がなくなり，また患者にとっても安全と，不安の解消になるため，とても有効な武器である．

筆者も最初の100例位はこのプロテクターを用いていたが，その後は面倒なため用いなくなった．しかし，10～15年前からはプロテクターを用いることにしている．これはいわば車のシートベルトのようなものである．すでに70歳を超えていても，現役で診療されている美容外科医は結構多いが，患者に不安を与えるほど手が震えるのでは困る．そういうときには，どんな手術でも目隠しコンタクトというのも便利かなと思ったりもするのである．

Supplement 5
鶴切法の功罪

鶴切法の原法は，手術方法が簡単であるがゆえに，当時，それを鵜呑みにして中途半端なかたちで追試する者が一気に増えた．美容外科医として未熟な者ほどこの方法を喜び（簡単であるがゆえに），追従する傾向があったと思う．現に筆者のクリニックにも，術後2年も経っているのに結膜側に幅10mmもの長さで露出したままというケースで，最近目が痛くなってきたと言って来院した患者が数人いた．その手術をした医師は，それでも糸は自然に埋没すると思ったのであろうか．

この方法が発表されたときは，埋没法ブームの時代で，にわか美容外科医は「これは簡単でいい」と思ってたくさんの患者に手術を施したに違いない．手術法が簡単で広く普及することはそれなりに結構なことである．日本中で，埋没法という二重瞼手術ができるようになって，次の日から普通に生活ができるということは，患者にもありがたいことで，美容外科の普及に貢献したことは誠に意義のあることであった．しかしこの手術法は，未熟者が安易に行うと危険である．当の鶴切先生は，非常に慎重派の先生で，糸を埋没させるにはしっかりと糸を締めなければならないこと，など百も承知でこの手術法を実行していたはずであるが，「追試者はつまるところ変法しか行わない」という筆者の持論通り，ほどほどにまねて，まずい結果を招く結果となった．

実際，正統派の美容外科医で，日頃埋没法で苦労して多くの症例を手掛けている人は，この方法を素直に追試しようとは思わなかったはずである．筆者も，「怖い方法やなぁ．鶴切先生はよほど糸の締め方を注意しているはずだ」と思ったものである．その後，故・畷稀吉先生（畷形成外科）など，追試者の「注意して行わないと危険性が高い」などの学会発表もあり，数年後に氏は自らの改良法を発表し，学会誌にも1997年に改良法として掲載した．

筆者自身の手術法でも，手術直後は結膜側に2mm以下の露出で，糸は埋没すると思っていても，まれとは言え糸の締め方が弱ければ，逆に露出してきたケースもある．したがって，現在の改良法では，結膜側は0.5mm以下の露出にとどめる手術法としている．縫合糸の締め方は緩るすぎてもいけないし，軟らかい瞼板の場合は，きつすぎてもいけない．

他院で埋没法で手術を受けて，重瞼線が消失したと言って来られたケースで，2年もの間，糸が結膜側に露出したまま，さしたる障害もなく過ごせていたことがわかり，本当に驚くようなこともある．2, 3mmの露出でも心配するのに，鶴切原法の5mm以上の露出となると，怖くてとても追試することは考えられない．ともあれ，鶴切法の原法が過去の手術法になったことは大いに結構なことだと思う．

Supplement 6
「クイック法」というネーミングのこと

美容外科の大衆化の源は"クイック法"という埋没式重瞼術の流行にあった．埋没縫合法という重瞼術が世の中に広まった頃は，今思い出してみても"ブーム"と言うにふさわしい時代であった．時はバブル経済の最盛期，そのブームの火付け役は高須クリニックの高須克弥先生で，連日TV，雑誌に顔を出して"クイック法"という重瞼術が，明日から学校にも職場にも行くことが可能なほど，ダウンタイムの短い良い手術法であることを宣伝したのである．その早口でしゃべるテンポはさすがに流行を先導するにふさわしい人だと思ったものである．

美容外科はそれまでどちらかというと接客業とかセレブ御用達のものというイメージが強かったが，一般大衆にも受け入れることができるものへ，完全にイメージチェンジすることになったのである．その意味で，筆者は高須先生の美容外科に対する功績は非常に大きいと思っている．

もちろんこの流行は突然降って湧いたような重瞼術ブームではなく，それまで徐々に徐々に多くの美容外科医によって，工夫されて，患者の数は増加していた．例えば，関西で有名であった旧白壁美容外科では，確実で失敗のない"ビーズ法"が人気で，連日10件以上の重瞼術が行われている状況であったという．

流行を産み出すには，ネーミングは非常に重要である．その点で"クイック法"というネーミングは群を抜いていた．そして，マスコミによく顔を出す高須先生は美容外科の一般大衆への普及に大いに貢献した立役者であった．

かくして日本の美容外科のクリニックは普通の主婦，普通の女子が足を運べるところへと変遷していったのである．

Supplement 7

最近始めた新2点縫合法への思い

最近の筆者の埋没式重瞼術は，本章で解説した皮膚側結紮法を眼瞼の外側・内側の2点で行う方法が多くなっている．この方法は，筆者が駆け出しのころからいろいろと教えていただいた，尊敬する平賀義雄先生（平賀形成外科，現在は閉院中）の2点法を，25G針の誘導法で行うようなものである．埋没法は確かに何年かすると，重瞼線が浅くなって，やがて消失することがよくある．そのような症例を経験するにつれ，少しでも長くもつ手術法を行いたい，と思うのは当然である．そこで，最近よく行うようになった手術法は，この25G縫合を2点で行うという方法である．この方法ではやはり固定する範囲が広いということで，より重瞼線の広い範囲でラインを作ることができ，安定した重瞼が完成する．

この方法は2016年バージョンであるので，日は浅いが，気に入っている自信作である．平賀先生には「結局，私の手術の変法のようなものだけど，ようやく私の域に近付いたね」と言っていただけるかもしれないと，ひそかに思っているが，筆者の自惚れかもしれない．

それよりもこの方法で手術をした患者様の重瞼線が以前より長持ちするということを，実績で示さなければならないのであるが，それは少なくとも5年から10年はかかるであろう．しかし，私は100歳現役美容外科医を目指しているので，その統計的結果を出すことはできるはずである．これまでの手術法で，再手術になった症例の重瞼線持続期間と，新しい手術法のそれを，例えば50例ずつ拾い，平均持続期間を比べてみるのもひとつの目安となるであろう．以前の結膜側結紮法を始めて約30年になるので，今から30年後に比較してどういう結果になるか，今から楽しみである．

4 埋没式重瞼術 ― 結膜側結紮法

Introduction

1) 埋没縫合法（以下「埋没法」とする）は，最初に受ける重瞼術として，患者の9割が選択しているのが現状である．元来，重瞼術は切開法で行うものと考えていたのであるが，患者は次々に埋没法を希望してやってくるようになった．そして，1988年から1990年の間に，筆者のクリニックでも切開法と埋没法の年間手術件数の比率が完全に逆転したのである．

2) その頃から，埋没法という重瞼術そのものが，ごく簡単にできる手術の範疇に入れられ，患者の方にも，「翌日から仕事に行ける簡単な手術」という巷の雑誌やテレビの宣伝から得た知識が浸透してきて，「それなら私も」ということで，手術をする人が激増したのであった．折しもバブル景気最後の絶頂期の頃の話である．

3) そして，2003年には「プチ整形」なる言葉が流行語となり，埋没式重瞼術は一般大衆の間では「プチ整形」の範疇の中に入れられてしまった．

4) 筆者も埋没法を手掛ける前は，抜糸式縫合法（第2部-5で解説）で手術を行っていた．しかし，時代の要請に応えるように独自の埋没法を考案した．それがこの章で解説する手術法である．

5) この手術法は，25G針をガイド役として有効に使い，縫合糸の両端を結膜側に開けた1つの小孔から出して，結膜側で結紮する方法である．その結果，その結び目が瞼板の前面（最も安全な部位）に落ち着くことになる．

6) 埋没法は諸家によってさまざまな方法が報告されているが，皮膚側で結紮する方法と，結膜側で結紮する方法とに二分するとすれば，結膜側結紮法は筆者の手術方法しかない．過去約30年間の自身の経験から，この方法は他の手術法と比較しても安定性，安全性において劣ることはない．

7) 本手術法の唯一の欠点は手技的に煩雑で，慣れるまでには少々時間がかかるところである．もちろん，筆者は現在もこの手術法を気に入っていて，埋没法ではほとんどこの手術法を用いている．

☞ Supplement 1

術前カウンセリングの指針

術前のカウンセリングにて手術方針を決定する．

1) 術前に観察しておくべきポイント
   ◎ 眼瞼の腫れぼったさ
   ◎ 眼瞼皮膚の厚さ
   ○ 眼窩部の彫りの深さ（深いと手術操作がしにくいことがある）
   ◎ 開瞼幅の広さ，眼瞼下垂の有無，左右差の有無
   ○ 開瞼時の眉毛挙上の程度と左右差

2) 術前に聞いておくべきこと
   ○ アイプチ経験の有無と年数
   ◎ どんな二重瞼を希望するか（末広型，平行型，重瞼幅など）

3) 術前検査
   ○ 状況に応じて視力検査，血液検査

4) インフォームドコンセント
   ○ 術後に起こり得ることについては詳しく説明（後述）

2種類の手術法

手術法は2種類ある．少し複雑な方法A（double stitch法）と簡単な方法B（single stitch法）である．便宜上，手術法Aと手術法Bとする（これは「美容外科手術プラクティス」第1巻45頁の「埋没法5」に準じた）．筆者自身は通常，手術法Aのdouble stitch法を行っている．この方法だと重瞼線に沿って20mm前後の範囲でライン付けすることができるため，より確実に重瞼線を作ることができるからである．

手術法A（double stitch法）

先に，この手術法の縫合糸のかけ方をシェーマにて示す（図A）．皮膚には25G針の針穴しか残らず，糸の結び目は瞼板の上（前縁）に落ち着くことが，この手術法の特徴である．

手術法B（single stitch法）

この手術法の縫合糸の状態をシェーマにて示す（図B）．

これは先の手術法の簡略法ともいえる．つまり，前述の手術法AのStep 6からStep 9までのステップを省略した方法である．ただし，この手術法の場合，ADの間隔は最大15mm程度にとどめておかなければならない．そのことからも筆者は，この簡略法は，例えば

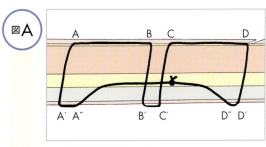

筆者の手術法Aのシェーマ

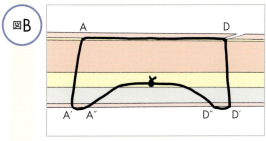

手術法B（single stitch法）の糸のかけ方のシェーマ

アイプチをしているだけで，もしかしたら二重瞼の癖がついてしまいそうな，安定性のある症例にのみ用いている．

細かい解説は前述手術法Aの方を参照（ただし，6から9までのステップを省いて）．

症例　市田法（25G針誘導法）

解説：腫れぼったい完全な一重瞼の状態で，アイプチを2年しているが，全く重瞼になる気配もないため，手術を決意したケースである（図1）．

1. 手術方針

より確実性，安定性のある手術法にて手術を行う方針にして，手術法Aを選ぶことにした．

2. 手術の手順

いくつかのステップがあり，順に解説する．

デザイン

この手術は「どのレベルで重瞼線のラインを付けるか」を，患者に座位にて鏡を見てもらいながら決定することでほとんど結果が決まってしまう．患者に鏡を見て確認させながら幅を決めることが，最も納得のいく結果を出しやすい．

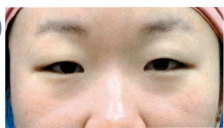

症例　[18歳女性]　術前
腫れぼったい一重瞼の状態．埋没法では近い将来，重瞼線が消失することは承知のうえで，初重瞼術は埋没縫合法で行うことを希望している．

座位の状態でラインを決める．また，重瞼線のくびれの位置が，開瞼時に瞼縁から大体何mmあるかを見て，結膜側の糸を出すレベルを決める．この症例では結膜側の幅は4mmとすることにした（筆者の方法では，この結膜側の幅は通常3.5mmから5mmの範囲でほとんどの症例が行われている）（図2）．
☞ Supplement 2

麻酔

麻酔の液であまり腫れさせないように，最少量にとどめる．皮膚側は0.1mL，結膜側は0.3mL以内にとどめる．

手術

Step 1 皮膚側（A，B，C，D）および結膜側（A′，A″，B′，C′，D′，D″）のポイントマーキング．A-Dの幅は20mm前後とする．
  ★A′，A″間隔とB′，C′間隔，およびD′，D″間隔は1mm以内とする（図3，4）．

Step 2 25G針を使いやすいように折り曲げる．針のカット面が水平に下を向いているとき，曲げた中枢部は45°手前に傾いているように曲げる（図5）．

Step 3 手術開始（図6）．安全のためプロテクターコンタクトを装着してから手術を進めるのが賢明である．☞ 42頁，Supplement 4
25G針をD点の約2mm後方から皮下ぎりぎりの深さで刺入し，A点まで進める（図7）．

Step 4 瞼を翻転し，針がA′に出るよう瞼板を貫通させる（図8）．
  ★眼瞼を翻転するときのコツは，針先で瞼板を押すこと（針を本当の目的の他にもう1つ翻転道具として使う）と同時に，睫毛部位を反対の手で引く（眼瞼を眼球から浮かせるように引き離す）ことである．彫りの深いケースほど眼瞼の翻転には苦労するもので，この要領の有効性がわかる．

Step 5 7-0ナイロン糸を25G針腔に挿入し，反対側に出す（図8-c）．

Step 6 翻転を解除，25G針を後退させて針先をBまで戻す（図9）．

Step 7 再び眼瞼を翻転し，針先をB′に出す．そして，針腔内のナイロン糸を抜き出す（図10）．

Step 8 再び翻転を解除，針先をCまで戻す．

Step 9 再度眼瞼を翻転し，針先をC′に貫通させ，針腔内に糸を挿入する（図11，12）．

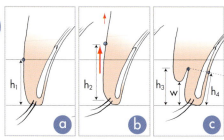

図2 結膜側でのレベルの決定方法
ⓐ 閉瞼時の重瞼レベルの位置を示す（h_1は閉瞼時の重瞼幅）．
ⓑ 眼瞼皮膚を最大伸展させたときの重瞼線の幅h_2はかなり長くなる．
ⓒ 開瞼したとき，重瞼状態では重瞼線までの幅h_3は短縮される．その幅h_3と同等の幅を想定してh_4を決める（$h_3 ≒ h_4$）と，直後から自然な重瞼ができあがる．wは一般に「**重瞼幅**」といっている．

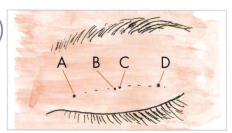

図3 予定の重瞼線に沿ってA，B，C，Dのポイントをマーキングする．ただし，B，Cは大体の位置でよい．

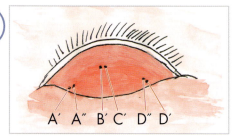

図4 結膜側には瞼縁からの距離を（このケースでは4mm）カリパーにて同じくしてA′，B′，C′，D′をマーキングし，ほぼそのライン上でA″，D″もマーキングする．

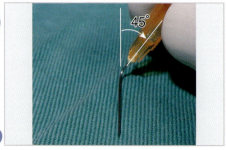

図5 25G針を使いやすいように折り曲げるとき，図のように針のカット面が皮膚に平行で下を向いている状態で，取っ手側を手前45°に傾くように曲げる．

4 ● 埋没式重瞼術―結膜側結紮法

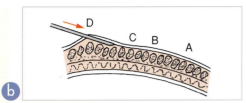

b 断面のシェーマ
皮下ぎりぎりの深さで針を進ませる.

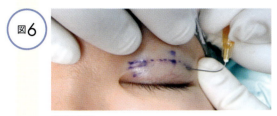

図6 手術の開始
患者に鏡を見てもらい,重瞼線の位置を最終決定し,マーキングする.

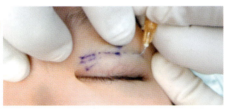

図7 皮膚直下に25G針を刺入
25G針の針腔を下に向けて皮膚のぎりぎり直下を進める.
★浅すぎても深すぎてもよくない.

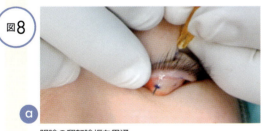

図8 眼瞼の翻転瞼板を貫通
結膜側にはあらかじめ瞼縁からの距離を決めておいてマーキングしておく.
★手術直後から自然な重瞼に見えるように,皮膚のくびれのラインよりも狭くマーキングしておく.

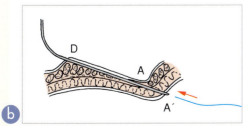

b 針腔に7-0ナイロン糸を挿し込む.

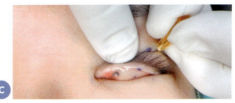

c 針腔へのナイロン糸挿入
結膜側に出した針の針腔に7-0ナイロン糸を挿入し,糸の中央部まで通す.針先を後退させて瞼板前面まで来たとき,翻転を戻す.

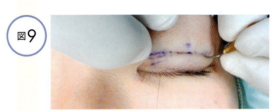

図9 25G針の後退
25G針を眼瞼の中央付近(B)まで後退させる(もちろん7-0ナイロン糸は針腔に残っている).

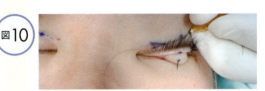

図10 眼瞼中央部での瞼板貫通
眼瞼中央部のマーキング部位(B´)に25G針を貫通させ,約1cm出したところで半分後戻りさせると,ナイロン糸が針から離れループが見える,そのループ部位を引っ張り,いったん糸を針腔から抜く.

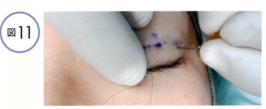

図11 再び翻転を戻し針を後退
再び翻転を戻した後,針を2mm後退させて,瞼板を翻転し,25G針を別ルートで中央部の糸の出口から1mm以内の付近(C´)に出す.

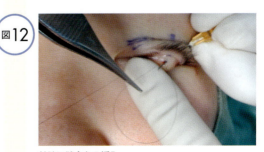

図12 針腔に縫合糸の挿入
中央部に出ている縫合糸を針腔に挿入する.

47

Step 10 再度翻転を解除し，針先をDまで戻す．

Step 11 さらに眼瞼を翻転し，針先をD′に貫通させ，針腔内の糸を抜き出す（図13～15）．

Step 12 眼瞼を翻転させた状態で，瞼板の上端を中央部で利き腕の反対の手に持ったアドソン有鉤鑷子にて把持し，18G針にて瞼板の上端の1mm上から瞼板の前縁に沿って，深さ8～10mm程度の穴を開ける（場所はB′ポイントの上方にあたるくらいのところで，18G針とアドソンとはクロスするような形になる）（図16）．

Step 13 25G針にて先に開けた穴の先端まで挿入し，そこから針先をターンさせてA″に貫通させる．その針先から針腔に，A′に出ているナイロン糸を挿入し，針を戻し抜き去ると，糸は18G針の穴から出る（図17～20）．

Step 14 再び25G針を同じ18G針穴に挿入（⚠ここがこの手術の最も注意しなければならないポイントである！）し，針先をターンさせてD″に貫通させる．その針先から針腔に，D′に出ているナイロン糸を挿入し，針を戻し抜き去ると，糸は同じ針穴から出る（図21～23）．⚠糸の両端が同じ18G針穴から出なければならない．

★これがこの手術の最も重要なポイントで，そうでないと，結び目は18G針穴に深く埋没してくれず，手術直後にその結紮部の糸の先端が角膜を刺激することになる．

Step 15 針穴から出る2本の糸を引っ張り（図24），止め結びをするためにループを作り（図25），輪の中にブジーを通す（図26）．

Step 16 結紮の結び目を中心部に移動させるため，ブジーを回しながら締めていき，ほどよくきつく締まったところで，ブジーを回しながら抜去する．結紮の結び目をきつく締めるために，ブジーで結び目を押す（図27, 28）．

Step 17 さらに2回結紮を追加する（図29, 30）．

Step 18 結び目から0.5mm程度糸を残し，カットする（図31）．

★結び目が完全に結膜下に落ち着いたことを確認する（図32, 33）．

Step 19 翻転を戻し，患者に開瞼させて重瞼の状態を確認して全行程を終了する．
結膜側の幅（図2cのh_4）を狭く取っているため，(手術操作の途中で余分な出血さえなければ) 手術直

図13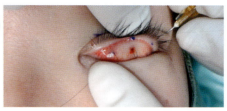

25G針の後退
25G針を予定のラインの端（D）まで後退させ，その点を起点にして眼瞼を翻転させる．

図14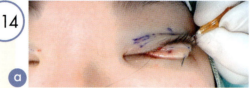

ⓐ
4度目の瞼板の貫通
翻転させた後，刺入点に近い予定のポイント（D′）に針を貫通させる．そして，針腔から糸を抜去する．

ⓑ
縫合糸の両端が結膜側に出た状態

図15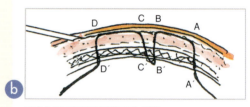

重瞼線の確認
7-0ナイロン糸が予定のラインの内外側ポイントに出ている状態で開瞼させて，重瞼線を確認する．

図16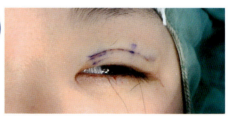

結膜側中央部に18G針で開孔（瞼板前面）
翻転した状態で中央部を把持して，18G針にて瞼板上部の結膜から瞼板前面に向かって深さ8～10mmの穴を開ける．

★18G針を刺入する方向は，鑷子とクロスする方向に向けて斜め方向に開けるのがコツ．

4 ● 埋没式重瞼術―結膜側結紮法

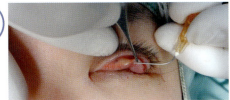

図17
25G針にて糸の出口に向かう
18G針穴の最奥部からナイロン糸の出口に25G針を進ませる．

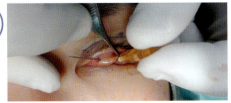

図18
25G針を糸の出口に出す
★25G針を出す位置はナイロン糸の出ているポイントに限りなく近いことが望ましい．

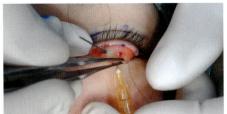

図19
25G針腔に糸を挿入
貫通した25G針にナイロン糸を通し，針を抜去する．

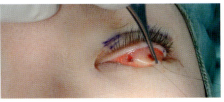

図20
25G針の抜去
25G針を抜去すると，ナイロン糸は18G針穴に出る．

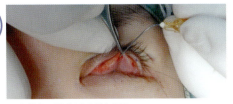

図21
18G針穴に再び25G針を挿入
★18G針穴に正しく挿入することが最も重要である．これができないと，結紮したとき結び目が18G針穴の奥に納まらないで眼球角膜を傷つけることになる．

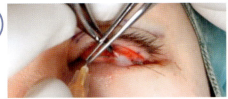

図22
25G針を反対側の糸の出口に
18G針穴から反対側のナイロン糸の出口に25G針を出す．

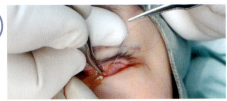

図23
針腔への縫合糸挿入
25G針腔に外側に出ているナイロン糸を挿入し，同様に針を抜糸すると，両側に出ていたナイロン糸は同時に1つの18G針穴に収束する．
★ここまでの操作で重要なことは，鑷子で把持した瞼板上端はこれらの一連の操作の間中，一度把持したら絶対に離さず持ち直さないことである．スムーズに操作を進行させるためのコツである．

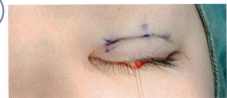

図24
18G針穴に出た糸を少し引いて開瞼させ確認

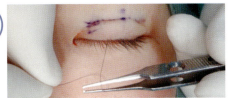

図25
止め結び操作1
18G針穴に出た2本の糸を2本まとめて止め結びをするためにループを作る．

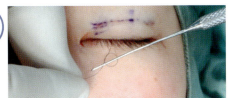

図26
止め結び操作2
止め結びのループを作ったところにブジーを挿入する．ブジーを回転させて糸を縮めていく．
★回転する方向に注意．逆に回すと結び目が目的地点から遠ざかる．

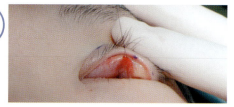

図27 止め結び操作3
適度の強さまで締め上げてブジーを抜く．
★初期の頃はこの2本止め結びで手術を終了していたが，年月が経つにつれて，糸の結び目がほどけるケースが多くなり，ほどけない結紮をさらに追加することにした．

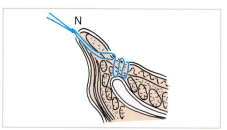

図28 18G針穴Nに出た両端の縫合糸を結紮し終えた状態
そして，これにもう2回結紮を加える．

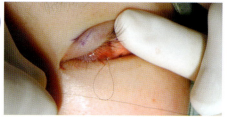

図29 さらに2回の追加結紮
2本止め結びの後，さらにもう一度結紮を加えるところ．

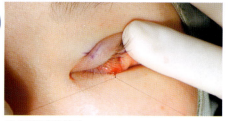

図30 2回目追加結紮終了
2本止め結びの後，2回結紮を加えたところ．

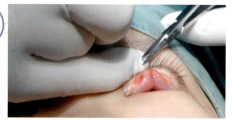

図31 結び目（結紮部）の糸カット
結紮部ぎりぎりのところで糸をカットする．

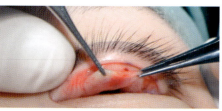

図32 結紮部の18G針穴挿入
18G穴の両側を鑷子でつまみ，結び目が間違いなく18G穴の深部に納まったことを確認する．
★18G針穴の入り口にへそ状の凹みが見えたり，結び目が見えるときは要注意．鑷子で押して針穴の奥に押し込む．それでも奥に移動しないときは糸をカットしてやり直す．

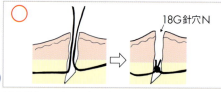

図33
a 18G針穴への25Gガイド針の挿入が確実であると，このように結び目が針穴深いところに落ち着くことになる．常にこのような状態で手術を終えるべきである．

b 25Gガイド針の挿入が不完全であると，図のように結び目が浅いところにとどまってしまい，カットした糸の端が結膜の外に出たままとなり，角膜を刺激，損傷することになる．麻酔が切れた時点から，痛みや異物感（ゴロゴロする）を訴える．また，翌日「痛くてたまらない」と訴えて来院することもある．

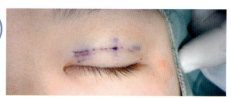

図34 手術終了時の閉瞼状態
この状態で手術終了．

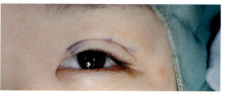

図35 手術終了時の開瞼状態
★この程度の開瞼状態であれば大丈夫である．麻酔の効き方の違いでもっと開かないことも多いが，2～3時間後麻酔が切れたときには開瞼できる．

手術直後の閉瞼状態
局所麻酔液で膨隆した状態.

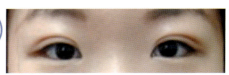

術後1ヵ月目の状態
腫れの消退はまだ完全ではないが,かなり落ち着いてきている.

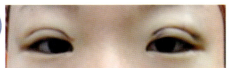

手術直後の開瞼状態
麻酔液で腫れているため,開瞼時の重瞼幅はかなり広く見える.

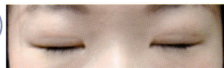

術後1ヵ月目の閉瞼状態
重瞼線の溝もかなり自然になってきている.

後からあまり不自然な感じはしない(図34～39).

3. 術後ケア

1) 手術が終了すると,ドレッシングなしで帰宅させることができる.
2) 手術の際の局所麻酔液による腫脹は術後数時間,開眼状態でいるだけでかなり消退するため,少なくとも数時間は眠らずに起きていてもらう.
3) 当日はできるだけ,静かにしていてもらう(術後の出血や腫脹は,笑うこと,飲酒,うつむき姿勢など,顔にうっ血状態が生じることによって起こる可能性が高まる).
4) クーリングパッド(熱さましのシート)でよく冷やすことを指導するだけで,安静臥床を強いることまでは必要ない.
5) 鎮痛剤は早めに1回服用することを勧める.2回服用する人はまれである.

本手術法のキーポイントと総括

1) この手術の特徴は,皮膚に切開を入れずに手術ができるところである.
2) 25G針を駆使する.皮下ぎりぎりの深さで重瞼予定線を進ませるところが重要.また,この針を眼瞼を翻転する際の道具,つまり支点役として使うと,翻転が楽にできる.
3) 結膜側で眼瞼部位に出す糸の,瞼縁からの距離を決めるときは,自然な重瞼の開瞼状態でのくびれのレベルを想定して決める.そうすると,術直後からあまり不自然さがなく,自然の状態に近い結果が出せる.
4) 結膜側は1mm以上の幅の糸が露出した状態にはしない(0.5mm以内が原則).
5) 結紮部は確実に瞼板前縁まで埋没させること.そのためには18G針で結膜側に開ける穴を,瞼板前縁まで深く(8～10mm程度)開けることが重要である.

術後起こり得ることと対処法

Usual

1. 腫脹

程度に差はあるが必ず生じる.埋没法は腫れないというのは,全くの誇大広告である.「どれくらい腫れますか」という質問は患者の口から必ず出てくるものであるが,その答えは個人差があるだけに非常に難しいもの.筆者は10例程度の症例写真

を作っていて，この程度の腫れという説明をしている．重瞼術は眼瞼だけの写真で事足りるのでアルバムにしやすいのである．

☞ Supplement 4

腫脹の消退は1週間で半分，2週間で7割，1ヵ月で9割，と一応便宜上説明することにしている．

2. **疼痛**

局所麻酔が切れてきたときに少々の痛みあり．1度の鎮痛剤服用で治まる．ほとんどの患者はその1回の服用で済んでいる．頓服は通常2回分投与している．

手術直後にゴロゴロとした違和感，異物感を訴えることがあるが，痛みがなければ間もなく治まる．ただし，結紮部が十分に瞼板の前面に埋没できずに，結膜部に糸の先端が出ていると，術後すぐに痛みを訴える．これは手技上の不手際であり，すぐに糸を外して再手術を行うべきである．

3. **眼脂（目ヤニ）**

埋没法で手術を行った場合，ほとんど全例の患者が大なり小なり，この眼脂が起床時に多いのが気になると言う．2，3ヵ月で大体消失する．点眼剤は使わないよりはましである．

4. **開瞼時の違和感**

これも程度に差はあっても，必ずあるもの．手術直後に開瞼させたとき，引っ張られるような変な感覚は全員が訴える．しかし，1週間後の外来ではほとんどの患者がそれを訴えることはない．つまり，日を追うごとに軽快する違和感の1つと言える．また，完全一重瞼の人に多いが，何となく，瞼が余分に翻転されているような違和感は2，3ヵ月，長い人は半年間位続くようである．

Sometimes

1. **皮下出血斑**

針による血管への損傷で起こる出血による．2〜3週間で消失する．

2. **目つきが変わったことへの違和感**

一重瞼から二重瞼という，大きな変化についてゆけずに悩む人もたまにある．アイプチで二重瞼を作っている人は大体のイメージがわかっているので安心であるが，全くそういう経験なしで，漠然

と二重瞼希望という人には特に注意して，ムンテラする必要がある．術者から見て十分に目的を果たしていれば，あとは待つしかない．

3. **瞼の腫れた感じがいつまでも消えない**

これはもともと皮膚の厚みが普通より厚い人で，このような訴えをすることがある．腫れはとっくに引いてしまっているのに，腫れた感じがしてもやむを得ないような厚い瞼の皮膚を持っている人は多いもの．これは術前に「あなたの瞼の皮膚は厚い方だから」と説明しておくしかない．

☞ 41頁，Supplement 2

4. **重瞼幅の左右差**

その差が1mmもあれば修正する必要があるが，それ以下の非対称は，無理に修正する必要はない．ごくわずかの左右差を非常に気にする人があるが，左右差がある方がむしろ自然なのだということを，術前に強調しておくことである．

☞ 41頁，Supplement 3

5. **重瞼線の消失**

埋没法という手術法で手術を行うかぎり，しばしば消失という事態が生じるのはやむを得ない．それは，美容外科手術の特殊性で，手術法の最終選択権は患者にあり，見るからに腫れぼったい眼瞼で，本来は切開法での手術が望まれるような症例でも，患者の希望が埋没法であれば患者の希望を優先させることになる．それゆえ，早期に重瞼線が消失することもあり得ることなのである．筆者の経験からすると，埋没法の術後は，①1年以内に消失するもの5%，②3年以内に消失するもの20%，③5年以内に消失するもの20%，④5年以上消失しないもの55%，であるが，この数値は多くの美容外科医にとっても大差はないと思う．

Rare

1. **血腫**

埋没法では皮下出血斑はよく起こるが，血腫を作るところまではまずいかない．もし起こるとすれば，病気か抗凝固剤によって出血傾向がある場合に限られるであろう．もちろん程度によっては切開して，血腫の排出が必要である．

2. **埋没縫合糸が結膜側に露出することによる角膜の刺激痛**

これは手術直後に起こる場合と，数ヵ月経ってから遅発性に起こる場合とがある．

前者は手術時の手技上の問題であり，「術後の疼痛」のところにも記述した（☞Usualの項）が，結紮部が十分に埋没していない状態にあるためである（☞もう一度，図33-bをよく見ていただきたい）．この手術法ではこのことが最も注意すべきポイントなのである．当然，躊躇せずに糸を外して（直後なら簡単に糸は抜去できる）再手術を行う．

もう1つは，何らかの原因で縫合糸が緩み（瞼板が軟らかいケースでこのことが起こりやすいようである），角膜を刺激するようになったのであるから，その縫合糸を取り除くことが必要である．

まれにしか起こらないが，異物としてのナイロン糸（ナイロンは生体内で最も異物反応が少ないと言われている）を嫌う体質もあり得るため，外に押し出されることはないとは言えない．そういった非常事態のときに，患者に躊躇せず術者のところに来てもらえるような関係でありたい．

どの眼科医に行っても適切な処置をしてもらえるとは限らない．むしろ美容外科手術を非難されるところだってあるかもしれない．それよりも術後の眼瞼に関しては，美容外科医が責任を持って対処するのが術者の務めである．

☞Supplement 3

3. **霰粒腫**

これはもともとできやすい体質の人に手術の後，できることがよくあるということである．切開して除去するが，縫合糸が原因となっていれば，その際に糸を切ってしまうことになる．それで重瞼線が消失することもあるので，術前に説明しておく必要がある．頻繁にできることをあまり嫌うなら，切開法で手術をやり直すしかない．

埋没法手術を手掛ける際には，霰粒腫ができたら術者のところに（眼科に行くよりも先に）来てもらうようにムンテラしておき，術者の手によって治療すべきである．

Very rare

縫合糸が皮膚側に露出する

結膜側結紮法で手術した場合，皮下ぎりぎりを通した25G針が局所的に表皮の方まで浅く通り，後日その部位で糸が皮膚上に露出することがある．（恥ずかしながら，筆者は今までに3例の経験がある．3,000例余りの手術で3例であるから大変まれ（very rare）ではあるが，可能性はあるということである）．

患者が縫合糸をいったん抜去することを望まないならば，露出部分に局所麻酔の後，浅く切開溝を作り，縫合糸を自然埋没させることを試みる．または，縫合糸を一度抜去して，再手術を約3週間後に行う．

Supplements

Supplement 1

結膜側結紮法はこうして思いついた

当時（1980年代の半ば頃）「クイック法」なる見事なネーミングで，埋没法による重瞼術のブームを巻き起こしたのは高須クリニックの高須克弥院長であった．クイック法という言葉は，そのネーミングの素晴らしさから，当時の10代・20代の女性にあっと言う間に広まり，「そんなに簡単にできて，次の日から仕事に行けるのなら私も」という感じで，バブル景気も手伝って日本中に美容整形ブームが起きたのであった．筆者の開業は1985年で，開業間もなくの頃であったが，その手術法がどんな方法かはわからず，そんなにすごい方法があるとしたら，皮膚に開ける穴が小さいはず，何とかしてクイック法に匹敵する方法を考え出そうと筆者は考えた．しかし，後日「クイック法」は単にネーミングの勝利であって，原法は平賀義雄先生（平賀形成外科）の埋没法のことであることがわかった．

当時筆者は，切開法以外は白壁美容外科で，故・白壁武博先生と白壁征夫先生に教わったビーズ法，つまり抜糸式の縫合法で手術を行っていた．ただ，この方法は抜糸までの1週間，手術部位を人目に到底さらすことができないという欠点があり，仕事を休めない人は片方ずつ手術を行い，眼帯で出勤ということで我慢してもらっていた．そこに，埋没法が次第に広まってきたのである．しかしここで，皮

膚側で結紮する埋没法以上に早く社会復帰ができる手術法を考え出すとすれば，皮膚側に穴を開けないで縫合糸を通す必要がある．それには結膜側で結紮する必要がある．しかし，結び目を安全なところに落ち着かせなければならないというところで，筆者の頭の中では結膜側に出た糸の両端が処理できないまま半年以上も時間が経ってしまった．そしてある日，瞼板の前面に結び目が落ち着けば安全ではないかと思っていたときにぱっと閃いて，現在の方法が浮かんできたのであった．

思うに，これもいろいろな先人達から教わったことがヒントで浮かんできた方法であって，無から有を生じたわけではない．常に美容外科の学会に参加して，いろいろな先生方の発表から知識を得た結果生まれたものにすぎないと思っている．

最初は頭に浮かんだイメージを実行に移すわけであるから時間がかかったが，慣れるにつれて手技も安定していった．50例ほど手術法Bを行い慣れてきた頃，もう少し広い範囲に糸をかける方法として，ダブルスティッチ法（手術法A）を思いつくに至ったのである．この手術は毎日行っていたので日々手技は上達し，手術法Aの方でも片方が5分でできるようになった．しかし，手術は速く行うことだけがよいのではないので，両方で20分以内にできるようになれば十分であると思う．

Supplement 2

皮膚と瞼板のどの位置に連結するか

埋没法は故・武藤靖夫先生（札幌中央形成外科）の方法が有名で，皮膚から眼瞼挙筋に連結させる方法として，広く行われていた．筆者もトライしたことはあるが，縫合糸の結紮時の締め方を調節するのが難しくて十分にこなせずに断念した．そこで，現在多くの美容外科医が行っている瞼板に連結する方法を手掛けることにしたのであるが，手術直後から自然な二重瞼に見えるようにするには睫毛から重瞼ラインまでの皮膚が，引き伸ばされずに自然のままに見える状態であればベストと考え，あらかじめ作った重瞼のくびれラインの位置を瞼板の裏側に投影したかたちで，結膜側の瞼板に出すラインを決めることにした．それが3.5mmから5mmが最も多いケースという結果となったわけである．控えめな二重瞼では3.5〜4mmが多く，普通の幅なら4〜4.5mmという位置が実際には多いのが現状である．

Supplement 3

縫合糸の露出と再手術

手術直後に患者が目がゴロゴロとして痛いと訴えるときは，結紮部の糸の先端が角膜を刺激しているものとみて，躊躇せずに見えている糸をカットして縫合糸を引き抜き（簡単に引き抜ける），除去して，もう一度やり直すのが賢明である．これは，18G針で開けた穴にうまく同じようにガイド針が入っていなくて結び目が埋没できないでいる状態であることが最も考えられる原因である．

遅発性に生じた痛みは，糸が何らかの原因で結膜側に露出してきたことによるのであるが，これは，縫合糸の締め方のきつさ，弱さ，それに瞼板そのものの強度（硬い，軟らかい），縫合糸の染料に対するアレルギーの有無，患者自身が加える物理的刺激の程度（花粉症などで目をこする場合，眠いとき目をこする癖）等々，いろいろな要因があり，しかもそれらは患者の無意識のうちに行われていることもあり，禁止と言っても止めることができないことも多いのである．したがって「すべての埋没法に言えることであるが，こういうことで糸が緩んできたり，糸が角膜を刺激したりすることが後日起こり得るのですよ」ということは，インフォームドコンセントとして説明しておく必要がある．

Supplement 4

症例アルバムについて

筆者はいろいろな症例アルバムを作っている．特に埋没法のアルバムは眼瞼の部分だけトリミングすれば十分に役に立ち，人物を特定できないので安心して他の患者に見せることができる．筆者の1つの工夫は，症例を大きく前半と後半に分け前半は非常にうまくいって腫れも少ない症例のページ，後半は腫れがきつかったり，皮下出血を生じたような症例を集めている．そして，安心させるためなら前半，脅かすためなら後半というように使い分けている．後半を見せるのは，あまりにも手術を簡単に考えすぎているような人に，できれば手術を思いとどまらせるのが目的で，「こんなふうになってもいいですか」と言って，それでもやりたいという人ならやりましょうとなるのである．

5 抜糸式重瞼術（いわゆるビーズ法）

Introduction

1) 抜糸式重瞼術は，通称ビーズ法とも呼ばれているように，予定の重瞼線に沿って，皮膚から瞼板の上縁に通した2-0絹糸を，再び皮膚に出して結ぶ際，絹糸が皮膚に食い込むのを防ぐために，ビーズ玉を絹糸に通した状態で結紮して，1週間後に抜糸するという手術法である． ☞ Supplement 1

2) この手術法は白壁式重瞼術として，埋没縫合法（以下「埋没法」とする）がブームとなるまでは，重要な手術法の1つとして確固たる地位を占めていた．

3) この手術法は手技的には簡単・確実で，瘢痕も目立たずに治り，重瞼線が埋没法に比べて消失しにくいという点で非常に優秀な手術法である．

4) この手術法の唯一の欠点は，ダウンタイムの長さである．つまりビーズの付いた絹糸が眼瞼の重瞼線上にある1週間と，抜糸の後の1週間ほどは不自然な重瞼幅が目立つ傾向があるためである．

5) この手術法は，絹糸の周囲に生じる異物に対する炎症反応や抜糸した後のトンネルの修復のためにできる瘢痕組織，線維化が，生まれつきと同じような眼瞼のくびれをもたらして二重瞼を形成する．

6) 重瞼線上にできる絹糸の貫通痕は，高度のケロイド体質でないかぎり，ほとんど消失する．

7) しかしながら，埋没法が広く浸透するようになって，この手術法はあっと言う間に日陰の存在になってしまった．医療の進歩という観点からすると仕方がないことではあるが，この手術法の方が解剖学的にも正当な位置に線維形成を促すのであるから，この手術法の存在価値は十分にある．

8) 予想通り15年位前から，埋没法ではすぐに重瞼線が消失してしまうようなケースでは，より長く重瞼線が持続する方法として，このビーズ法が次第に見直されて脚光を浴びつつある．

9) 埋没法が上品で優しそうな手術に見えて，解剖学的には実は強引な手術であるのに対して，この手術法は逆に見かけは強引であるが，本当は理にかなった手術法なのである． ☞ Supplement 2

術前カウンセリングの指針

1) **術前に観察しておくべきポイント**
   - 眼瞼の腫れぼったさ，くぼみの程度
   - 開瞼幅の広さ，眼瞼下垂の有無，左右差の有無
   - 開瞼時の眉毛挙上の程度と左右差

2) **術前に聞いておくべきこと**
   - アイプチ経験の有無と年数
   - ◎ どんな二重瞼を希望するか（末広型，平行型，重瞼幅など）
   - ◎ 1週間，瞼を人に見られないように隠せるか
   - ◎ ケロイド体質ではないか

3) **術前検査**
   - 状況に応じて視力検査，血液検査

4) **インフォームドコンセント**
   - 切開法では絶対にやりたくない，普通の埋没法では重瞼線が消えることを心配していなければならないのがいや，という人に向いている．
   - ◎ 埋没縫合法よりも重瞼線の消失する確率が低いことが最大の利点である．
   - 「術後に起こり得ること」については詳しく説明する（後述）．

> この手術法は誠に単純な方法で，誰がやっても当たり外れがないところがいいところである．慣れれば不要であるが，慣れるまでと，患者が恐怖心を持たないようにという配慮でプロテクターコンタクトを使うと安心である．

症例1　埋没法で手術した後，右のみ重瞼線が消失したケース

解説：7年前に埋没法にて重瞼術を受けたが，右の重瞼線が消失した（図1）．再手術にあたっては，眼帯を付けていても就業可能ということで，よりしっかりとした重瞼線を付けるためにビーズ法を選択した．

1. 手術方針

埋没法よりも消失しにくい手術法で再手術を受けたいとのこと．また，片方のみの手術であり，眼帯をして仕事も可能なため，ビーズ法を選択した．

2. 手術の手順

デザイン

患者の希望を聞き，重瞼線のレベルを決める．そのライン上に7ヵ所，絹糸の出入りするポイントを記す．

麻酔

1) 結膜を点眼麻酔液にて，点眼麻酔する．
2) 次に1%キシロカイン®を2.5mLシリンジにて重瞼予定線を中心に注射する．ビーズ法の場合は皮下軟部組織にも浸潤させる．
3) 眼瞼を翻転し，瞼板上縁付近の挙筋部位にも注射する．

手術

Step 1 縫合糸の貫通（皮膚→瞼板上縁）：外科用弱彎3号針に2-0絹糸を付けて，重瞼予定線上で皮膚を貫通した時点で眼縁をつまみ，眼瞼を翻転して，その針を瞼板の上部に出す（Müller筋および上眼瞼挙筋を貫いている）（図2〜4）．

Step 2 縫合糸の貫通（瞼板上縁→皮膚）：そこから1〜2mm離れた点からUターンして，再び皮膚に戻る（図5〜7）．この操作を7回繰り返す（図8）．

Step 3 絹糸のピストン運動：7本の絹糸をおのおの20回位手早くピストン運動させて絹糸のトンネルを作る．ピストン運動（「しごき」ともいう）によって摩擦熱が加わり，絹糸周囲には炎症をより多く生じる．抜糸後のトンネル内のfibrosisが旺盛となることを期待しての操作である（図9，10）．

Step 4 ビーズ玉通し：予定の重瞼線に沿って14ヵ所

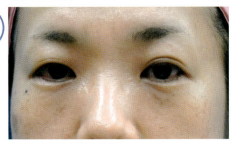

図1

症例1　[48歳女性]　術前
左眼瞼の重瞼線は消失していないため，すべて同じライン上に重瞼線を付けるべくマーキング．また，通常6針を原則としているが，このケースのように腫れぼったい眼瞼では7針縫合にすることにした．

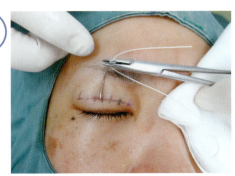

図2

手術開始
2-0絹糸を外科用弱彎3号角針を用いて，予定のライン上から結膜側は瞼板上縁の腱膜部にトンネルを貫通させる．

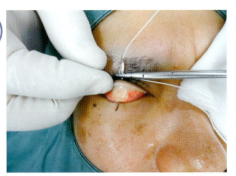

図3

結膜側へ貫通
針を皮膚に刺入した時点で，針先を支点にして眼瞼を翻転させ，針先を瞼板上方に貫通する．

5 ● 抜糸式重瞼術（いわゆるビーズ法）

図4

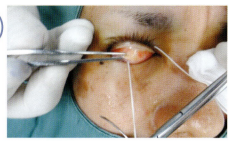

瞼板上縁部の把持
★この操作は助手なしで行うべきである．絹糸の長さを長くしておき，針を持針器で把持して引くと，眼瞼は翻転した状態を保つことができるため，鑷子で瞼板の上縁部を把持することができる．

図5

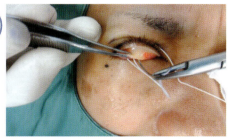

結膜側から皮膚側へ
結膜側に出た絹糸の位置から1〜2mm離れた点から針を刺入，2〜3mm刺入した時点で翻転した眼瞼を元の状態に戻す．

図6

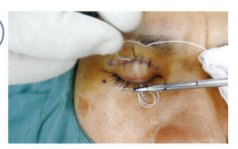

皮膚側に針を貫通
針先を刺入部から2mm離れた位置で，かつ予定の重瞼線上に出す（角膜保護用のコンタクトを装着していない場合は，針が眼球，角膜を傷つけないように特に注意する）．

図7

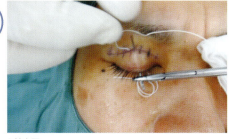

1針完了
絹糸貫通の往復が終了すると，同じ操作を繰り返す．

図8

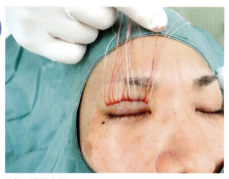

7針の貫通完了
同じ操作を7回繰り返す．
★通常6針の場合が多いが，このケースでは腫れぼったく，眼瞼皮膚が厚いため7針とした．

図9

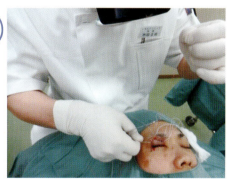

絹糸のしごき操作
絹糸を往復させる操作を約20回繰り返す．この操作は絹糸によるトンネルを作り，さらにしごき操作によってトンネルに摩擦熱を生じさせ，術後絹糸の周囲に少しでもしっかりとfibrosisを起こさせることが目的である．
★しごき操作で注意することは，引っ張る絹糸にのみ力を入れ，引っ張られる絹糸には緊張を加えないことである．そうしないと，2つの針穴が結膜側から挫滅・挫断されてしまう．

図10

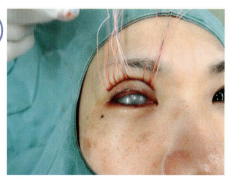

しごき操作完了
開瞼させると，かなりはっきりとくびれラインが見える．

57

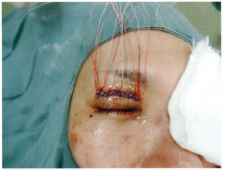

図11 ビーズ玉を通す
原則として，すべての絹糸にビーズ玉を通す．ただし，間隔が狭すぎる部位は1個のビーズ玉で結紮することもある．

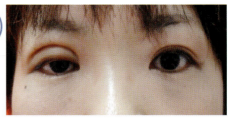

図13 抜糸（術後8日目）
抜糸直後は，絹糸が貫通していた穴がはっきりしていて目立つため，眼軟膏を塗布．

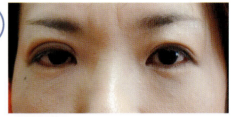

図14 抜糸後3週間目
抜糸直後に比べ，かなり不自然さが消失してきた．

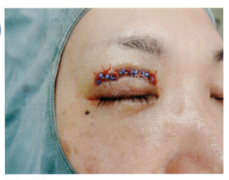

図12 絹糸の結紮
原則として，絹糸の結紮は2個のビーズ玉の間に結び目が来るように結ぶ．絹糸は，あまりきつく締めすぎないことが大切．結び目から2，3mm残して糸をカットして手術は終了．

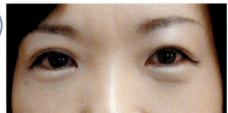

図15 術後3ヵ月目
重瞼線はしっかり付いている．
★左眼瞼は右に比べると少々浅い重瞼線であるが，重瞼は保たれている．本人はもし緩んでしまえばビーズ法で手術を受けると言っている．

から（7本の）絹糸が出ている（図11）が，その糸にビーズ玉を通す．

Step 5 結紮：5（6?）本の絹糸をほどよい締め方で結紮して手術は終了する（図12～15）．

3. 術後ケア

1) 眼瞼には，ビーズ玉が並んでいるが，絹糸が出ている部位に朝・晩2回は眼軟膏を塗布する．
2) 眼窩部周辺のcooling.
3) 意識して開瞼トレーニングをすることを指導する．
4) 術後8日目に抜糸．

症例2 切開法でなく，重瞼線が消失しにくい手術法を希望したケース

解説：アイプチ歴8年にもかかわらず二重瞼になっていく気配すらない，ということで重瞼術を希望し来院．より確実な手術法が希望であるが，切開法で手術を受ける勇気まではないというケースである．

1. 手術方針

1) 完全な一重瞼でしかも少し腫れぼったいことから，埋没法では早期に重瞼線が消失する可能性がある（図1）．
2) しかし，切開法で手術する勇気はない．そこで抜糸式重瞼術なら，ということで手術を受ける気になった．
3) 仕事があるため，片方ずつ手術をすることに方針がまとまった．2週間後，もう片方の手術をする方針．

2. 手術の手順

デザイン
患者の希望を聞き，重瞼線のレベルを決める．そのライン上に10個，絹糸の出入りするポイントを記す（図2）．

麻酔
1) 結膜を点眼麻酔液にて1，2回点眼麻酔する．
2) 次に1%キシロカインE®を1mLシリンジにて皮膚側の重瞼予定線の皮下に注射する．
3) 次いで結膜側の麻酔をする．瞼板の上縁および，瞼板の内側・外側までしっかり麻酔液を浸潤させないと，十分な鎮痛効果が得られないことがあるので注意する．

手術
Step 1 縫合糸の貫通（皮膚→瞼板上縁）：外科用弱彎2号針に2-0絹糸を付けて重瞼予定線上で皮膚を貫通した時点で，瞼縁をつまみ，眼瞼を翻転して，その針を瞼板の上部に出す（眼瞼挙筋腱膜を貫いている）（図3）．

Step 2 縫合糸の貫通（瞼板上縁→皮膚）：そこから2mm離れた点からUターンして，再び皮膚に戻る（図4，5）．
この操作を5回繰り返す．

Step 3 絹糸のピストン運動：5本の絹糸をおのおの

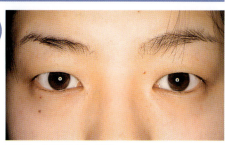

症例2 ［26歳女性］ 術前
完全な一重瞼．切開法は傷痕が残るからいや．埋没法では，どうも重瞼線が消失しそう．
眼帯をしたまま仕事に出ることが可能ということで，片方ずつ手術をする本法を用いることにした．

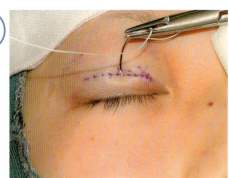

予定の重瞼線上に10個の点を描く．
外科用弱彎2号針に2-0絹糸を付けて，重瞼予定のラインから針を刺入開始するところ．
★結膜側の局麻は，内外側端まで十分に注射すること．

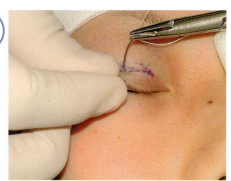

針先が皮膚を貫通したところで，瞼縁を指でつまみ，翻転させる．
★針先を支点にして，睫毛を含む瞼縁をつまみ，下方に引いてから瞼板を翻転させるのがコツ．

20回くらい手早くピストン運動させて絹糸のトンネルを作る．ピストン運動（「しごき操作」ともいう）によって摩擦熱が加わり，絹糸周囲には炎症をより多く生じる．抜糸後のトンネル内のfibrosisが旺盛となることを期待しての操作である．

Step 4 ビーズ玉通し：予定の重瞼線に沿って10カ所から絹糸が出ている（図6）が，その糸にビーズ玉を通す．

Step 5 結紮：5本の絹糸をほどよい締め方で結紮して，手術は終了する（図7～9）．

3. 術後ケア

1) 手術の際に開ける外科用弱彎2号針による小孔の部位に，抗生剤入りの軟膏を1日1度塗布するだけで，ドレッシングは不要．
2) 手術当日は，眼窩部周辺のcoolingをよくして，腫脹の予防に努める．術後1週間は，夜間だけは冷やして眠るように指導する．
3) 術後1週間目に絹糸を抜去して，この手術の全工程が終了する．したがって，この抜糸というstepが本法の最後の工程とも言えるわけである．
4) 抜糸するまでは人に見せられる状態ではないくらい不自然な状況であるが，抜糸直後からは急速に自然な重瞼状態に回復する．
5) 抜糸翌日からはアイメイクも可能である．
6) 通常は抜糸後1週間で反対側の手術に移るが，その時点でほとんど不自然な感じは消失している（ただし，本症例では患者の希望により，直ちに反対側の手術をすることにした）（図10～13）．

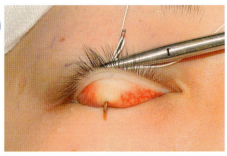

図4 同時に，針先は瞼板の上縁の挙筋腱膜を貫き，絹糸を結膜側に出す．そして，針を逆針に持ち替えて約2mm離れたところに刺入してUターンする．

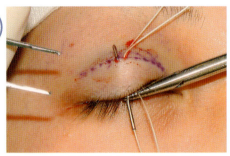

図5 Uターンさせた針を予定ライン上の隣の点に出す．
★針が角膜に当たらないように，針が眼瞼を離れるまで，眼瞼は眼球から浮かせたままとする．

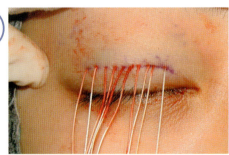

図6 同様の操作を5回行うと，5本の絹糸は重瞼予定線上に10本の絹糸が出ているように並ぶ．そこにビーズ玉を通す．

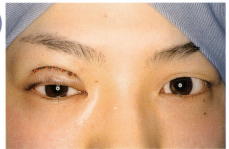

図7 皮膚に出ている絹糸にビーズ玉（直径3mm）を通し，あまりきつすぎない程度に結紮する．
開瞼時は図のように非常に不自然であるが，そういうものである（1週間の我慢である）．

5 ● 抜糸式重瞼術（いわゆるビーズ法）

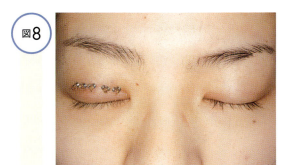

閉瞼時の状態

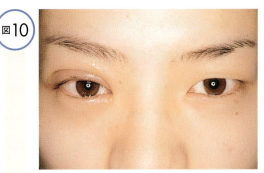

術後1週間目，抜糸直後の状態．このケースでは直ちに対側の手術に移った．

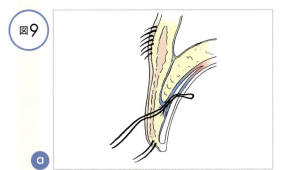

ⓐ 断面のシェーマ
2-0絹糸を皮膚から瞼板上縁，そして瞼板上縁から皮膚へと貫通させた状態．これで絹糸がトンネル内を1往復1秒位のスピードで15〜20往復するようピストン運動を行う．

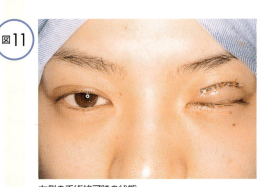

右側の手術終了時の状態

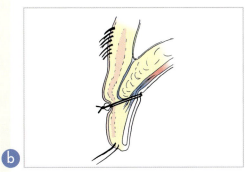

ⓑ 絹糸にビーズ玉を通し，結紮し終えた状態

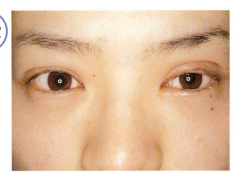

右側手術後1週間目，抜糸を終了した．

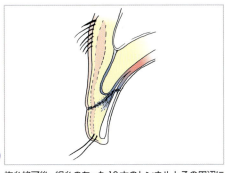

ⓒ 抜糸終了後，絹糸のあった10本のトンネルとその周辺にfibrosisが旺盛に起こり，消失しにくい重瞼が完成する．

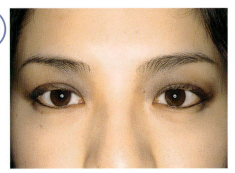

右側抜糸後1週間目（つまり術後2週間目）．左側は術後3週間目．

症例3　ビーズ法を希望した中年男性のケース

解説：加齢とともに瞼が下がってきた (図1). 埋没法よりも安定性がある方法を希望. 切開法はまだ勇気がないが，眼瞼陥凹状態もあり，ビーズ法で手術をすることを勧めた.

1. 手術方針

1) 仕事を休めないが，眼帯をすれば仕事が可能ということだったため，片方ずつ手術をすることになった.
2) 軽度のケロイド体質があるが，縫合糸の傷よりも，ケロイド体質のおかげで，縫合法の固定性が安定することが期待できる.

2. 手術の手順

デザイン

あらかじめ適度な幅の重瞼線を決めた後，6針縫合することにした. 年齢的に外側のたるみが目立たないように，外側まで重瞼線が付くように縫合糸をかける位置を加減した.

麻酔

症例2に同じ.

手術

症例2に同じ (図2〜5).

3. 術後ケア

1) 抜糸は1週間後に行い，続いてその日のうちにもう片方の手術を行った (図6〜15).
2) 抜糸直後は眼軟膏の塗布のみでよい.
3) 縫合糸の痕が気になるときは，ヒルドイドソフト軟膏の塗布を勧める.

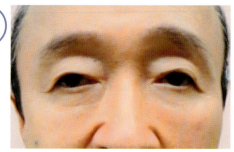

図1　症例3 [65歳男性] 術前
もとは奥二重であったが，加齢とともに眼瞼が垂れ下がってきた.
仕事を休めないとのことで，片方ずつ手術を行うことにした.

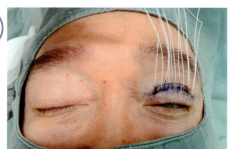

図2　絹糸の貫通終了
このケースでは6本の2-0絹糸を通した.

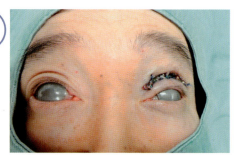

図3　絹糸の結紮終了

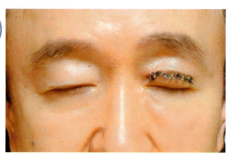

図4　術後3日目の閉瞼状態

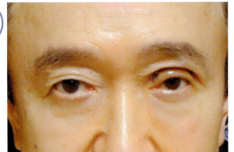

術後3日目の開瞼状態

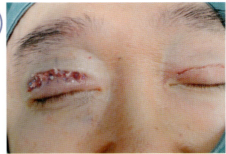

絹糸の結紮終了
絹糸にビーズ玉を通した後,結紮して手術を終了.

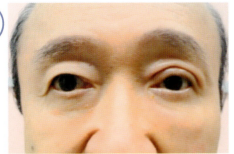

術後7日目の抜糸終了後
左術後7日目,抜糸後間もなく右眼瞼の手術に移る.

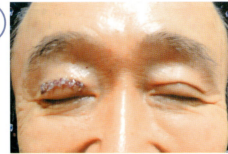

右眼瞼術後7日目の閉瞼状態

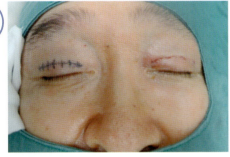

右眼瞼の術前
重瞼予定ラインのマーキングと,絹糸をかける位置のマーキングを行う.

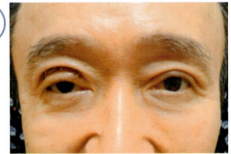

右眼瞼術後7日目の開瞼状態

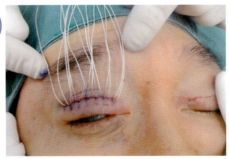

絹糸の貫通終了
6本の2-0絹糸の貫通・往復が終了した状態.この後しごき操作に移る.

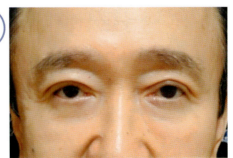

右眼瞼術後抜糸の翌日
抜糸後は急速に腫脹が消退する.

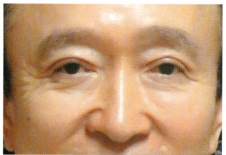

ビーズ法重瞼術後①
右眼瞼は術後18日目,左眼瞼は25日目.
★ほとんど不自然な腫れは見られない.

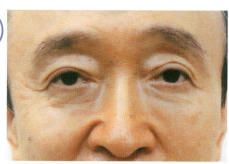

ビーズ法重瞼術後③
術後7ヵ月目の状態.

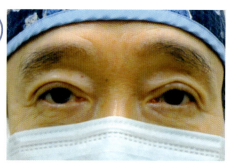

ビーズ法重瞼術後②
右眼瞼は術後6週間目,左眼瞼は術後7週間目.

本手術法のキーポイントと総括

1) 誰が行っても同じ結果を出せるという貴重な手術方法である.
2) 2-0絹糸を通し終わった後,45cmの絹糸の両端を持って交互に引っ張り,糸がトンネル内を往復運動する,いわゆる「しごき操作」で摩擦熱が起きるくらい,15〜20回のピストン運動を素早く行うこと.それが絹糸の周辺のfibrosisを促し,手術の成果をより確実にする.
3) 結紮の際,縫合糸が結膜部位で結膜に食い込むくらいに結紮して,糸が眼球をこすらないようにすること.
4) 眼帯をしていつも通り仕事,生活ができる人なら,片方ずつ手術をすることにして勧める価値あり.
5) 埋没法が早期に緩んできたような症例に勧める価値あり.

術後起こり得ることと対処法

Usual

1. **腫脹**
   程度に差はあるが必ず生じる.「どれくらい腫れますか」という質問は患者の口から必ず出てくるものであるが,答えは「本法は非常に腫れる」と言っておく方が無難.症例アルバムを作っておくと説明が楽になる.絹糸が残っている間は縫合糸のラインから睫毛側の皮膚は最大限伸展されており,不自然な腫れ方であるが,抜糸後は翌日から急速に腫れが引く.

2. **疼痛**
   局所麻酔が切れてきたときに少々の痛みあり.1度の鎮痛剤服用で治まる.ほとんどの患者はその1回の服用で済んでいる.頓服は通常2回分処方している.

3. **眼脂（目ヤニ）**
   ビーズ法で手術を行った場合,ほとんど全例の患者が大なり小なり,この眼脂が起床時に多いのが気になると言う.2,3ヵ月で大体消失する.点眼剤は使わないよりはましという程度である.

4. **開瞼時の違和感**
   これも程度に差はあっても,必ずあるもの.手術直後に開瞼させるとき,引っ張られるような違和感は全員が訴える.しかし,1週間後の外来ではほとんどの患者がそれを訴えることはない.つまり,日に日に軽快する違和感の1つと言える.また,完全一重瞼の人に多いが,何となく,瞼が余分に翻転されているような違和感が2,3ヵ月続くようである.そういう違和感は,必ず消退するものであるから,待てばいずれ気にならなくなる,と説明しておく.

Sometimes

1. **皮下出血斑**
   針による血管への損傷で起こる出血による.2～3週間で消失する.

2. **目つきが変わったことへの違和感**
   一重瞼から二重瞼という,大きな変化についていけずに悩む人もたまにある.アイプチで二重瞼を作っている人は大体のイメージがわかっているから安心であるが,全くそういう前準備なしで,漠然と二重瞼を希望する人には,特に注意して説明する必要がある.また,そういう人には控えめな幅の重瞼を勧める.術者から見て十分に目的を果たしていれば,あとは待つしかない.

3. **縫合糸の点状の痕跡**
   普通は3ヵ月もすればほとんど目立たなくなる.ただし,ケロイド体質の場合は赤みの消失にさらに時間がかかる.これは説明しておけば問題にはならない.ケロイド体質が明らかにあることがわかっているケースでは,術後1ヵ月間はリザベン®（トラニラスト）を内服させる.

4. **重瞼線の消失**
   埋没法よりも消失の率は低い.これは埋没法での5ヵ所固定に匹敵するからであろう.絹糸が貫通したトンネル部位にfibrosisが生じるという結果は元来の二重瞼ができるようなものであるから,それでも消失するのは解剖学的にも二重瞼になりにくいのみならず,fibrosisが起こりにくい体質なのであろう.切開法での再手術を勧めるべきである.

Very rare

1. **血腫**
   埋没法では皮下出血斑はよく起こるが,この方法では血腫を作ることはまずない.もしあるとすれば,血小板減少を起こす病気があるか,抗凝固剤によって出血傾向がある場合に限られるであろう.程度によっては切開して,血腫の排出が必要である.

2. **感染**
   これもまず起こすことはない.もし起こすとすれば,糖尿病のように非常に感染に弱くなる全身疾患が潜んでいて,しかも手術部位を不潔にしたような場合に限られる.

Supplements

Supplement 1

ビーズ法礼賛と利用法

この手法法は，白壁式のビーズ法として，埋没法が流行するまで西日本では有名であり，筆者も故・白壁武博先生のクリニックで学ばせていただいた1人である．形成外科の基礎ができている者なら，誰にでも比較的簡単に同じようにできて，同じように結果を出せるという手術法はこの手術法をおいて他に類を見ない．そういう点で，これは非常に優れた手術法であると言えると思う．

この手法法は，ダウンタイム重視の現在ではファーストチョイスで行うことはまずない．しかし，縫合法の1つとしての存在価値はあると本文にも書いたように，埋没法よりは重瞼線の消失が少ないというメリットはあるのであるから，うまく利用すれば患者には喜ばれるのではないかと思う．

きぬがさクリニックの衣笠哲雄先生（彼は白壁美容外科でその抜糸式重瞼術の最盛期に修行した人）から，「埋没法で重瞼線が消失してきた人にこの抜糸式を勧めている」と聞いたが，なるほど良い考えだと思った．重瞼線の消失は片方ずつくることがほとんどであるから，1～2週間眼帯をして仕事や外出ができる人なら，この方法は，埋没法で2度同じ手術を行うよりはより確実という点でベターな選択であると思う．

症例3は，実は筆者自身が患者として体験したものを供覧したのである．術者は当クリニックに在職して半年余りの若手形成外科医であったが，難なく手術を終了した．それほどにこの手術法は誰がやってもほとんど同じ結果が出せるのである．

Supplement 2

「見かけは上品，実は強引」の意味

抜糸式重瞼術の手術は，見かけ上はかなり強引な手術である．眼瞼を太い絹糸で貫通して，しかもその貫通した絹糸でしごいてわざと穴を開けるのであるから．

しかし，それによってあり得べきfibrosisが生じるのを期待するわけである．そして，生来の二重瞼と同じような線維が挙筋腱膜から皮膚へとつながるのであるから，誠に理にかなっているわけである（症例2の図9-c）．

それと全く正反対なのが埋没法である．次の日から何食わぬ顔をして学校にも仕事にも行ける，全く上品な手術のように思える．

しかし，肝心の眼瞼の立場から考えてみると，何と図々しい手術法ではないか．二重になんかなれないと言っている瞼に，「今日から何が何でも二重瞼になれ，ここでくびれなさい！」と言って，しかも7-0という細い糸を使って無理矢理くびれさせるのであるから．そんな無理を強いるのであるから，いずれ消失するのは無理もないに決まっている．かくいう筆者も今は埋没法を行うことがほとんどであって，時代のニーズには勝てないのである．

「本当は図々しい奴なのに見かけの良さで人気を博している」，片や「本当は優しい人なのに無骨さゆえに日陰に甘んじている．」何だか人間社会でもこんな表現が当てはまる2種類の人がたくさんいそうである．

いつかこの一見無骨そうな抜糸式重瞼術がまた真価を認められる時が来ることを密かに期待して，1つの章として独立させていただいた次第である．近年，インターネットの口コミ情報の普及のおかげで「ビーズ法を希望」して来院する患者の数が徐々に増加してきているのは，誠に喜ばしいことである．

6 上眼瞼除皺術

Introduction

1) 上眼瞼除皺術は，端的に言えば，切開法による重瞼術に，余剰皮膚を切除する操作が加わったものである．
2) 実際には単純に思い通りの結果が出るとは限らない．多くの症例を経験すればするほど，予期した結果とは違う状況が生まれたりすることがある．
3) 眼瞼というものが常に，上下のみならず，3D的にも動きのある部位であるからこそ，予想を超えた結果が出ることが起こり得るのである．
4) 単純に余剰皮膚を切除すればよいのではなく，それによって患者が思い描いているたるみの取れた状態にうまく近づけるかどうかということがとても重要である．
5) 筆者が美容外科に興味を持ち，足を踏み入れた1970年代は，重瞼術と言えば切開法で手術をするのが当然とされていた時代である．しかも筆者は幸いにして，皮膚をある程度切除するのが当然という施設で勉強してきたこともあり，皮膚を切除せずに単純切開だけで重瞼術を行うことはしない．
6) したがって，筆者にとって上眼瞼除皺術は切開式重瞼術の延長線上にあり，内側，外側に皮切線が伸びることと，皮切幅が広くなることが重瞼術と違うところである．
7) 眼瞼手術は上眼瞼の除皺術が最も術後に眼瞼のイメージが変わるため，患者にそのことを説明しておくべきである．
8) しかし，いくつかの注意点をわきまえていれば，そんなにひどい間違いを犯すことはない．その注意点の1つとして無視できないのは眉毛の位置，つまり眉毛‐睫毛間の距離のことである．

術前カウンセリングの指針

術前カウンセリングにて手術方針を決定し，後は術前に手術方針の再確認をする．

1) 術前に観察しておくべきポイント
   - 眼瞼のたるみの程度
   - 眼瞼の腫れぼったさ，sunken eyeの程度
   ◎ 目尻の垂れ下がり方
   ◎ 眼瞼下垂の有無
   ◎ 開瞼時の眉の高さの左右差がないか（左右差のあるケースが多い）
   ◎ 眉毛と睫毛間の距離
2) 術前に聞いておくべきこと
   - 手術を決意した契機
   - どんな形状（重瞼幅，目尻の吊り上がり方など）の眼瞼が希望なのか
   - 開瞼幅は大きめか普通か
3) 術前検査
   - 状況に応じて視力検査，血液検査
   - 例えば，重症筋無力症の疑いがあれば内科的検査を優先する
4) インフォームドコンセント
   - 術後に起こり得ることについては詳しく説明（後述）
   ◎ イメージが大きく変わる可能性のあることを強調しておくこと

第2部 ● 基本手術 Primary operations

症例1　眉毛を最大挙上し開瞼していたケース

解説：皮膚のたるみが強くなり，いつも眉毛を精一杯挙上しており，最近では目を開けることが結構努力のいることになってきた，ということで手術を決心した（図1）.

1. 手術方針

1) 上眼瞼の余剰皮膚を切除し，もう少しはっきりとした二重瞼にしたいという希望あり.
2) 重瞼の幅については，術前とあまり変えずに，ほどほどの幅でよいという希望に従う.

2. 手術の手順

デザイン

1) 手術によってすっきりとした大きな目になりたいという希望．睫毛上縁から6mmを基準の幅とする方針でいく（図2）.
2) 内眼角部位の皮膚がちりめん状にたるんでいるので，そこまで切除する.
3) 目尻はどの辺りまで皮膚のたるみがあるか，笑った顔をしたとき，どの位置まで皮膚のたるみがあるかを座位の状態のうちにマーキングしておき，皮膚切除の外側端とする.
4) 皮切線の睫毛上縁からの高さ（幅），外眼角部での高さに注意．瞼裂の延長線に最も近いところでも6mmは離してデザインする（図7）.
   ☞ Supplement 1
5) 切除幅の目安の付け方：睫毛側のライン（6mmのところで付けた）からカリパーにて閉瞼状態で皮膚を最大幅つまみ，そこをマーキングする．そしてカリパーの目盛りを読む（通常2〜3mm）．3ヵ所同じ方法でマーキングする（図3，4）.
6) マーキングしたポイントからカリパーの目盛り分を差し引いたポイントが切除安全幅である（筆者は普段**それより約2mm控えめ**のポイントを切除ラインとしている）（図5，6）.　☞ Supplement 1
7) 目尻皮膚切除：除皺術の対象者では，上眼瞼だけでなく外眼角より外側の眼輪筋部位までたるみがあるのは当然である.
   ★ その位置までたるんだ皮膚を切除しなければ，術後，目尻に不自然な皮膚のたるみが残る）.

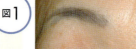

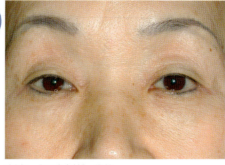

症例1　[63歳女性]　術前
普通の開瞼状態で，写真のように眉毛の位置を最大限挙上することが習慣となってしまっている.
それは上眼瞼皮膚がたるんできたので視野を広げるために自然に身についた癖なのである.

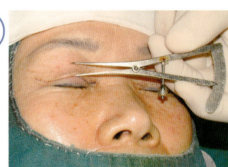

術前に患者の希望で，ある程度はっきりした重瞼幅の目にしたいということがわかっているため，睫毛上縁より6mmのレベルでラインを引き，切除幅を決めるための作業に入る.

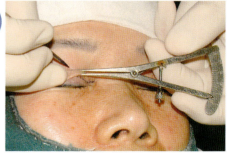

最初に引いたラインから，カリパーで皮膚をつまみ，無理なく閉瞼できる最大限のレベルに印を付ける．そうしてカリパーの目盛り（ここでは3mm）を読んでおく.

☞ Supplement 2

麻酔

当然，血管収縮剤（例：エピネフリン；ボスミン®）の入ったものを用い，注射後は少なくとも3分間は待つ．

★ 眼瞼は軟らかい組織なので，注射自体はあまり痛くないが，ゆっくり注入すること．

上眼瞼にくる知覚神経は，第2部-1，症例1の図5のように5方向からあることを意識して，中枢側から麻酔するべきである．☞10頁の図5

実際には目尻から目頭に向かって眉毛側切開線下と，睫毛側ラインの2列で麻酔液をゆっくり注入しながら前進すると，患者にあまり痛みを感じさせないで済む（図8）．

★ 上眼瞼挙筋の運動神経を麻痺させないために，低濃度（例：キシロカインなら0.5%）のものを用いる．

手術

Step 1 皮膚切開：眼瞼皮膚をできるだけ上下左右に伸展して，緊張状態にするとデザインに忠実に皮切ができる．高齢者ほど皮膚が薄くちりめん状で，デザイン通りのラインで切開するのは難しいので，メスを持つ手の小指にも伸展操作を手伝わせると，うまく皮膚がピンと張った状態を作ることができる（図9, 10）．そして，ライン上にほどよくメスを走らせる．

Step 2 眼輪筋層の切開と眼輪筋の部分切除：皮膚切開部からそのまま垂直に筋層を切開することはしない．本症例のように眼窩脂肪の容量が減少してきている場合には，特に十分に眼輪筋を残してから下層に入る．後で残しすぎと判断すればそのときに切除すればよい．睫毛側は下方に向かって深く入り，眼輪筋を少し残す（図11～13）．

Step 3 瞼板前結合組織の除去：皮切部位の睫毛側の皮下の眼輪筋を含む結合組織を切除する（図14～16）．

Step 4 眼窩脂肪の切除：この症例では脂肪を除去するというよりも，目尻の部分での眼窩脂肪の下垂を制限するために，隔膜を切り縮める（切縮）のが目的である．

このとき，眼窩脂肪層内に局麻を追加する（図17）と，眼窩脂肪が"じゅんさい"のように見えるのでわかりやすく，また眼窩脂肪の切除時に無痛でク

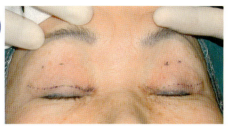

図4

中央部と外眼角付近の2ヵ所にマーキングされた状態．睫毛側のラインは内眼角部，外眼角部ともに上方に向かう．特に内眼角部のクシャクシャの余剰皮膚を取り除くこともこの手術の目的の1つである．

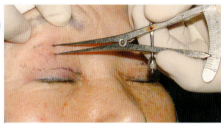

図5

先に読んだカリパーの目盛り（3mm）分だけ差し引いた幅が安全に切除できる幅であるが，それより2mm遠慮して切除幅を決めることで，より自然な皮膚のかぶり（開瞼時に重瞼線の上に垂れ下がる皮膚の状態）が出ると考えている．

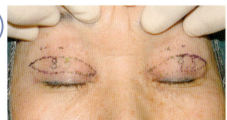

図6

結局マーキングした点より5mm下方でラインを引き，デザイン終了（右8.5mm，左9.5mm幅（最大）で切除予定となる）．

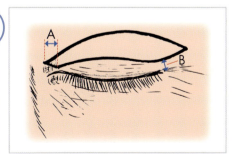

図7

目頭部位の皮膚にはちりめん状のしわがあり，この部位まで一部を切除できるように，5～7mmは内眼角を越えて切除範囲を延長する（A）．また，外眼角部より外側はたるみのある範囲に及ぶ．外眼角部で皮膚（B）は6mm以上残すように心掛ける．5mm以下になると，開瞼時の引きつり感が長く残存し，不快を訴えられる．また，仕上がりも不自然になる．

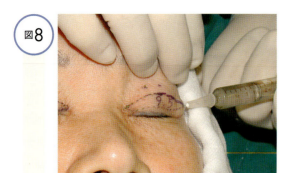

図8 局麻の開始は外眼角周辺から，30G針を用いて行う．2nd insertionは25G針に替えて行っている．

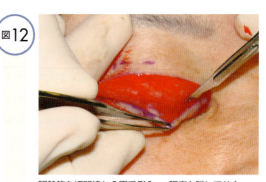

図12 眼輪筋を切開線から眉毛側3mm程度を残しておく．

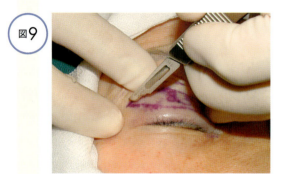

図9 局麻終了後，約3分待った後，皮切開始．利き手の小指，対手の2，3指で3方向に皮膚を引くことで，皮膚に十分な緊張が加わり，メスを入れやすくなる．

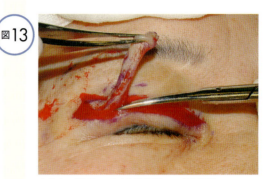

図13 キルナー剪刀にて皮膚と眼輪筋の一部を切除．

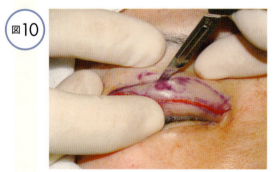

図10 皮切．中央部は4方向に皮膚を伸展して行う．

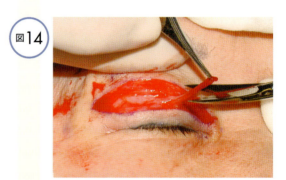

図14 睫毛側皮膚の下層の眼輪筋，結合組織を切除にかかる．

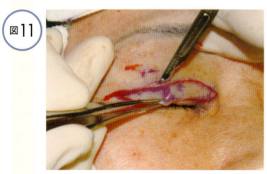

図11 皮切ラインにメスを入れ終わると，今度は筋層．メスの方向を下方へ下方へと進ませて，眉毛側の皮膚の切開線付近には十分な眼輪筋が残っているようにしておく．

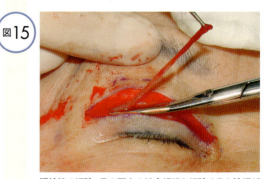

図15 眼輪筋の切除．その下方の結合組織を切除すると瞼板が見えてくる．
瞼板上に結合組織を1層残した状態にとどめる．

ランプすることができる.
そして，眼窩隔膜の最後の1層を切開すると，眼窩脂肪がずるりと脱出してくる．それを無理なく引き出せた分だけクランプして切除する．切除の際は先にモスキート鉗子で挟んで切除した後，止血を十分にする（図18〜20）．
⚠️ 高齢者では，時に眼窩脂肪と間違えそうになるような**涙腺組織**が外眼角部位近くにずり落ちてきていることがある．よく見れば脂肪とは区別がつくのであるが，涙腺がここに降りてくることを知らないと，眼窩脂肪と思ってついつい切除することになりかねないので注意．

Step 5 睫毛側軟部組織の固定縫合：この操作は重瞼線が消失しないように行うものであるが，省いても重瞼線がしっかり残り，大丈夫な場合が多い．7-0ナイロン糸にて3〜4ヵ所固定する（図21）．瞼板と睫毛側切開線直下の眼輪筋とを結ぶように縫合固定するわけである（図22〜24）．
★ この操作は，重瞼幅の微妙な左右差の調節ができる点でも有意義である．

Step 6 アンカリング縫合：7-0ブレードシルク縫合糸にて4〜5針のアンカリング皮膚縫合を行い，開瞼状態を確認する（図25, 26）．これで仕上がりの状態を大体確認できる．

Step 7 皮膚縫合：7-0ナイロン糸にて，連続縫合（over and over running suture）して手術を終える（図27）．

Step 8 ドレッシング：縫合部皮膚縁に術後に出血（oozing）した血液が貯留しないように，メッシュ軟膏ガーゼ，wetガーゼ，dryガーゼの順に載せてテープにて固定し，手術の全工程が終了する．

3. 術後ケア

1）術後ケアとして最も大切なこと

原則的に入院はさせないので，大切なことはセルフケアである．次の2点に尽きる．
①術後当日は，うつむき姿勢，おしゃべり，笑うことを極力控えて，安静にすること，
②眼窩周辺をよく冷やすこと．

笑うと多くの人は顔面が紅潮するが，これは顔面にうっ血状態を招くことになる．それはいったん止血していた血管から，再び出血を促すことにな

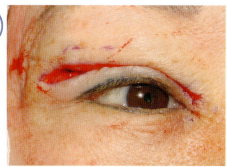
時々開瞼をさせて，開瞼状況を把握しておく．

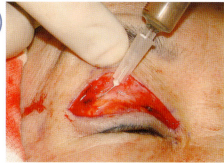
外眼角部上方の眼窩脂肪を少し取るための麻酔（0.5%以下に希釈したキシロカインE）を眼窩脂肪層内に注射．

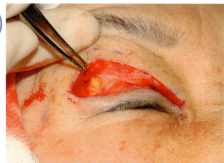
眼窩脂肪が少し出てきたところ．さらに引き出してクランプする．

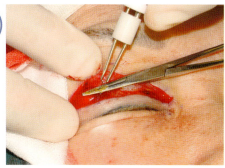
眼窩脂肪をクランプし切除．モスキート鉗子で挟んだ脂肪組織をパクレン止血器にて焼き，止血をしている．このとき，クランプ時間を稼ぐために他の部分の止血作業を行う．

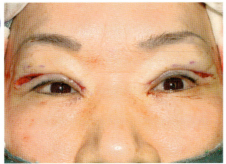

図20 Step 4が終了したところで他方に移り，両側とも同時に進行する．

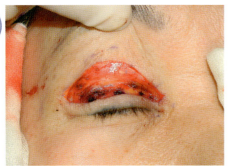

図21 下垂はないケースであり，3ヵ所，睫毛側皮膚の下で中止め固定をすることに．

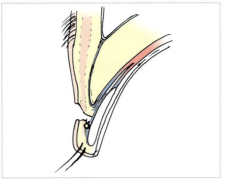

図22 睫毛側皮下で筋層と瞼板を固定する中止めを施したところ．

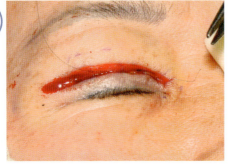

図23 瞼板と睫毛側皮切部の皮下筋層とを縫合固定する．

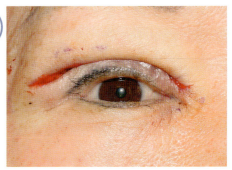

図24 開瞼させて睫毛側皮膚の上方への引かれ方の様子を確認する．

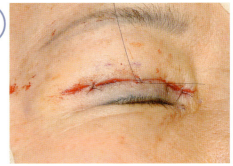

図25 次いで皮膚のkey suture．7-0ブレードシルク糸にて4〜5針，皮膚-瞼板上結合組織-皮膚とアンカリング縫合を行う．

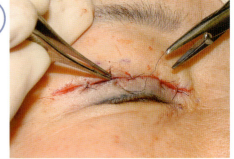

図26 5針目のアンカリング縫合の糸をかけるところ．

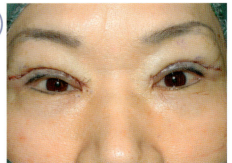

図27 最後に7-0ナイロン糸にて外側から内側まで連続縫合（over and over running suture）し，手術を終了する．

りかねない．術後の血腫ができるのは，そのような機序で動脈性の出血が起こることによる．

2）術後処置

原則として，術後2日目に消毒ガーゼ交換．この時点で，ガーゼドレッシングは直接眼瞼の皮膚に当てるのではなく，単にひさしのように眼瞼の上に覆うだけで，開瞼が楽にできるようにしておくだけでよい（図28, 29）．

★ この時点からは眼瞼を全開にした状態で日中の生活をする方が，眼瞼の腫脹は早く消退に向かう．

5日目，または6日目に抜糸．
7日目からはアイメイクを許可．

3）術後写真

原則として手術直後，抜糸直後，術後1ヵ月のものは撮る（図30, 31）．

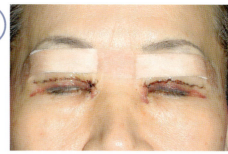

図28 術後2日目のdressing change．縫合線上に眼軟膏を塗布すれば，その上のdressingは本当は不要だが，開瞼時に縫合糸が隠れる程度に"ひさし"を作るためのガーゼを．

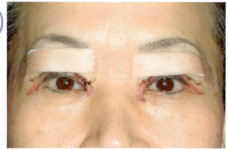

図29 開瞼時は隠れるが，閉瞼時には糸が見える．

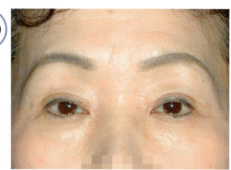

図30 術後1ヵ月目の状態．ほとんど腫れも消退し，不自然さが消失している（1ヵ月目で，もっと腫脹が残っている例も多い）．

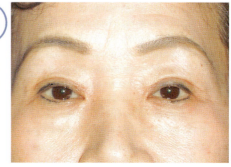

図31 術後2ヵ月目の状態．かなり自然な眼瞼となってきた．

症例2 軽度の眼瞼下垂のあるケース

解説：もともとはっきりした二重瞼であったが，瞼のたるみとともに目が十分に開かなくなった（軽度眼瞼下垂）．眉毛を最大挙上してカバーしている．

手術によって，上眼瞼の余った皮膚を切除して，今よりももう少し楽にパッチリと目が開けられるようになりたいと言う（図1）．

1. 手術方針

1) 皮膚は切除するが，はっきり二重にという希望があり，睫毛上縁からの幅は7mmとする．
2) 皮膚は十分に切除する．
3) 眼窩脂肪もほどほどに摘除する．

2. 手術の手順

デザイン

1) はっきり二重の状態に落ち着けばよいという希望であるため，睫毛上縁から7mmでラインを描く（図2）．
2) カリパーにて，そのラインを起点にして閉瞼状態で皮膚をつまみ，楽に閉じられる最大幅をマーキングしておく（図3の上眼瞼左右それぞれに点が見える）．
3) その点から5mm狭く切除ラインを決めた．カリパーで挟んだ厚さは3mmであったため，それより2mm控えめに皮膚を切除することにしたわけである．
4) 切除幅は9mmということに決定した．切除した分だけは目が大きく開けるようになる（図3）．

麻 酔

症例1と同じ要領で行う．

手 術

原則的に症例1と同じステップである．

Step 1 皮膚切開（図4）

Step 2 眼輪筋層の切開と眼輪筋の部分切除：本症例は軽度に陥凹が見られる上眼瞼であるから，皮膚以外は極力切除しない．

Step 3 眼窩脂肪層に局麻の追加（図5）の後，眼窩脂肪の摘除：眼窩脂肪は特に外側にのみ，かなり下方に下がり張り出しているため（図6, 7），外側で隔膜を切開し，眼窩脂肪を無理なく引き出せるだ

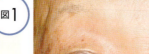
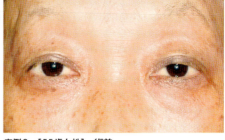

症例2［55歳女性］ 術前
目が開きにくい，瞼が重いという自覚症状もあり，軽度眼瞼下垂も認める．

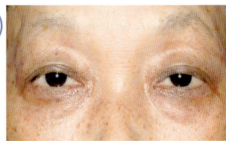

重瞼幅は術前のこの程度はあった方がよい，という希望も聞き，切除ラインを決める上での参考にする（本症例では睫毛上縁より7mmとすることにした）．

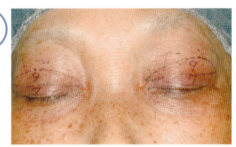

デザイン終了．睫毛上縁より7mmのラインで平行型の重瞼線となるようにデザイン．切除幅は最大9mm，外側へも楔状に切開が拡大する．

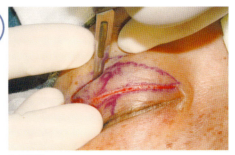

皮膚切開
眼瞼皮膚を3方向，4方向に伸展させた状態でメスを入れる．

け引き出す.モスキート鉗子で眼窩脂肪を挟み(図8),切除した後,電気凝固・止血処置をする.
Step 4 眼瞼挙筋腱膜の縫着:パッチリと,しかし過剰にではなく開瞼できるように,7-0ナイロン糸にて3ヵ所縫合固定しておく(図9).
Step 5 皮膚のアンカリング縫合:7-0ブレードシルク糸にて5針縫合(図10).
この状態で開瞼させると,大体の結果を推察することができる(図11).
Step 6 皮膚縫合:7-0ナイロン糸にて連続縫合して,手術は終了する(図12,13).

3. 術後ケア

症例1に同じ(図14,15). ☞ 71,73頁

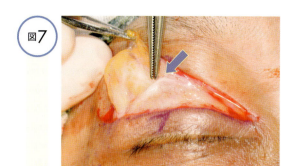
図7 挙筋腱膜の膜様部が白く見える.

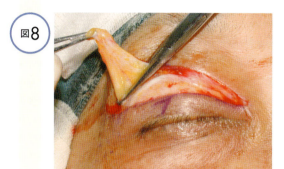
図8 眼窩脂肪をクランプして切除.そして凝固止血する.

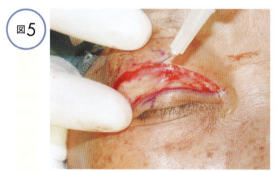
図5 皮膚および眼輪筋の一部を切除した後,眼窩脂肪層に0.5%キシロカインEを0.5mL程度注入する.

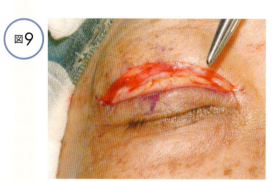
図9 挙筋腱膜を瞼板に縫着して,開瞼状態を(あまり過矯正にはならないように)確認する.3ヵ所固定が原則.

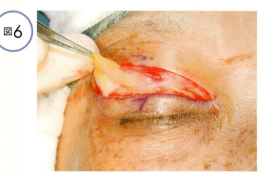
図6 眼窩脂肪を引き出す(むやみに引かず,自然に引き出せる程度に).

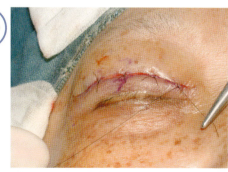
図10 5針のアンカリング縫合(7-0ブレードシルク糸)

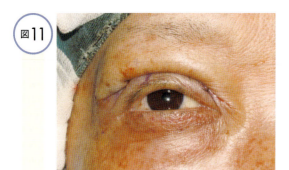

図11 開瞼が十分にできることを確認する.

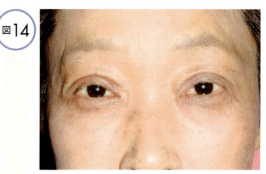

図14 術後2週間目の状態
眉毛をあまり挙上しなくても,術前より大きく開瞼できるようになっている.

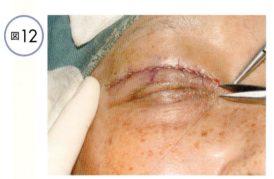

図12 皮膚縫合(連続)

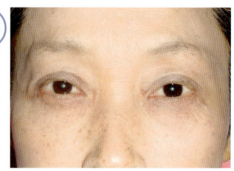

図15 術後1ヵ月目の状態
眉毛を無理に挙上しなくても大きく開瞼できるようになり,目の表情が優しくなった.

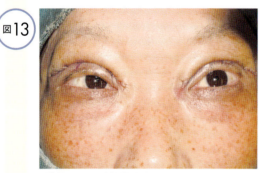

図13 手術終了時の開瞼状態.麻酔で腫れているせいもあって,少々開きにくそうではあるが,あまり気にしなくてもよい.

症例3 眉毛下縁切除をしたケース

解説：眼瞼のたるみが気になってきたが，仕事の関係で，できるだけダウンタイムの短い手術方法で，しかもイメージをあまり変えない方法で，たるみを取る手術を希望している（図1）．

1. 手術方針

1) 上眼瞼の余剰皮膚を切除して，眼瞼をすっきりさせる．
2) もともとは狭いながらも，はっきりとした二重瞼であったが，現在は皮膚がかぶってきて，奥二重状態になっているため，元の二重瞼に戻したい．

2. 手術の手順

デザイン

1) 眉毛下縁に皮切予定のラインを引く．
2) 上眼瞼の外3分の1と，3分の2の位置で皮膚のたるみの程度を測り，症例1の要領で切除量を決め，ポイントをマーキングする（図2）．
3) マーキングした2点を中心にデザインを完成させる（図3）．

麻酔

症例1の麻酔法に準じて行う．

手術

Step 1 皮膚切開：眉毛下縁の皮切は，眉毛側が鈍角になるように，メスを足方に向けて入れる．

Step 2 皮膚の切除：皮膚と皮下脂肪層をまとめて切除する．その後，眼輪筋の筋層も少し切除する（図6）．
★あまりに腫れぼったいケースでは，この眼輪筋の切除の隙間からその下層のROOFを部分切除することで，かなりの改善が見込める．

Step 3 眼輪筋層の縫縮：4-0ナイロン糸にて筋層を縫縮する．
★この縫縮でたるんだ眼輪筋が引き上げられることがわかる．

Step 4 皮下縫合：5-0ナイロン糸で皮下縫合．

Step 5 皮膚縫合：6-0ナイロン糸にて皮膚縫合（図4, 5）．

3. 術後ケア

術後翌日に経過を見て血腫などがなければ，その次

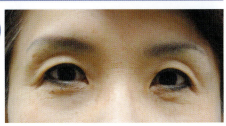

図1
症例3［55歳女性］ 術前
上眼瞼のたるみが気になってきたため，手術治療を考えるようになった．しかし，眼瞼の形を大きく変えたくないという思いが強い．そこで，眼瞼のたるみを取る方法として，眉毛下縁で切除する方法があることを説明したところ，本人は重瞼線の部位よりも眉毛下縁切除の方を選択した．

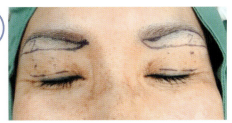

図2
皮切のデザイン①
皮切幅は睫毛側での皮膚切除幅を決める方法に準じて，2点（眼瞼の外3分の1と3分2の部位）で計測し，それぞれ5mmと7mmの幅で切除することにした．

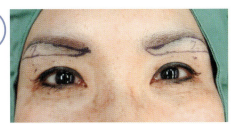

図3
皮切のデザイン②
眉毛下縁の切除ラインを先に決める．次に，計測で得た切除幅をマーキングし，睫毛側のラインを描く．

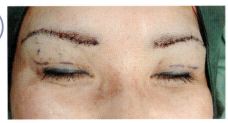

図4
皮膚縫合終了
手術は，①皮膚切開，②眼輪筋の部分切除，③眼輪筋の縫縮，④皮下縫合，⑤皮膚縫合の順に行う．
★眼輪筋の縫縮は，加齢により下垂してきた眼瞼を軽くするために必要な操作である．

は術後1週間目の抜糸の日に来院させる(図7).
★ その時点で皮下出血斑さえなければほとんど不自然さは見られない(術後1ヵ月目：図8).

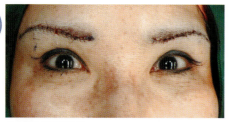

皮膚縫合終了開瞼時
この状態で，10～20年前の眼瞼の状態になった感じがする．

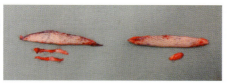

切除した皮膚
切除したのは皮膚と眼輪筋の一部(最大幅7mm)．
★ 切除幅が広い場合，たるみや上眼瞼の眼窩脂肪および眼輪筋下脂肪が多い場合は，特に眼輪筋の処置が重要である．

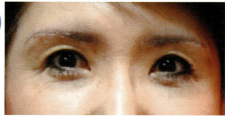

抜糸終了時
術後7日目．抜糸を終了した状態．この時点で，もう腫脹が消退したかのように見える．
★ 眉毛下縁切除法の特徴は，腫れが早く引くことである．

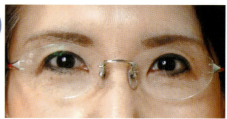

術後1ヵ月目
縫合線の赤みはあるが，それさえメイクでカバーすれば，ほとんど不自然さもなく落ち着いている．

本手術法のキーポイントと総括

1) 皮膚切除線を決めること，内側・外側の皮切をどこまで伸ばすかが第一のポイント．
2) 目尻のたるみをしっかり取ること．ただし，瘢痕がしばらく目立つことを告げておく．
3) 目頭の皮膚のたるみがあれば，それを上下方向を縮めるように取る．ただし，眼瞼内側部の皮膚は，余裕があってもあまり取りすぎないこと．重瞼幅が広くなりすぎて，術前のイメージと変わりすぎて，トラブルになることがある．
4) 外側の眼窩脂肪の切除と，眼窩隔膜の切縮も必要．
5) 目尻の垂れ下がりが目立つ場合は，眼窩縁の骨膜に，切開部外側縁を固定縫合する．
6) 幅の広い重瞼に慣れていない患者では，睫毛側の幅5mmを原則とするのが無難．
7) 上眼瞼の皮膚を切除することは，視点を変えると，眉毛と睫毛の距離を狭くすることだということを術者は認識しておくこと(目つきが予想外にきつくなることがある)．

術後起こり得ることと対処法

　上眼瞼除皺術は，かなり頻繁に行われる手術であるが，重瞼術に比べて皮膚を切除する幅が広いため，術前と術後ではかなりの変化が生じる手術でもある．ここに，術後に起こり得るものについて，できるだけ詳述する．これらを説明することが，インフォームドコンセントをとるということの一環となる．頻度順に分けて解説する．

Usual

1. **腫脹**
　程度に差はあるが，必ず起こる．そして，その状態は不自然に見えることもある．また，腫れていることによって，二重瞼の幅が異常に広く見えることにもなる．しかし，患者はその状態が手術の最終結果と早合点することもあるので，腫れがあるうちは幅が広く見えるものであることを術前に説明しておく必要がある．

2. **縫合線の赤み**
　約半年かかって消退する．ケロイド体質の人はさらに時間がかかる．

3. **皮膚の知覚鈍麻**
　縫合線から睫毛にかけての皮膚知覚神経は，切開法手術で一時切断されることになる．約3ヵ月後には，ほとんど知覚は正常に戻る．

4. **開瞼時の異常感覚**
　手術によって視野が広がるため，太陽がまぶしいとか，視力が落ちたような気がするとかの異常感覚は一時的に起こるものである．今までよりは開瞼の幅も大きくなるわけで，多少の感覚の違いは生じるもの．「あまり神経質にならずに慣れること」として指導するしかない．眼球に触る手術ではなく，手術の方法に問題があったわけではないので，いずれ必ず消失する．

⚠ こういうことも一応は説明しておかないと，神経質な患者は「聞いていなかった」とクレームをつけてくることがある．

Sometimes

1. **皮下出血斑**
　術後のoozingで生じるもので，比較的よく起こる．
　血腫（しこり）がなければ，2～3週間で消失する．

2. **目つきがきつくなったように見られる**
　目がパッチリとした状態は，時として，きつい目つきになったと判断されることがある．それは，術前にはたるんだ瞼で何となく眠そうな印象，または，いかにも穏やかな目つきであったものが，術後パッチリと開瞼できるようになると，術前を基準に考えればきつい目つきに見られなくはない．急激に変化したことへの主観的な判断の結果であり，どうしてもやむを得ないことである．しかしそれも一時的なもので，次第に見慣れてしまえばそんなにきついという違和感は続くものではない．
　術前に，次のような眼瞼または状況と判断される場合は特にそういうことがあり得る，ということを説明しておくのが賢明である．

★ このことは非常に重要である！
　①腫れぼったい瞼．②眠そうな目つきをしている．③眼瞼の皮膚がかなりたるんでいて，いかにも老人の瞼である．④完全な一重瞼の人で，昔からの憧れで瞼のたるみを取る際にぜひ二重瞼にしたいという場合．⑤家族に内緒で手術をするという人（家族に手術が術後に露見した場合に，家族は立腹ついでに，パッチリとした目のことをきつい目になってしまったと言って非難することがある）．
☞ Supplement 3

3. **術後1ヵ月近くなって，開瞼時に瞼が引きつる感じがして重くて開きにくい感じがする**
　特に目頭に近い部位の縫合線が肥厚してつっぱる感じが強くなり，開瞼しにくいという訴えをしてくることがある．これはいわゆるケロイド体質の人に多い．内眼角部近くに末広型のデザインで内端を睫毛に近づける方向にしてしまうと，開瞼時にその瘢痕はほとんど垂直方向を呈する．その瘢痕が肥厚性となりやすいので要注意である．要するに，垂直方向またはそれに近い方向の瘢痕を極

力作らないようにするべきである．ケロイド体質が術前にわかっていれば，特に注意が必要である．
☞19頁，図A

また，術後1ヵ月近くになってこのような訴えをしてくる人は，元来神経質なタイプであるから，術前によく説明して，その内容をメモして本人に渡しておくくらいの心遣いは必要である．特に「ケロイド体質」であることを本人が言った場合（眼瞼皮膚はほとんどケロイドの心配はないのであるが），目頭だけは肥厚性瘢痕となりやすいので，そこが本当に落ち着いてしまうのには半年はかかる，と説明しておいた方がよい．

4. 重瞼幅の左右差

左右の瞼を同時に手術しても，左右の重瞼幅を全く同じに作るということは結構難しいものである．しかし，左右差が1mmも違うとかなりの違いを感じるため，もしそのような結果となれば，修正手術はやむを得ないが，0.5mm以内の違いであれば修正手術の必要はない．ただし，術前に「生まれつき二重瞼の人はよく見ると0.5mm程度の左右差がある人が大半です．つまり，左右差がある方が自然とも言えるのです．」ということを納得させる必要がある．

Rare

（5，6以外は本来起こしてはならない術後のまずい出来事であるため，適切な対応処置が必要である）

1. 血腫

術後の出血により，手術の翌日には異常な腫脹と皮下出血斑で，開瞼不全を伴う．もし発見した場合は直ちに局麻を施した後抜糸し，血腫を除去し，出血のないことを確認の上，創を閉じる．この操作を行わないと，血腫の一部が器質化し（fibrosisを生じる），長期にわたり腫れた感じと眼瞼下垂症状を残す．

2. 三重瞼

これは，重瞼線となる切開部の上方（眉毛側）の軟部組織，特に眼輪筋を取りすぎた場合に起こりやすい．実際にはあまり取りすぎていなければ術後1～2週間の間，一時的に三重瞼となるだけで，自然に消退することもあるが，腫れが引くにつれて余計に目立ってくる場合は，術後1ヵ月を過ぎたら修正手術をするべきである（修正手術については，☞第3部-1）．

3. 医原性眼瞼下垂

これは重瞼線のくびれ部位が，開瞼によって十分に上方に移動できないほど，軟部組織でロックされた状況が起こった場合で，軟部組織の処理に問題がある場合と，術後の血腫による場合がある．いずれにしても，1ヵ月経っても症状が軽快しない場合は再手術が必要である．

4. 抜糸後の縫合部の離開

たいていは患者がメイク落としなどの際に無理に患部を引っ張るようなことをした場合，または打撲外傷によって起こる．再縫合すればよい．

5. 眼瞼の腫れた感じがいつまでも続く

この手術では必ず眼瞼の余剰皮膚を切除するため，眼瞼の薄い皮膚を全部切除すると，眉毛側には厚い皮膚が残る．眼瞼の皮膚がもともと厚い人はこの手術をした後，いつまでも腫れているように見えるものである（これは皮膚の厚さを，週刊誌と電話帳の厚さの違いに例えて説明するとよい．すなわち，折り曲げたときの曲率半径にはかなりの差があるということである．電話帳を折り曲げたときの曲率半径は，週刊誌の厚さぐらいだった皮膚がかなり腫れた状態に近いわけで，逆に，電話帳のような厚さの皮膚は，腫れていなくても腫れているように見えることになる）．

ただし，このことは美容外科医にはわかっていても，理解できない患者もいる．術後に百回説明しても言い訳にしかならず，術前の1回の説明に及ばない．「あなたの瞼の皮膚は厚いので，術後腫れが引いてしまってもいつまでも腫れているように見えるかもしれないので，見慣れてしまうのに時間がかかります．このことは承知しておいてください」と，一言付け加えておくとよい．

6. 強膜部位の出血斑

いわゆる白目が赤くなる状態で，眼窩脂肪の層に出血が及んだ場合に起こる．待てば3～4週間で消失する．

7. 患者の描いていたイメージと違う結果

これは患者，術者ともに困った問題として残る．しかし，これは術者の技量に起因する場合が多い．

多くは「重瞼幅が広すぎる」結果になったという場合か，またはきつい目になったという場合である．術前に十分患者の希望を聞いて，初心者のうちは控えめな手術をすることが賢明である．皮膚を取りすぎるよりは，取り足りない方がまし．「ちょっと遠慮したので」と言って，もう一度無料で追加手術をさせてもらう方が気分的にはまだ楽である．

Very rare

1. **感染**
   眼瞼手術では感染を起こすことはないと言っても過言ではない．もし起こすとすれば，重症の糖尿病など，全身状態が極度に悪く，感染に弱い状態にある患者を，しかも不潔な環境で手術したか，術後の創部を不潔に扱った場合であろう．

2. **失明**
   眼窩脂肪を切除した際に，動脈を損傷し，しかも止血操作が不十分で術後大出血を生じたことが原因で，眼窩内圧が異常に上昇し，失明に至ったという報告がある．眼窩脂肪を切除する際は，必ずクランプした後，電気凝固またはパクレン焼灼器で，確実に止血操作をしておかなくてはならない．

Supplements

Supplement 1

眉毛を大きく挙上する癖のある人の手術
上眼瞼除皺術の際の皮膚を取る幅の決め方はなかなか難しいものである．上眼瞼の除皺術を希望する人は，すでに前頭筋を使って，垂れてきた眼瞼皮膚を吊り上げて少しでも眼瞼を大きく開き，広い視野を得るべく努力をしている．手術を行うことによって，眉毛をそれほど挙上しなくても視野が得られるため，直後から眉毛を挙げなくなり，それが顔の表情にも影響してくるものである．あまり印象を変えないように配慮して，皮膚の切除幅を遠慮すると切除不足となり，切除しすぎると印象が変わりすぎるということにもなる．結論から言うと，筆者は控えめの方が罪は軽いという考えである．「切除幅を遠慮しすぎたのでもう少し取り足しましょう」と言って補足手術を勧めることになるが，術前に「もし取り足りないときは，取り足すことができます」と説明しておくのである．1回の手術で決めるのがもちろん理想的であるが，眉毛を極度に挙上する癖のある患者はそういう可能性があるため，術前のカウンセリング時に予告しておくことである．また，追加補足手術の場合の手術料金をどうするか，ということで迷う向きもあると思うが，このような場合は"薬代だけ"などという考えよりは"無料"とする方が，結果として患者との信頼関係が深くなる場合が多いと筆者は確信している．

Supplement 2

目尻をどこまで切り進めるか
眼瞼の除皺術の際，患者の中には目尻までたるみを取らないとだめということが理解できないでいる人が多い．術前に説明が不十分であると，「こんなに目尻まで傷が残るんですか」と驚かれ，逆に目尻の皮膚の切除をしないでおくと，「下手くそな手術をされた，目尻の皮膚がたるんで残って不自然だから何とかして」と来る．全く素人相手の仕事は，気が短いと苦労しますぞ！気を長くもって患者を諭すしかないのだ．上眼瞼の除皺術のインフォームドコンセントの重要なポイントの1つである．術前に鏡を見せながら，瞼のたるみはこんなに目尻にまで及んでいるということをしっかりと認識させて，「ここまで取りますよ．ですから傷痕はここまできますよ」と説明しておくことである．もちろん患者は傷痕のことを心配するが，この傷痕は半年から1年で目立たなくなるものと説明して，そのことがあまり心配なら皮膚の切除を遠慮することにすればよい．そして，やっぱり目尻の皮膚のたるみが気になれば二次手術ということになる．こういう納得ずくめの手術をした場合は，手術料金は当然頂戴すべきである．「上眼瞼は切開しても傷痕が目立たない」ということがあまり宣伝されると，目尻の傷痕まで残らないものと信じ込む人がいるので，注意しておくべきである．

Supplement 3

家族に内緒の除皺術がばれてしまったとき
上眼瞼の除皺術を受けたい人は，当然瞼が垂れ下がって，年寄りっぽい，見ようによっては優しい，また眠そうなとも見受けられる表情に見えるわけである．それが，手術をした後には，パッチリとした，きりっと瞼が開いた状態となるのであるから，相当印象が変わるのは当然のことである．手術の

直後は縫合線のラインのくびれがよりはっきりと出るため，余計に目がパッチリと開いたように見える（一例として**右図**参照）．予告なしにそれを見せられた家族はどう思うのか．当然驚き，そして，「何だそのきつい目は．ちっともきれいにはなっていないじゃないか」とくるわけである．もっと口の悪い家族なら，「手術を失敗されたんじゃないのか」と追い打ちをかける．次の日，患者は半泣きでクリニックにやって来る．筆者にもそんな患者の経験が何度かある．結局は1ヵ月，2ヵ月と経つうちに予定の結果が出るため，患者も家族も納得するところとなったが，家族に内緒の手術は，ばれたときにどういう事態になるかを，ある程度予測しておかなければならない．

家族に了解を得て，または勧められて手術をしたときは，腫れて不自然であっても冷静に待てるけれども，孤立無援は大変である．落ち込んでノイローゼのようになる人もある．内緒で手術をすると言う人には，筆者は「ばれたときには絶対良くは言われないですよ．変になったと言われますよ」「家族に誰か1人は理解者を作っておくべきですよ」と言って患者を意識的に脅すことにしている．そこまで言って内緒で実行する患者は落ち込むような人ではないのである．逆に，家族を説得する自信がないのに手術を受けたがり，しかも「印象が変わりませんか」などという心配事の質問をする患者には手術を勧めない方が賢明である．

あなたはこのケースの術後の印象をどう見るか？ 「パッチリとした」？ それとも「きつくなった」？

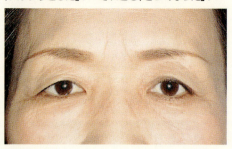

術前
目尻が垂れている．手術の際，最大9mm幅で皮膚を切除した．

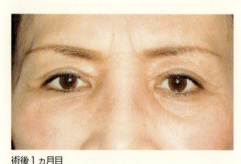

術後1ヵ月目
はっきりとした二重瞼となり，眉毛が低くなっている．パッチリとしたきれいな瞼と見るか，きつくなったと見るか，それは見る人の主観による．
この症例は実は術者が内心心配になるほど，術後きつい目つきになったのであるが，当の本人は全然平気で，はっきりとした目になったことを喜んでいただいたのである．彼女は従業員を多数使うような仕事をされている人であった．術前に職業のことなどを聞いておくことも大切である．

7 上眼瞼陥凹症手術

Introduction

1) 上眼瞼陥凹症は，眼窩脂肪または眼窩隔膜前脂肪が，主に加齢的変化で容量が減少した結果，上眼瞼が落ちくぼんだ状態である．
2) 眼窩部の凹凸が激しいcaucasianでは，異常状態ではなく年齢的にも普通に見られる状況であるが，眼窩部が平坦なorientalでは非常に老け顔に見えるため，それを気にする人が多い．
3) この状況に対する手術方法には以下のようなものがある．
    ・脂肪移植術
    ・脂肪注入術
    ・眼瞼挙筋腱膜の前転固定術に眼窩脂肪の移植
4) 「脂肪移植術」は形成外科的には最も基本的な手術法であるが，注入量過多や注入層の不適切による医原性の眼瞼下垂を惹起しないように行うことだけが注意点である．ただし，脂肪組織は順調に生着したとしても，最終的なボリュームは約2分の1になる．
5) 「脂肪注入術」は最も新しく登場したもので，筆者はかなり積極的に行っているが，注入された脂肪の生着率は40〜60%と，かなり差異がある．
6) 軽度，中等度の陥凹までは，脂肪注入術が効力を発揮するが，高度の陥凹状態では注入術に限界があり，脂肪移植術の方が有効である．
7) 「挙筋腱膜の前転固定術」は，下眼瞼を圧迫すると上眼瞼の陥凹が完全に消失するようなケースで，なおかつ眼瞼が下垂気味の場合には効果的である．上眼瞼の除皺術を，脂肪注入を併用することも含めて手術を行うことが多い．
8) 眼瞼皮膚のたるみに眼瞼の軽度陥凹を伴うようなケースでは，皮膚の切除のみを行い，その下層の眼輪筋を残して，少し引き上げるようにして，眼瞼のボリュームの温存に役立てると，皮膚の張りが出ることになるため，ある程度陥凹の改善効果が得られる．

☞ Supplement 2

術前カウンセリングの指針

術前カウンセリングにて手術方針は決定し，後は術前に手術方針の再確認をする．

1) **術前に観察しておくべきポイント**
    ◎ 眼瞼の陥凹の程度
    ◎ 眼瞼皮膚のたるみの程度
    ◎ 目尻の垂れ下がり方
    ◎ 眼瞼下垂の有無
2) **術前に聞いておくべきこと**
    ○ 手術を決意した契機，どこが最も気になるのか
    ◎ どんな形状（重瞼幅，目尻の吊り上がり方など）の眼瞼が希望なのか
    ○ 開瞼幅は大きめか普通か
3) **術前検査**
    ○ 状況に応じて視力検査，血液検査
    ○ 例えば，重症筋無力症の疑いがあれば内科的検査を優先する
4) **インフォームドコンセント**
    ○ 術後に起こり得ることについては，詳しく説明（後述）

症例1 片側の陥凹に脂肪移植を行ったケース

解説：打撲外傷の後，なぜか左の眼瞼が異常に陥凹してきたという症例である(図1)．右も陥凹はあるが，左右差が目立たなくなればよいという希望で，左のみを手術することにした．

1. 手術方針

1) 脂肪移植にて，左を右の眼瞼に合わせる．
2) donorは左の上腕内側とする．
3) 切開線は右の重瞼線の位置に合わせる．

2. 手術の手順

デザイン

皮膚切開線の位置を決めるのに，右の重瞼線のレベルと対称的となるように計測ラインを引く．皮下（この場合は眼輪筋下）の剥離範囲をマーキングする．

麻酔

当然，血管収縮剤（例：エピネフリン；ボスミン®）の入ったものを用い，注射後は少なくとも3分間は待つ．

★この手術の場合は上眼瞼全体に麻酔を施すことになるため，最初は眉毛下全域を注射して，その後，眼瞼全体に麻酔液を浸潤させる．

手術

Step 1 donorより脂肪採取

Step 2 皮膚切開および眼輪筋下層の剥離：あらかじめマーキングをしておいた範囲を剥離して，移植の準備(図2)．

Step 3 脂肪の移植：予定の領域に広げてうまく脂肪が固定できるように4ヵ所でアンカリング縫合する(pillow suture)(図3a)．

★この固定縫合の糸が開瞼を制限しないように，縫合の際に開瞼させてみて確かめる．

Step 4 皮膚縫合：皮膚縫合の際にも2針は移植脂肪にも糸をかけて縫合を施す(図3b)．皮膚を完全に閉じて，手術の全工程は終了する．

3. 術後ケア

1) 術後ケアとして最も大切なこと

①術後当日は，術後の出血を予防するために，うつむき姿勢，おしゃべり，笑うことを極力控えて，安静にすること，②眼窩周辺をよく冷やすこと，

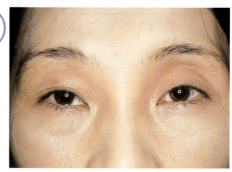

図1 症例1 ［40歳女性］ 左眼瞼陥凹症 術前
脂肪移植を予定する．

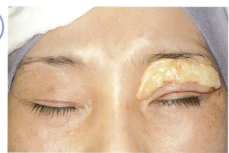

図2 左上眼瞼に脂肪移植を施すため，上腕内側から採取した脂肪を予定の位置に載せてみる．

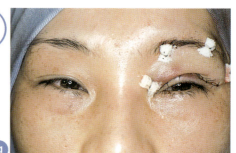

図3 a 脂肪移植終了時

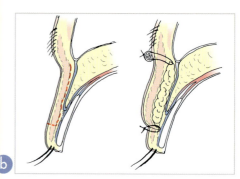

b 断面のシェーマ

の2点に尽きる．笑うと多くの人は顔面が紅潮するが，それは顔面にうっ血状態を招くことになる．それはいったん止血していた血管から再び出血を促すことになりかねない．術後の血腫ができるのは，そのような機転で動脈性の出血が起こることによる．

2) 術後処置

原則として，術後2日目に消毒ガーゼ交換．
5日目，または6日目に抜糸．
7日目からはアイメイクを許可．

3) 術後写真

手術直後，抜糸直後，術後1ヵ月，2ヵ月のものは原則として撮る(図4)．

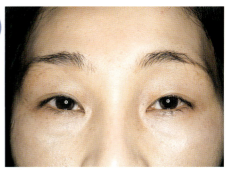

図4

術後2ヵ月目
陥凹はよく解消されている．

症例2　上眼瞼の陥凹のみが顕著で脂肪注入のみを行ったケース

解説：眼瞼の陥凹を気にして来院．メスを使用する手術はしたくないという意向で，脂肪注入を勧めたところ，本人はそれがいいということで，大腿部の脂肪を採取して脂肪注入を行うことになった(図1)．

1. 手術方針

メスを使わない脂肪注入術のみで行う．

2. 手術の手順

デザイン

脂肪注入術で膨らませたい領域をマーキングする(図2)．

麻酔

眉毛直下のみに麻酔液を注入すること．
★麻酔液で陥凹部をあまり膨隆させないこと．

手術

Step 1 donorの腹部に局所麻酔，次いで上眼瞼部に局所麻酔．
Step 2 20mLシリンジに18Gアンギオカット針で大腿部より脂肪採取．
Step 3 破損した脂肪細胞の油分をガーゼに吸収させる．その後，脂肪を1mLディスポシリンジに詰める．
Step 4 1mLディスポシリンジから18G針で注入する(図2，3a〜c)．一側に1.5mLずつ注入．

3. 術後ケアおよび2回目脂肪注入

原則として局部のcoolingが最も大切．そしてあまり触れたり圧迫したりしないこと．

また，1回の脂肪注入での効果が不十分であったため，3ヵ月後2回目の注入を行った(図4〜8)．

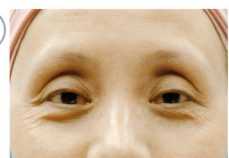

図1

症例2　[47歳女性]　眼瞼陥凹症　術前

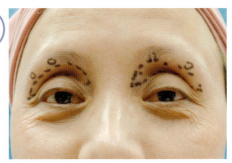

図2

注入範囲のマーキング．マーキングは座位にて行う．

第2部 ● 基本手術 Primary operations

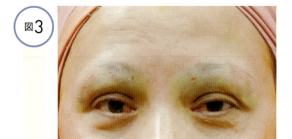

ⓐ 脂肪注入術直後の状態
ほどほどの注入量にとどめておくと，直後から，あまり不自然な感じはしない．

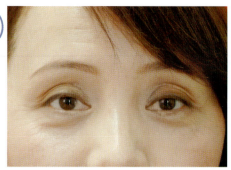

術後3ヵ月目の状態
注入脂肪の容積はかなり減少している．2回目の脂肪注入を勧めることにした．

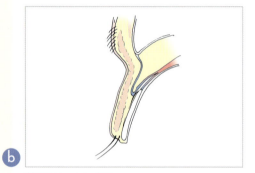

ⓑ 断面のシェーマ　術前

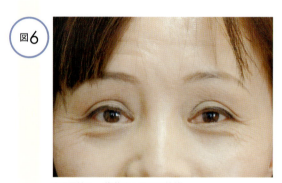

2回目注入　術後2ヵ月目の状態

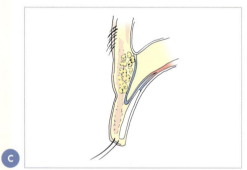

ⓒ 断面のシェーマ　脂肪注入直後
脂肪注入は筋層，筋層下に散らばらせて注入する．

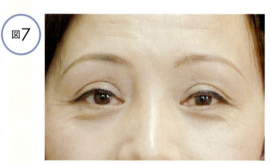

2回目注入　術後3ヵ月目の状態
2ヵ月目と比べて容積の減少が少ない．

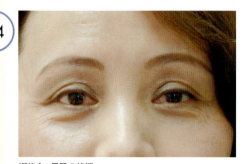

術後1ヵ月目の状態

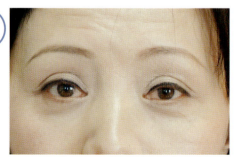

2回目注入　術後5ヵ月目の状態
2ヵ月目の状態とほとんど変わりなく，定着脂肪が安定している．

症例3　皮膚のたるみと軽度の陥凹のあるケース

解説：上眼瞼のくぼみと皮膚のたるみを気にして，手術希望にて来院(図1)．

1. 手術方針

1) 余剰皮膚の切除(皮下軟部組織は残す)．
2) 挙筋腱膜を瞼板に固定し，開瞼をより大きくできるようにする．
3) 眼窩脂肪の引き下げも同時に行う．

2. 手術の手順

デザイン

睫毛上縁5mmのレベルより余剰皮膚を切除．目尻は1cm程度外側まで皮膚切除を延長する(図2, 3)．

麻酔

症例1に同じ．

手術

Step 1 皮膚の切除(図4～6)

Step 2 瞼板と挙筋腱膜の露出

Step 3 瞼板上方の剝離：腱膜と瞼板との連結が緩んでいるところを見つける(図7)．

Step 4 腱膜の縫着：挙筋腱膜の端を瞼板の上縁付近に縫着固定する(3針)．
大きく開瞼できるようになることを確認しながら縫着する(図8, 9)．

★瞼板への縫着は，針が確実に瞼板にかかるようにすること．瞼板の上の軟部組織にかけるだけでは，緩んでしまうことがあるので注意．

Step 5 皮膚縫合：4針アンカリング縫合の後，皮膚縫合して手術終了(図10, 11)．

3. 術後のケア

症例1に同じ(図12～14)．

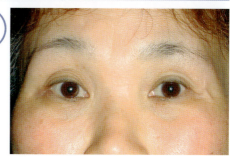

図1
症例3　［51歳女性］　術前
右上眼瞼の方が陥凹度は高度である．
開瞼時，常に眉毛を挙上する習慣がついている．

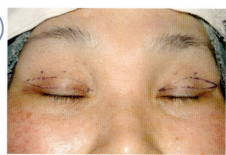

図2
眼瞼皮膚を切除し，眼輪筋を残して皮膚を縫縮する．挙筋腱膜を引き下げ，瞼板に縫着することで，より大きく開瞼できるようにすることと，眼窩脂肪の引き下げ効果を期待する．

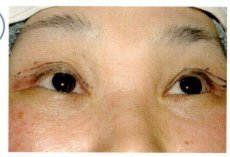

図3
開瞼状態
眉毛挙げの習慣がついている．

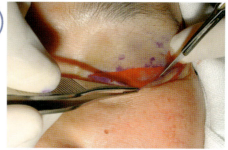

図4
皮膚切開の後，皮膚と眼輪筋とを剝離して，皮膚のみ切除する．

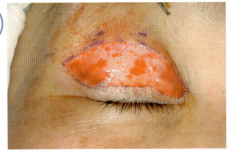

図5 皮膚切除終了時
眼輪筋はすべて残っている.

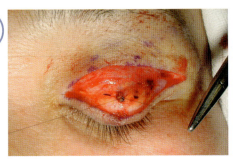

図8 挙筋腱膜と瞼板に縫着しているところ

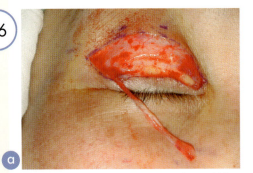

図6
a 睫毛側皮下の眼輪筋の一部を切除する. 残った眼輪筋は眼瞼のボリュームの増加に役立たせる.

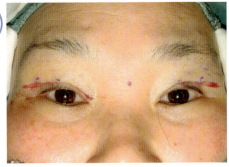

図9 縫着を終了すると, 楽に開瞼ができる.

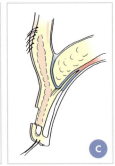

断面のシェーマ
b 切除予定部位を示す.
c 皮膚と睫毛側の皮膚の一部を切除した状態.

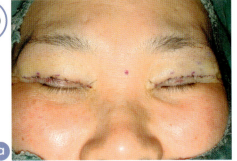

図10
a 皮膚縫合を終了した状態

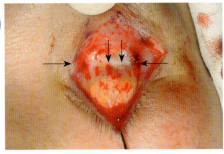

図7 瞼板の上方まで剥離していくと, 眼窩隔膜と, 挙筋腱膜の終末の折り返し部位が横方向に白い腱膜として見えてくる. その腱膜を把持した状態で開瞼させると, 引っ張られる感覚が伝わってくる. もし, それを下方に引っ張ると開瞼が制限されるので, 腱膜の確認ともなる.

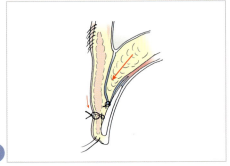

断面のシェーマ
b 挙筋腱膜を瞼板に縫着固定すると, 眼窩脂肪も引き下げられた形になる.

7 ● 上眼瞼陥凹症手術

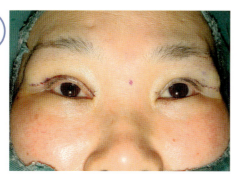

図11 手術終了時
開瞼したところ．

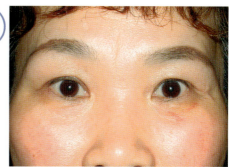

図13 術後3週間目の状態
開瞼が非常に楽にできるという．引き下げられた眼窩脂肪のおかげで眼瞼陥凹もかなり改善されている．

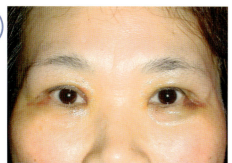

図12 6日目抜糸終了時

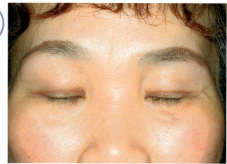

図14 術後3週間目　閉瞼時
縫合線の赤みは1ヵ月目をピークに目立ってくる時期であるが，約半年位かけて赤みは消失する．

本手術法のキーポイントと総括

1) 脂肪移植か脂肪注入かの選択が重要．やはり高度の陥凹症では移植を勧める．
2) 皮膚のたるみの程度をよく見ること．たるみの多い場合は陥凹の解消だけではかえって瞼が垂れ下がった状態を惹起するため，患者に「こんなにイメージが変わるとは思わなかった」というクレームをつけられる．
3) イメージをあまり変えたくはないというケースには，ほどほどな量の脂肪注入で．
4) 脂肪は移植でも注入でも，上眼瞼の場合は40％も残ればよい方である．
5) 陥凹症では，切除皮膚下の眼輪筋は切除せずに残して，陥凹解消のための容量として利用する．

術後起こり得ることと対処法

Usual

1. **腫脹**
程度に差はあるが，必ず起こる．そして，その状態は不自然に見えることもある．また，腫れていることによって，二重瞼の幅が異常に広く見えることにもなる．しかし，患者はその状態が手術の最終結果と早合点することもあるので，腫れがあるうちは幅が広く見えるものであることを，術前に説明しておく必要がある．

2. **縫合線の赤み**
約半年かかって消退する．ケロイド体質の人はさらに時間がかかると思ってよい．

3. **皮膚の知覚鈍麻**
縫合線から睫毛にかけての皮膚知覚神経は，皮膚切開手術でいったん切断されることになる．しかし，約3ヵ月後にはほとんど知覚は正常に戻る．

4. **開瞼時の異常感覚**
手術によって視野は広がるが，陥凹の解消のため増やした眼瞼部位のボリュームのため，太陽がまぶしいとか，瞼が重いとかの異常感覚は一時的に起こるものである．今までよりは開瞼の幅も大きくなるわけで，多少の感覚の違いは生じるもの．「あまり神経質にならずに慣れること」として指導する．眼球に触る手術ではなく，手術の方法に問題があったわけではないので，いずれ必ず消失する．

Sometimes

1. **皮下出血斑**
術後のoozingで生じるもので，比較的よく起こる．
血腫（しこり）がなければ，2～3週間で消失する

2. **目つきがきつくなったように見られる**
目がパッチリとした状態は，時として，きつい目つきになったと判断されることも可能性としてある．それは，術前にはたるんだ瞼で何となく眠そうな印象であったものが，術後パッチリと開瞼できるようになった目は，術前を基準に考えると，きつい目つきに見られなくはない．急激に変化したことへの主観的な判断の結果であり，どうしてもやむを得ないことである．しかし，それも一時的なもので，次第に見慣れてしまえば，そんなにきついという違和感は続くものではない．

Rare

1. **血腫**
術後の出血により，手術の翌日には異常な腫脹と皮下出血斑で，開瞼不全を伴う．もし発見した場合は直ちに局麻下に抜糸し，血腫を除去し，出血のないことを確認の上，創を閉じる．この操作を行わないと，血腫の一部が器質化し（fibrosisを生じる），長く腫れた感じと下垂症状を残す．

2. **医原性眼瞼下垂**
脂肪移植および脂肪注入の際，ボリュームが多すぎた場合，開瞼が障害されることで生じる．また脂肪注入では，眼窩脂肪層に多量に注入してしまった場合にも，その危険性がある．
☞ Supplement 1

3. **患者の描いていたイメージと違う結果**
陥凹の解消が眼瞼皮膚のたるみを増幅することになるということを認識していないと起こり得る．このような皮膚のたるみが存在するケースでは，陥凹を解消する際，同時に皮膚を切除しないと十分な結果が出せない．☞ Supplement 3

Very rare

1. **感染**
眼瞼手術では感染を起こすことはないと言っても過言ではない．もし起こすとすれば，重症の糖尿病など，全身状態が極度に悪く，感染に弱い状態にある患者を，しかも不潔な環境で手術した場合であろう．

2. **失明**
眼窩脂肪を部分切除した際に，動脈を損傷し，しかも止血操作が不十分で大出血を生じたことが原因で失明に至った，という報告がある．

Supplements

Supplement 1

医原性の眼瞼下垂

ある日，筆者のクリニックに，交通事故の後に眼瞼下垂になった，という女性がやって来た．よくよく聞いてみると，事故で眼瞼の脂肪まで減少して，事故による眼瞼陥凹症となったため，某医にて脂肪の注入術を受けたとのことであった．その結果は，陥凹が改善されるどころか，見事な眼瞼下垂で，開瞼時には眼瞼が2mm開いた状態にくると，そこから上は完全にロックされた形で，それは，眼窩脂肪層にまで注入された脂肪が，眼瞼挙筋に癒着して動かない状態になっているということがわかった．このケースを見て，眼窩脂肪層に脂肪を注入することがいかに危険かを教えられた．この医原性眼瞼下垂は治すに治せないような癒着の状態で，手をつけたくないため，やはり手術をされた前医にお返しするのが妥当と判断し，丁重に送り返した．癒着を解消するには相当な努力が必要と思われるケースであった．

Supplement 2

揺れるまなざしよ，いずこ？

sunken eye（眼瞼陥凹）とbulky eyeとは，全く正反対の状況のような気がする（実際には違うが）．加齢とともに眼窩脂肪の容量が減少していくタイプと，逆にどんどん腫れぼったい瞼になっていくタイプとがある．これは遺伝に関係あるらしく，家族性に似た眼瞼を見かけるが，どちらも加齢により状況は亢進する．

sunken eyeは，20代でも目立つ人がある．若い女性でこの状態で美人だと，腫れぼったい瞼の多い日本では，本当にうらやましがられるほどの目元を呈している．しかし，そういう目元は残念ながら老けるのも早いのである．

まだ筆者が医者になりたての頃，S.K.という女優さんが，まさにそんな目でCMデビューを果たした．筆者も彼女の顔には本当に一目ぼれであった．S堂の化粧品のCMで，キャッチコピーも「ゆれる，まなざし」であった．その目元を見ているだけで揺れているように見えたから不思議である．まだ筆者には美容外科の知識が皆無の頃のことであった．ところが，20年ほどたった彼女の写真を見て愕然とした．あまりにも見事なsunken eyeになってしまっていたのである．「美人なのに惜しいね」という感じであった．これでは暗い性格の脇役しか回って来ないであろう．こういうタイプの瞼は早目に脂肪注入をすれば，何とか激しい陥凹症は免れることができるのであろうが．

Supplement 3

陥凹症と重瞼幅の関係に注意，思わぬ結果が

眼瞼陥凹症に対する美容外科手術は，意外にこちらの思惑通りにはいかないことがあり，苦労することがあるので，よくよく注意して対処しなければならない．そんな例として，25年も前，脂肪注入術を始めて3年目頃に遭遇した患者のことを思い出す．眼瞼陥凹症に対して脂肪注入術を行うことにした，50歳くらいの接客業の患者のことである．脂肪注入は，少し多目に入れて，注入術そのものはうまくいったと確信していたのであるが，数日後その患者はやって来て，「目の感じが全く変わってしまった」と言うのである．実際，注入した脂肪の状態はほどほどの量でうまく入っていて，注入術そのものの出来栄えは良好と思われた．しかし，何が「変わってしまった」のか．それは重瞼の幅が狭くなり，イメージが術前とは大きく変わってしまっていたのである．術前には眼瞼の陥凹のせいで，瞼が少し開きにくいため，開瞼時は必ず眉毛を挙上するのが習慣となっていたのが，脂肪注入によって陥凹眼瞼が解消され，瞼も開きやすくなったため，眉毛を挙げないで開瞼ができるようになった．すると，眼瞼の皮膚は自然に下がる．その結果，重瞼線の上に皮膚がかぶってくるため，重瞼の幅が狭く見えるようになったのである．

重瞼幅が変化することをきっちりと説明しておかなかった筆者の説明不足であった．術後に理論的なことを説明して，医療ミスなどではなく，どうしてもやむを得ないことと言っても，「そんなことは聞いていなかった」と言われればどうしようもないことで，こちらのインフォームドコンセントの不足には違いない．幸い，温厚な女性で，状況を理解してもらい，術後3週間ほどで重瞼線を広くする手術を無料でさせていただき，瞼の状態は元の重瞼幅に近くなり，眼瞼の陥凹も解消されたため，最終的には気に入った結果を出すことができた．その後も患者は，筆者のクリニックでフェイスリフト手術を受けたりしたのであった．はっきりした重瞼線のある眼瞼陥凹症は，イメージを変えないで良くするとなると，非常に注意しなければならないということを，肝に銘じた次第である．

8 眼瞼下垂症手術

Introduction

1) 眼瞼下垂症は，先天性または後天性に眼瞼の開瞼が不十分で，視野が狭くなった状態である．この状態を少しでも改善するために，前頭筋を最大限に働かせて，眉毛を上方に移動させることが原因で，前額のしわが異常に深くなっている．
2) 眼瞼下垂症では，頸部から肩まで常に緊張を強いられて，知らぬ間に肩こり，頭痛が慢性的に持続しているケースが多い．
3) 老人性眼瞼下垂症は眼瞼皮膚の異常な弛緩，下垂によるもので，眼瞼挙筋の機能は軽度にしか衰えていないケースが多い．
4) もう1つの社会現象として，長期にわたるコンタクトレンズの装用が原因の眼瞼下垂症が非常に増加している．40代から70代までと年齢の幅があり，手術を希望する人は年々増加している．
5) 軽度の眼瞼下垂症では余剰皮膚を切除して，挙筋腱膜を瞼板に固定するだけで回復できる．
6) 比較的軽度の眼瞼下垂症で，もともと二重瞼がはっきりとしていたようなケースでは，眉毛下縁で余剰皮膚を切除し眼輪筋の一部も切除縫縮すると，ダウンタイムの大幅な短縮が可能となる（1週間で平常の生活に戻れる）．
7) 老人性眼瞼下垂症の多くは，余剰皮膚と眼輪筋の部分切除だけでも改善するが，眼瞼挙筋の前転も同時に行う方が確実な手術法である．
8) 老人性の眼瞼下垂症で，皮膚の弛緩が高度な場合，余剰皮膚の切除だけでは眉毛が下がりすぎて不自然な目つきになる可能性がある．美容外科的には，眉毛の位置を適度な高さに落ち着かせるために，眉毛上切除，または眉毛下切除を行い，加えて睫毛上部の皮膚切除を行うべきである．
9) 先天性の高度眼瞼下垂症で，最大開瞼でも2mm程度しか開瞼できない場合は，前頭筋への吊り上げ手術を行う．その場合の吊り上げに用いるのは筋膜であり，その筋膜のドナーとしては大腿広筋膜，長掌筋腱，または側頭筋膜が用いられる．

術前カウンセリングの指針

術前カウンセリングにて手術方針は決定し，後は術前に手術方針の再確認をする．

1) **術前に観察しておくべきポイント**
   - ◎ 眼瞼下垂の程度．最大限の努力開瞼でどれだけ大きく開くことができるか
   - ○ 眼瞼の腫れぼったさ，sunken eyeの程度
   - ○ 目尻の垂れ下がり方
   - ◎ 眼瞼皮膚の緩みの程度
2) **術前に聞いておくべきこと**
   - ◎ いつ頃から下垂症状があったか，または気付いたか
   - ◎ コンタクトレンズ装着歴の有無と年数
   - ○ どんな形状（重瞼幅，目尻の吊り上がり方など）の眼瞼が希望なのか
   - ○ 希望する開瞼幅は大きめか普通か
3) **術前検査**
   - ○ 状況に応じて視力検査，血液検査
   - ○ 例えば，重症筋無力症の疑いがあれば内科的検査を優先する
4) **インフォームドコンセント**
   - ○ 術後に起こり得ることについては詳細に説明（後述）

症例1　コンタクトレンズによる眼瞼下垂症のケース

解説：コンタクトレンズ装着歴は約30年．2年前から左の瞼が開けにくくなってきた．視野が狭くなり見にくいと感じるようになり，手術を決心した（図1）．

☞ Supplement 1

1. 手術方針

1) 左上眼瞼の余剰皮膚の切除．右に合わせた二重瞼にする．
2) 努力すれば5mm程度は開瞼できるため，挙筋腱膜の瞼板への縫着固定で改善の見込みあり．
3) sunken eye状況を呈しているため，軟部組織は極力切除しない方針で．

2. 手術の手順

デザイン

1) 右に合わせて，睫毛上縁から6mmを基準の幅とする方針で．皮膚はたるみもあるため，最大6mm幅で切除（図2, 3）．
2) 目尻はどの辺りまで皮膚のたるみがあるか，笑った顔をしたとき，どの位置まで皮膚のたるみがあるかを座位の状態のうちにマーキングしておき，皮膚切除の外側端とする．

麻酔

眼瞼挙筋の麻痺をきたさないように，低濃度で，血管収縮剤（例：エピネフリン；ボスミン®）の入ったもの（例：0.5%キシロカインE®）を用い，ゆっくり注入して，注射後は少なくとも3分間は待つ．

手術

Step 1 皮膚切開：眼瞼皮膚をできるだけ上下左右に伸展して緊張状態にすると，デザインに忠実に皮切ができる．高齢者ほど皮膚が薄くちりめん状で，デザイン通りのラインで切開するのは難しいので，メスを持つ手の小指または環指にも伸展操作を手伝わせると，うまく皮膚がピンと張った状態を作ることができる．そして，ライン上にほどよくメスを走らせる．

Step 2 眼輪筋層を残し皮膚切除：上下の皮膚切開線に囲まれた皮膚は，筋層を残して皮膚のみを切除する．

Step 3 眼輪筋層切開：このケースは眼瞼陥凹が顕著

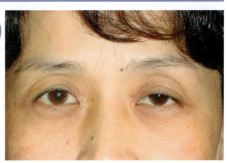

図1

症例1　[61歳女性]　術前
コンタクト歴約30年．2年前から左の眼瞼が十分に開かないことに気付いた．次第に左眼瞼の開き方が不十分となっていくことに気が付き，当科受診．これがコンタクトレンズが原因で生ずる眼瞼下垂症であることを初めて認識するに至った．

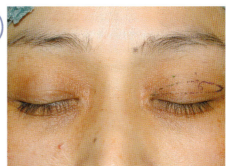

図2

手術のデザイン
右の重瞼線に合わせて睫毛上縁6mmから最大6mm幅を切除することにした．切除幅の決め方は除皺術デザインに準じて行う．

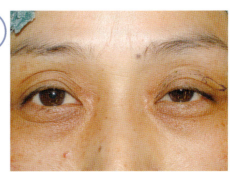

図3

術前の開瞼時
眼瞼陥凹も軽度ながらあるため，軟部組織は極力残す方針で．

であるため，軟部組織はできるだけ残す方針で，筋層は皮膚切開線の睫毛側レベルでの切開のみで瞼板に到達する．

Step 4 挙筋腱膜の露出，確認と腱膜の瞼板への縫着（図4〜10）

助手に睫毛側を下方へ引かせておいて，術者は上方に向かい，腱膜の露出，眼窩隔膜との境目を見つける（肉眼では白い腱膜が横走しているように見える）（図4）．それをつまんで開瞼させると，強く引かれるのでわかる．また，下方に引くと眼瞼が塞がるので確認できる．

そして，その腱膜と瞼板には数mmの隙間ができていることが確認できる（図5）．

白い腱膜と瞼板とを縫い寄せる操作に移る．

Step 5 開瞼状態の確認：瞼板のどの位置に縫着すれば，左右差なく開瞼ができるか，これは患者に開瞼をさせながら確認するしかない．7-0ナイロン糸にて3ヵ所程度固定する（図6〜10）．開瞼した状態を観察して（図12），眼瞼の形状にも不自然さが残らないか十分に確認する．

Step 6 アンカリング縫合：7-0ブレードシルク糸にて4〜5針のアンカリング縫合を行い，開瞼状態を再度確認する．

Step 7 皮膚縫合：7-0ナイロン糸にて，連続縫合（over and over法）して手術を終える（図11, 12）．

Step 8 ドレッシング：縫合部皮膚縁に術後に出血（oozing）した血液が貯留しないように，メッシュ軟膏ガーゼ，wetガーゼ，dryガーゼの順に載せて，テープにて固定し，手術の全工程は終了する．

3．術後ケア

1）術後ケアとして最も大切なこと

原則的に入院はさせないので，大切なことはセルフケアである．

①術後当日は，うつむき姿勢，おしゃべり，笑うことを極力控えて，安静にすること，②眼窩周辺をよく冷やすこと，の2点に尽きる．笑うといったん止血していた血管から再び出血を促すことになりかねない．術後の血腫はそのような機転で動脈性の出血が起こることによる（この症例の術後の抜糸終了時写真は，皮下出血斑が結構目立つ．止血

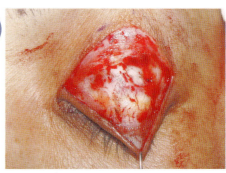

図4

瞼板上を少し結合組織が残る状態で剥離していくと，白い腱膜が横走しているかのごとく見えてくるが，それは腱膜の折り返し点が見えているものである．

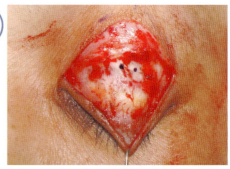

図5

腱膜端にマーキングする．瞼板の上縁とは明らかに離れていることがわかり，これが下垂症状を呈している原因の中心であることがわかる．

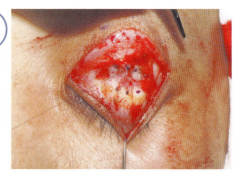

図6

瞼板上端部にもマーキングを行う．挙筋腱膜端に糸をかけて開瞼させると，糸が強く引っ張られることがわかり，腱膜であることの確認ができる．

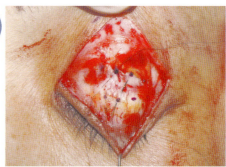

図7

次いで瞼板側も糸をかける．

8 ● 眼瞼下垂症手術

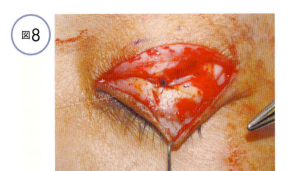

図8　1針縫合，結紮終了時

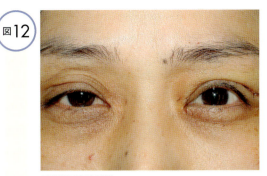

図12　手術終了開瞼状態
左右同等の開瞼はできるということがわかる．

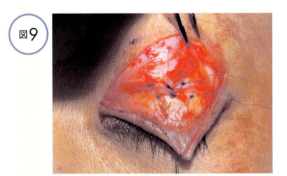

図9　次いで2針目にかかる．

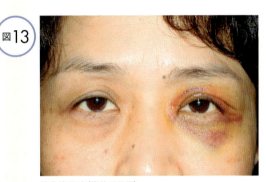

図13　抜糸終了時（術後7日目）
皮下出血斑は未だよく目立つ．

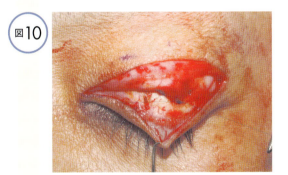

図10　結紮終了（2針目）
開瞼させながら左右のバランスを見る．

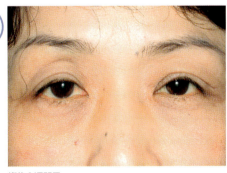

図14　術後3週間目
腫脹もほとんど消退し，開瞼も自然にできるようになっている．
ただし，手術側の上眼瞼の眼縁ラインが完全にきれいな弧を描いてはいない．挙筋腱膜の瞼板への縫着の3点の位置をもう少し内外側に広くすればよかった，と反省させられたケースではある．

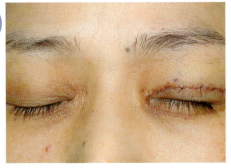

図11　手術終了閉瞼状態

の不十分さと術後の患者の非安静によるものであろう）．

2）術後処置

原則として，術後2日目に消毒ガーゼ交換．この時点で，ガーゼドレッシングは直接眼瞼の皮膚に当てるのではなく，単にひさしのように眼瞼の上に覆うだけで，開瞼が楽にできるようにしておく．
5日目，または6日目に抜糸（図13）．
7日目からはアイメイクを許可．

3）術後写真

手術直後，抜糸直後，術後の経過写真は原則として撮る（図11〜14）．

★ 老人性の眼瞼下垂では，眼瞼皮膚の過度の緩みや，その重みで十分に開瞼できずに，仕方なく下垂状態を呈している場合が多い．たいていは眼瞼挙筋の力は正常に保たれているので，重い軟部組織を取り除くだけで回復できる．

症例2 老人性眼瞼下垂症のケース①（睫毛側皮膚切除法）

解説：眼瞼が垂れ下がり見えにくくなった．1年位前から視野が狭くなり，運転が苦痛になってきた．頭痛，肩凝りも強くなり病院に行くことを決心した．

☞ Supplement 2

1. 手術方針

たるんだ余剰皮膚の切除．年齢的にあまりパッチリとした目は似合わないので，少し控えめな幅で（図1）．

2. 手術の手順

デザイン

睫毛上縁から5mmのラインを下の切開線として，上方のラインは上眼瞼除皺術の際の方法に従って（☞ 68頁）決める（図2〜7）．
最大幅11〜13mmを切除するデザイン．

麻酔

症例1と同じ．

手術

上眼瞼除皺術の方法に準じて行う．

Step 1 皮膚切除：右13mm，左11mmの最大幅で．
Step 2 眼輪筋の処理：眼輪筋はできるだけ多く残す．
Step 3 眼窩脂肪の処理：外側部の眼窩脂肪を摘除するとともに，眼窩隔膜の切除・短縮を行う（図8）．
Step 4 眼瞼挙筋腱膜の処理：これまで，重い瞼を開瞼するために，挙筋の筋力はかなりのものがあり，挙筋腱膜の縫着は行わなくても，十分に開瞼できることがわかった（図9）．
Step 5 皮膚縫合：通常の縫合法（5ヵ所アンカリング縫合と全域の連続縫合）にて手術を終了（図10〜14）．

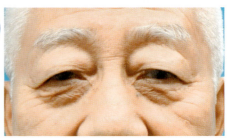

症例2［72歳男性］ 術前
眼瞼が垂れ下がり，視野が狭くなっている．

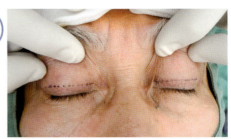

皮切のデザイン①
まず睫毛上縁から5mmの位置にラインを描く（この幅はケースによって異なるが，はっきりした重瞼を希望するケースでは6〜7mmとする）．

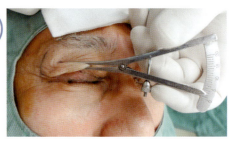

皮切のデザイン②
カリパーで閉眼状態での余剰皮膚を挟み，カリパーで挟まれた位置をマーキングする．そして，カリパーの目盛りを計測する（このケースでは2mm）．

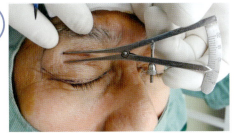

図4 皮切のデザイン③
カリパーで挟んだポイントから5mmの位置をマーキングする．

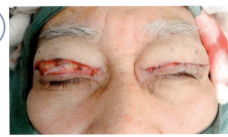

図8 皮膚切除，眼輪筋の部分切除．
眼窩脂肪の外側部の一部を切除．

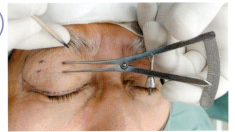

図5 皮切のデザイン④
眼瞼の内側3分の1の位置にも，同様のマーキングをする．

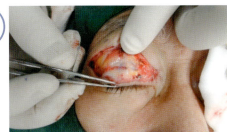

図9 挙筋腱膜の機能確認
挙筋の機能は正常であることを確認する．

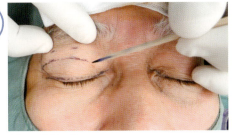

図6 皮切のデザイン⑤
眉毛側のラインを描く．

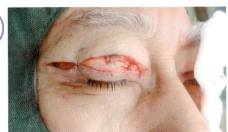

図10 アンカリング縫合①
7-0ブレードシルク糸にて，皮膚と瞼板上結合組織のアンカリング縫合．

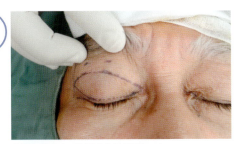

図7 皮切のデザイン⑥（最大切除幅13mm）
内側は内眼角部から内側に5〜10mm延長する（外側はあらかじめ上眼瞼のたるみの状態を観察して，切除するべき外側端の位置をマーキングしておいたもの）．

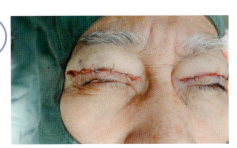

図11 アンカリング縫合②
7-0ブレードシルク糸にて5ヵ所のアンカリング縫合．

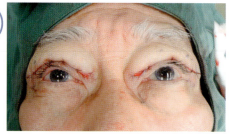

図12 開瞼状態の確認
アンカリング縫合の後,開瞼に不自然な吊り上がりがないかを確認する(アンカリングの位置が上すぎる場合は,重瞼のくびれのラインが乱れるため,アンカリングを調整する).

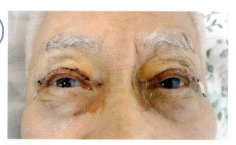

図15 術後1日目
翌日の状態を確認.皮下出血はあるが(血液をサラサラにするための薬を服用中),血腫形成はない.

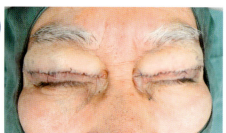

図13 手術終了
アンカリング縫合の後,7-0ナイロン糸で連続縫合(over and over法)して手術終了.

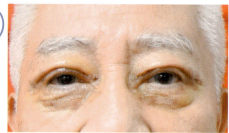

図16 術後1週間目
抜糸直後の状態.

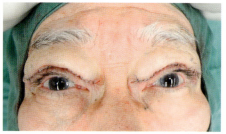

図14 開瞼状態の確認

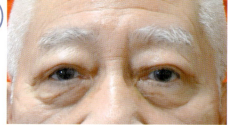

図17 術後1ヵ月目(開瞼時)
まだ少し腫れはあるが,あまり不自然さはなくなっている.

3. 術後ケア

原則は症例1に同じ(図15〜18).

高齢者は出血しやすく,止血しにくいことが多い.手術当日は,できるだけ静かにして,手術部位近辺,前額部を冷やす.

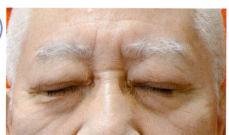

図18 術後1ヵ月目(閉瞼時)

症例3　老人性眼瞼下垂症のケース②（眉毛下縁部皮膚切除法）

解説：老人性眼瞼下垂症だが，まだ仕事もしていて，あまりにも印象が変化することは望まないということで，ダウンタイムが最も短くて済む手術法を希望している（図1）．

1. 手術方針

患者の希望に沿うように，早く人前に出られる眉毛下縁切除という方法を選択した．

2. 手術の手順

デザイン

眉毛下縁の切開線を決める切除皮膚の幅の決定は，除皺術と同じ方法で行う（睫毛側で除皺術を行う場合と同じ方法で切除幅を決める）（図2）．

麻酔

症例1と同じ．

手術

Step 1 皮膚切除（図3）

Step 2 眼輪筋の部分切除：皮膚の切除幅の半分程度でよい（図4）．

Step 3 眼輪筋下脂肪の切除：眼瞼の腫れぼったさが目立つときは，この操作が有効である（図5）．この操作における脂肪とは，眼輪筋下脂肪（ROOF）である．

Step 4 眼輪筋の縫縮：4-0ナイロン糸にて上下の筋層を縫縮すると，眼瞼が引き上げられて下垂が矯正されていくのがわかる（図6）．

Step 5 皮下縫合・皮膚縫合：縫合線が目立たなく治癒させるために，皮下縫合，皮膚縫合ともに丁寧に行う（図7）．

3. 術後ケア

眉毛下縁の縫合線のみ隠れるようなドレッシングをすれば，眼瞼は普通の状態に見える．そこがダウンタイムを短くできる所以である．抜糸が済めば眉毛下縁の瘢痕だけである（図8～10）．

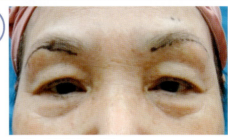

図1
症例3　[65歳女性]　術前
上眼瞼の除皺術を希望しているが，できるだけダウンタイムが短い手術法を望んだため，眉毛下縁切除法を選択することにした．

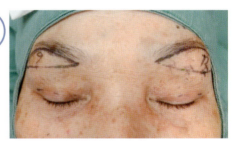

図2
皮切のデザイン（最大切除幅9mm）
余剰皮膚の幅の計測は型通りとし，2mmの余裕を持たせる．また，眉毛の形状を仕上がりの時点でどんな形にするかは，患者とも相談のうえで決める．

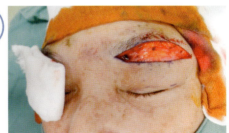

図3
皮膚の切除
下層は眼輪筋が存在する．

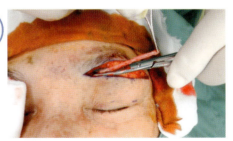

図4
眼輪筋層の切除
皮切幅の縦半分の幅を切除する（眼瞼の挙上，開瞼を楽にできるようにするため）．

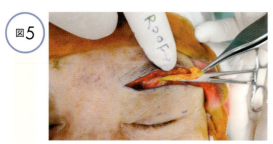

図5
ROOFの摘除
適度にROOFを切除する（眼瞼の腫れぼったさの解消のため）.

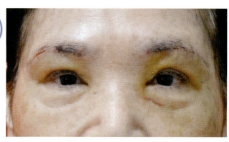

図8
術後1週間目
抜糸可能.

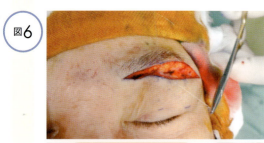

図6
眼輪筋の縫縮
4-0ナイロン糸を用いて眼輪筋の縫縮をする. 1針ごとに眼輪筋全体が引き上げられていくのがわかる.

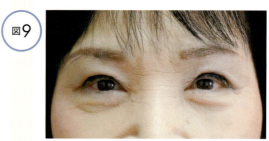

図9
術後1ヵ月目
まだ完全には腫れが引いていないが，重瞼ライン部位は手術でも触れていないため，不自然さはない.

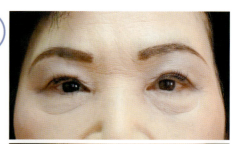

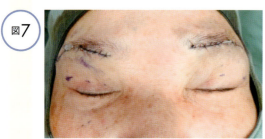

図7
皮膚縫合の完了
皮下真皮縫合（5-0白ナイロン糸），皮膚縫合（6-0黒ナイロン糸）を行い，手術を終了.

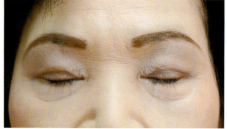

図10
術後4ヵ月目
腫れは完全に消失した状態.

| 症例4 | 老人性眼瞼下垂症のケース③（睫毛部および眉毛上縁部の2ヵ所で皮切） |

解説：83歳女性．両側の眼瞼下垂が著明であるが，5年前に左の顔面神経麻痺の経験があり，完全には回復していない．麻痺が残った状態にあったため，左は特に下垂が顕著である．普通に開瞼したつもりでも，垂れ下がった眼瞼皮膚によって，ほとんど完全に視界は遮られている．また，長年前頭筋で開瞼を助けていたため，眉毛の上下移動が激しく，睫毛付近からの皮膚切除のみでは眉毛の位置が下垂しすぎると思われる（図1）．

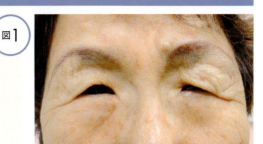

症例4［83歳女性］術前

1. 手術方針

顔面神経麻痺の後遺症で眉毛の下垂が顕著であるため，両側の眉毛上縁の皮膚切除で眉毛の状態をまず整えて，ある程度眉毛が下垂してしまわない状態にしておいてから，次に睫毛側で腱膜性の眼瞼下垂を確認し，下垂を修正する方針とした．

①まず，眉毛上縁の皮膚切除にて眉毛をある程度上方に固定させてから，②さらに睫毛側で余剰皮膚を切除する，という方法を選択した．

2. 手術の手順

デザイン

まず，眉毛上縁部で最大右4mm，左8mm幅で皮膚切除をして，皮下の眼輪筋を縫縮し，上方固定する．睫毛側での皮膚の余裕を見て，計測の結果，最大幅6mmの皮膚切除をすることに．

麻酔

症例1と同じ．

手術

Step 1 眉毛上縁の皮膚切除デザイン：最大開瞼状態での眉毛の引き上げ状態で，左右差を測り，眉毛を引き上げる準備（図2）．皮膚切除最大幅は右4mm，左8mm．

Step 2 皮膚切除と縫縮：眼輪筋を縫縮．眼輪筋はほとんど切除しないで皮下縫合，皮膚縫合（図3）．

Step 3 睫毛側の皮切のデザイン：これは普通の眼瞼下垂症の手術に準じて余剰皮膚を計測する．最大幅5mmで切除するデザイン（図4）．

Step 4 皮膚，皮下軟部組織の処理：皮膚切除，眼輪筋部分切除，眼瞼挙筋の機能は正常に働いていた

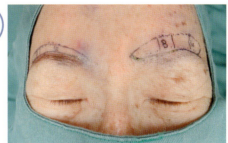

眉毛上縁の切除のデザイン
開瞼時の左右差から右は4mm，左は8mmの皮膚切除とする．

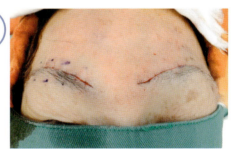

皮下縫合終了

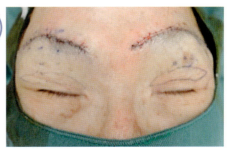

睫毛側の皮切のデザイン
ここからは普通の眼瞼下垂症の手術に準じて手術を行う．

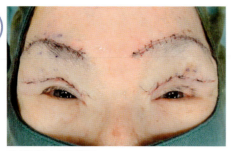

皮膚縫合して手術終了

ため，それだけで十分に開瞼できると判断．
Step 5 挙筋腱膜の処理
Step 6 皮膚縫合（図5）

3. 術後ケア

術後1週間で抜糸（図6），この時点ではまだまだ不自然に見える．術後1ヵ月目でかなり落ち着いたが，まだ腫れは残っている（図7）．術後4ヵ月目には自然な眼瞼の状態に落ち着いている（図8）．

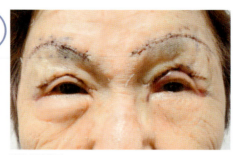

術後1週間目
術後1週間では，まだ大分不自然であるが，視野は回復している．

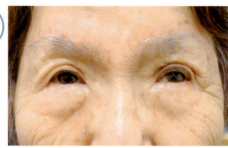

術後1ヵ月目
かなり落ち着いているが，まだ腫れは残っている．

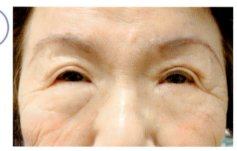

術後4ヵ月目
ほとんど不自然さは消失している．

症例5　先天性眼瞼下垂症のケース（筋膜吊り上げ手術）

解説：両側性の眼瞼下垂症．眼瞼挙筋の機能はほとんどない．治療法は眼瞼の前頭筋への吊り上げ術しかない（図1）．

吊り上げに必要な紐，つまり筋膜は側頭筋膜を採取し，紐として用いることにする（大腿広筋膜を採取する方法も広く行われているが，側頭筋膜でも十分であるし，単一術野でできることと，皮膚切開の瘢痕が毛髪で目立たないことが長所）．

1. 手術方針

側頭筋膜を用いた前頭筋吊り上げ手術を行う方針．片側の筋膜を両側の吊り上げに用いることにする．

2. 手術の手順

デザイン

皮膚切除は眼瞼除皺術の皮切に準じて切除量を決める．年齢的にも眼瞼皮膚には余りがあるので，切除はするべきである（図2）．

麻酔

症例1と同じ．

手術

Step 1 側頭筋膜の採取：

①まず，donorから吊り上げ用の紐となる側頭筋膜を採取．局所麻酔は切開部皮膚，皮下，筋膜下まで広く浸潤させる．

②皮膚切開し，側頭筋膜を露出する（図3，4）．皮膚切開幅は両側分の筋膜を採取する場合は，30mmとし，筋膜は35×45mmの面積を採取する．

③側頭部皮膚に30mmの横切開，側頭筋膜の表層，下層を35×50mmの範囲で剥離（図5）．

④筋膜の線維に沿って，横切開の両側を縦方向に4cm，割を入れる（図6〜9）．

⑤筋膜を確実に取り出すために，補助切開を下方に入れ（図10），そこから筋膜を引き出して，必要な筋膜を切り離し採取（図11，12）．生食水につけておく．

Step 2 眼瞼皮膚切開：余剰皮膚を切除し，眼輪筋も適量切除して瞼板を露出する．

Step 3 側頭筋膜から紐作製：30×40mmの広い面

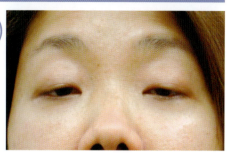

図1　症例5［40歳女性］　先天性眼瞼下垂症　術前
眼瞼挙筋機能はほとんどゼロに等しく，治療法は筋膜移植による前頭筋吊り上げ術しかない．

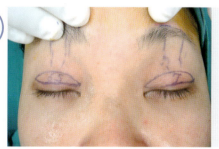

図2　眼瞼部の皮切のデザイン
眼瞼皮膚の余剰分の切除．吊り上げ用の筋膜は側頭筋膜を用いることにする．

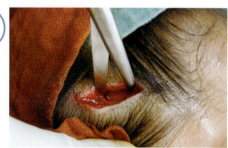

図3　側頭筋の皮切
側頭筋膜採取のため，まずは皮切（約30mm）を加え，浅筋膜を切開し，目的の側頭筋膜に達する．

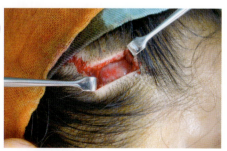

図4　側頭筋膜の露出
側頭筋膜は白色でほどほどの厚さがある．この筋膜の表層を剥離する（幅35mm，縦方向45mmと大きく剥離）．

第2部 ● 基本手術 Primary operations

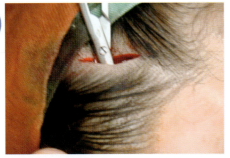

図5 側頭筋膜の表層の剥離
メッツェンバウム剪刀により下方に35mm×45mmの範囲を剥離する.

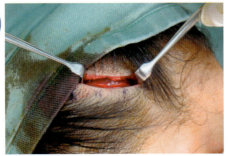

図6 側頭筋膜の切開
皮切と同じ方向に30mmを切開する.

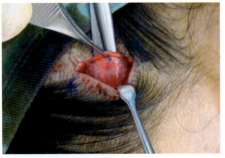

図7 側頭筋膜の裏面（下層）の剥離
表側と同様の面積を，目安にメッツェンバウム剪刀にて剥離する.

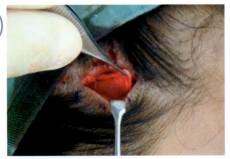

図8 側頭筋膜の両側端の切開
下方（深部）に行くにつれて幅が狭くならないように注意して切開する.

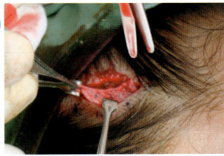

図9 3方向の切開終了
剪刀の先端が鈍くなっていることが必要（シャープでは筋膜を損傷して穴を開けたりする）.

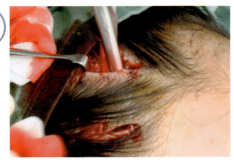

図10 補助切開
側頭筋膜をできるだけ目標の形状のまま採取するために，補助切開を加え，そこから筋膜を取り出す.

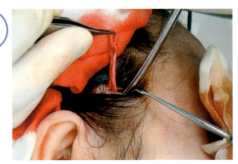

図11 側頭筋膜の採取
補助切開部から筋膜を切離する.

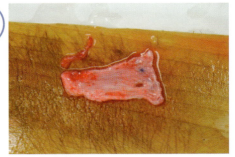

図12 採取した側頭筋膜
採取した筋膜は最初の計測（35mm×45mm）から相当縮小している.

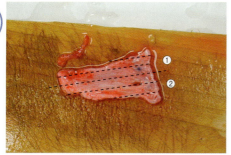

図13 側頭筋膜の移植準備
採取筋膜に切り込みを入れて，紐状に仕上げる．これだけの筋膜で両側用，2本の紐を作る．

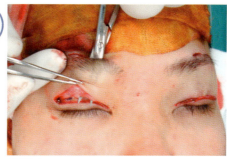

図14 筋膜移植のためのトンネル形成
細い鋭剪刀にてあらかじめデザインした位置にトンネルを作る．

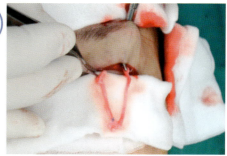

図15 吊り上げ筋膜の挿入
モスキートペアンにて紐状にした筋膜をトンネル内に挿入する．

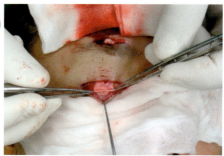

図16 吊り上げ筋膜の固定
瞼板側は幅10～12mmで固定できる幅が必要．

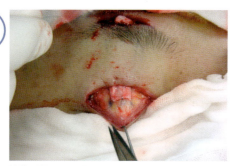

図17 筋膜の瞼板への縫着
瞼板への縫着は5針（7-0ナイロン糸）縫合が基本．

積で採取したはずの筋膜は半分くらいに驚くほど縮んでいるが，大丈夫である．左右分を切り離し，さらにV字状にできるように割を入れる（図13）．

Step 4 眉毛上縁部へのトンネル形成：あらかじめ，眉毛を挙上させて，眉毛の上がる位置を2点決めておく．そこを中心に8mm程度の皮膚切開を眉毛上縁に施し，そこから，細い剪刀（例：キルナー剪刀）を用いて眼輪筋下にトンネルを作り，眼瞼部の切開部に到達する（図14）．

Step 5 筋膜紐の瞼板への縫着：紐状にした筋膜をトンネルに通して，抜けないようにループを作っておき，V字の底部を瞼板（上縁から2mm程度の位置）に縫着（7-0ナイロン糸で4～5針）する（図15～17）．

Step 6 眉毛上縁部での筋膜-前頭筋縫合：2ヵ所の切開部を皮下で貫通し，左右の筋膜紐を皮下で結び，虹彩が半分くらい見える位置まで開瞼した状態で前頭筋，皮下組織に縫着する（7-0ナイロン糸で2針）．

眉毛は麻酔が効いていれば自力では開瞼できないため，術者は眉毛を手で引き上げながら，眼瞼の開き具合を確かめる（図18, 19）．

Step 7 皮膚縫合：眼瞼は1層，眉毛上縁は真皮縫合，皮膚縫合をして手術は終了（図20）．

3. 術後ケア

術後は型通りの処置でよいが，しばらくは完全には閉瞼できない（1，2mmの開瞼状態が持続する）．しかし，2,3ヵ月後には完全に閉瞼できるようになる．また，眉毛の挙上で眼瞼は開きやすくなる（図21～25）．

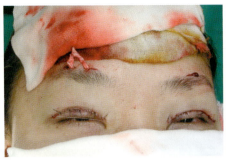

図18
眼瞼部皮膚縫合
筋膜を瞼板に縫着した後，皮膚縫合まで済ませる．

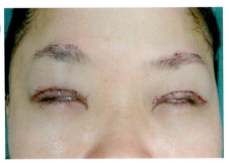

図19
眉毛上縁部での筋膜固定
眉毛上縁部に2ヵ所切開している部位は，ループ状に皮下剝離し紐状筋膜を通し，7-0ナイロン糸にて固定する．このとき，眼瞼が虹彩半分程度まで見える位置を目安に固定する（縫合終了時にはそれより下がっているが）．

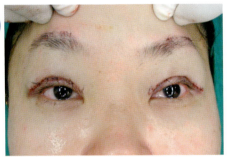

図20
手術終了
眉毛を上方に引き上げると眼瞼が容易に開くことを確認．

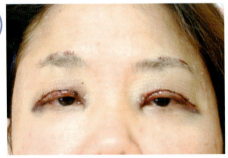

図21
術後2日目
自力開瞼はまだこの程度で良い．

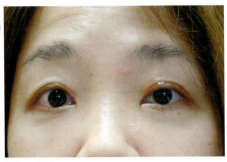

図22
術後1ヵ月目
術後1ヵ月も経過すると眉毛周囲の痛みもほとんどなく，眉毛の挙上によって開瞼がスムーズにできるようになっている．

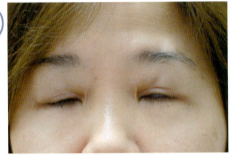

図23
術後3ヵ月　閉瞼状態
この程度まで閉瞼できれば，睡眠時の眼球乾燥は問題にならない．

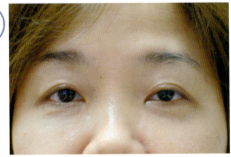

図24
術後3ヵ月　自力開瞼状態
普通の開瞼でもかなり自然な状態を得ることができている．

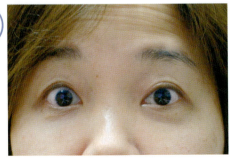

図25
術後3ヵ月　自力での最大開瞼状態
瞼板と前頭筋間の連結が確実に仕上がっていることがわかる．

本手術法のキーポイントと総括

1) 後天性の眼瞼下垂はコンタクトレンズの長期装用者に多く発生しているが，この場合，挙筋の力は残っていると考えて，挙筋腱膜を瞼板にうまく縫着すれば，眼瞼は即，十分に開くようになる．
2) 余った皮膚と軟部組織は余分の荷重となり，下垂の原因の1つであると見なして，余った皮膚は切除する方針で．
3) 先天性の眼瞼下垂で最大開瞼幅が3mmに満たない場合は，前頭筋への吊り上げが必要である．
4) 筋膜による吊り上げ手術では，引き上げの程度を決めるのが重要ポイント．少し過矯正気味に引き上げる．それでも吊り上げが不十分な場合は，再度吊り上げ補足を行う．
5) 顔面神経側頭枝の麻痺による眼瞼下垂では，眉毛と眼瞼皮膚の両方の下垂を処理する必要がある．

術後起こり得ることと対処法

Usual

1. **腫脹**
   程度に差はあるが，必ず起こる．そして，その状態は不自然に見えることもある．また，腫れていることによって，二重瞼の幅が異常に広く見えることにもなる．しかし，患者はその状態が手術の最終結果と早合点することもあるので，腫れがあるうちは幅が広く見えるものであることを術前に説明しておく必要がある．

2. **縫合線の赤み**
   約半年かかって消退する．ケロイド体質の人はさらに時間がかかる．

3. **皮膚の知覚鈍麻**
   縫合線から睫毛にかけての皮膚知覚神経は，手術で一時切断されることになる．メイクをするときに患者は初めて気付くため，結構異常事態だと心配することが多い．約3ヵ月後にはほとんど知覚は正常に戻る．

4. **開瞼時の異常感覚**
   ①手術によって視野が広がるため，太陽がまぶしいとか，視力が落ちたような気がするとかの異常感覚は一時的に起こるものである．今までよりは開瞼の幅も大きくなるわけで，多少の感覚の違いは生じるもの．
   ②開瞼不十分な感じは，術後の腫脹がきつい場合ほど強い．腫れが引くにつれて開くようになる．

5. **閉瞼不十分**
   眼瞼下垂の程度がきついほど，手術によって開瞼ができるようにすると，今度は瞼が閉じにくくなる．これはどうしても必然的に起こることである．一時的に睡眠時に目が乾燥する傾向が出るため，角膜保護の目薬を使用する．

Sometimes

1. **皮下出血斑**
   術後のoozingで生じるもので，比較的よく起こる．血腫がなければ，2，3週間で消失する．

2. **目つきがきつくなったように見られる**
   目がパッチリとした状態は，時として，きつい目つきになったと判断されることも可能性としてある．

3. **手術直後の左右差**
   両眼瞼手術終了時に左右差がはっきり目立つことがある．全く同じ操作をしたにもかかわらず左右差が出るのは局所麻酔の深度によるものである．無理に矯正しないで，翌日来院してもらうと両眼瞼同じに開くことができる場合がほとんどである．「我慢して放置」である．

Rare

1. **血腫**
   術後の出血により，手術の翌日には異常な腫脹と

皮下出血斑で，開瞼不全を伴う．もし発見した場合は直ちに局麻下に抜糸し，血腫を除去し，出血のないことを確認のうえ創を閉じる．この操作を行わないと，血腫の一部が器質化（fibrosisを生じる）し，長く腫れた感じと眼瞼下垂症状を残す．

2. **兎眼**

これは過矯正というべきもの．ただし，高度の眼瞼下垂では，ある程度の兎眼はやむを得ない．患者との話し合いで，どの程度の回復を望んでいるのかを聞き出して，説明をして，ほどほどのところで我慢させることも必要．

3. **患者の描いていたイメージと違う結果**

これは患者，術者ともに困った問題として残る．しかし，これは術者の技量に起因することが多い．多くは目が開きすぎた結果になったという場合か，またはきつい目になったという場合である．

術前に十分患者の希望を聞いて，初心者のうちは控えめな手術をすることが賢明である．

★ ただし，目が開きすぎの場合は，早期に修正手術を実施しないと，拘縮をきたしてからでは簡単には戻せなくなるので注意．

⚠ 眼瞼下垂は過矯正を戻すのと，矯正不十分を補足するのでは，前者の方が比べものにならないくらい難しい手術となる．

Very rare

感染

眼瞼手術では感染を起こすことはないと言っても過言ではない．もし起こすとすれば，重症の糖尿病など，全身状態が極度に悪く，感染に弱い状態にある患者を，しかも不潔手術をした場合であろう．

Supplements

Supplement 1

コンタクトレンズ眼瞼下垂

初めて日本にコンタクトレンズが登場してから，もう60年以上にもなるのであろうか．最近はコンタクトレンズ装着歴30年以上という人がゴロゴロいて，その中に見事な眼瞼下垂症状を呈して来られる人が増えてきた．発明者はまさかこんな事態が起こることは夢想だにしなかったことであろう．新たなる文明病とも言えるのではないだろうか．文明社会の恩恵に浴する人の必然の1つとも言えなくはないと思う．車社会に生きる現代人の足が弱くなるのと同じように．ただし，この後天性眼瞼下垂が増加しているといっても，コンタクトをしている人全員がそうなるのではないのである．眼瞼に針を貫通させる埋没式重瞼手術をしていて思うことであるが，瞼板の硬さがこうも違うものかと言いたくなるほど，硬さに大きな差異がある．それと同じように，眼瞼挙筋腱膜と瞼板との接触度，密着度にも差がある．高齢社会になり，このような眼瞼下垂患者もどんどん増加している．また，この手術は保険診療の適応になっていることも，手術が増加していることの理由になっている．それに呼応するように，美容形成外科の分野では，除皺術も含めて，中高年齢者の眼瞼手術が増加している．

Supplement 2

老人性眼瞼下垂

加齢によって，瞼の緩みがどんどん進行する人と，あまり進まない人とがある．その違いは何によるものかはわからないが，遺伝子レベルの性質には違いないと思う．緩みがどんどん進行する瞼は，上下に皮膚が伸びるだけでなく，横にも伸びて，いわゆる「ちりめんじわ」の持ち主でもあることが多いのである．中には，長年苦労して自分でセロテープで吊り上げていないと，目を開けたつもりでも皮膚のかぶりが多すぎてものが見えないというような状態になる人もある．このような事態になると，睫毛内反症も起こり，毎月眼科に行って睫毛を抜いてもらうことになる．眼科の先生はそれでも手術のことは勧めようともせず，ただ来院のたびに睫毛を抜いてあげるだけ，というようなことが，今も全国で何万人という患者に行われているのだと思う．私がいつも患者に言う言葉は「眼科の先生は眼球にしか興味がなくて，瞼の形状などどうでもいいのだから仕方がないんです．」眼科の先生ももっと形成外科医をあてにして，紹介をされればいいのにと思う．結構眼科の先生からの紹介も増えてきてはいるが，まだまだ形成外科医の世話になる人は少ないのが現実である．手術を受けた患者の多くが残して行くせりふは，「こんな簡単に済むのなら10年も前にやっておけばよかった」なのである．

9 下眼瞼除皺術

Introduction

1) 下眼瞼除皺術は，上眼瞼のそれと比べると数段の難しさがある．それは，重力の影響というものを計算に入れて手術を行う必要があるからである．
2) 下眼瞼の老化現象を気にする人は，20代前半から小じわとして気にし始める．コラーゲンやヒアルロン酸といったフィラー注射を始めるのもその頃からである．それがやがて，しわ，たるみ，膨らみと，老化現象は終生進行し続けるのである．
3) 治療方針としては，老化現象の程度に応じて次のようなものがある．これらを単独または併用して改善を図る．
    (1) しわを埋めるフィラー注射
    (2) 脂肪注入術（自己脂肪）
    (3) 眼窩脂肪摘除術
    (4) 下眼瞼除皺術
4) 軽度の老化現象には脂肪注入術，たるみが強い場合は除皺術の適応となる． ☞ Supplement 1
5) 経結膜的眼窩脂肪除去手術については，術後下眼瞼の陥凹が目立つことが多いため，そのときは脂肪注入が必要となることを前もって説明しておくべきである．
6) 眼窩隔膜の下縁をさらに下方へ移動させて，眼瞼頬溝の段差を目立たなくするHamraの方法が一般に有名であり，最近ではよく行われている．
7) 皮膚切開による下眼瞼除皺術の際，膨らんだ下眼瞼の眼窩脂肪の摘除，眼窩隔膜の縫縮，眼輪筋の縫縮，取り出した眼窩脂肪の眼輪筋下部への移植，下眼瞼余剰皮膚の切除という方法もある．

術前カウンセリングの指針

術前のカウンセリングにて手術方針を決定する．

1) **術前観察のポイント**
    ◎ 下眼瞼の皺，皮膚のたるみの状態
    ◎ 眼窩脂肪のはみ出しの状況
    ○ 目尻の下がり方
2) **術前に聞いておくべきポイント**
    ◎ どこのどの状態が気になるのか
    ◎ 目尻の吊り上げ方の希望
3) **術前検査**
    ○ 必要に応じて血液検査，視力検査
4) **インフォームドコンセント**
    ○ 皮膚の取りすぎは「あかんべー」（兎眼状態）を招くが，それが起こらないように気を付けるのがプロの美容外科医である
    ☞ Supplement 2
    ◎ オーバーに取って不都合を起こすよりも，切除不足の方がベター
    ◎ 皮切線と目尻の傷の長さ，眼窩脂肪の処理，眼輪筋の処理
5) **手術方針**
    ○ たるみの程度によって手術の方法が違ってくる
    (1) 皮膚の切除のみ
    (2) 眼窩脂肪の切除のみ
    (3) 眼輪筋の処理と皮膚の切除
    (4) 眼窩脂肪の切除と眼輪筋の処理と皮膚の切除
    (5) 脂肪注入術の単独，または併用的応用

症例1　下眼瞼のたるみの解消を希望したケース

解説：10年以上も前から，顔全体のたるみが気になっていた．特に，下眼瞼のたるみがいやであったが，最近特に気になってきた．夫を亡くし，落ち込んでいたが，立ち直るためにも心機一転，手術を思い立った．下眼瞼のたるみと膨らみを気にしている（図1）．

1. 手術方針

たるんだ皮膚，緩んだ眼輪筋，眼窩脂肪のすべてを処理する必要がある．

2. 手術の手順

デザイン

1) **切開線**：内側2分の1は睫毛の下1.5mmの位置でラインを描き，外側の切開線は少しずつ睫毛から離れて外眼角で3mm程度離す（図2a，b）．
2) 内眼角部では斜め下方に皮膚のたるみに応じて切開線は延長する．
3) 外側も皮膚のたるみの程度によって長くする．
4) **皮膚の剥離範囲**：下眼瞼皮膚のたるんだ範囲（図2b）．
5) 眼窩脂肪の張り出してきている部位のマーキング（図2a，b）．

麻酔

1％キシロカインE®と0.25％マーカイン®各5mLを混合して準備（これに，リンデロン懸濁注®2.5mg，メイロン®1mLを混ぜることあり．メイロン®はpH調整役）．

実際の局所麻酔では片側3mL程度使用．

剥離範囲全体に浸潤させる．

手術

Step 1　皮膚切開と皮下剥離（図3〜8）

皮膚切開時には，睫毛を極力切らないように，メスにて睫毛を分けながら，5mm程度ずつ切っていく．

皮下剥離はメッツェンバウム剪刀を用い，第4または5指にて，剥離する皮膚の厚みを確かめながら進む（図4）．

★ 皮下剥離は90％カッティング，10％剥離の要領で剥離していく．

Step 2　眼窩脂肪の部分切除（図9〜13a）

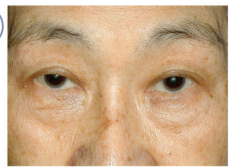

図1

症例1　［75歳女性］　術前
下眼瞼のたるみ，目尻のたるみ，顔全体のたるみを気にして来院．まず，下眼瞼の除皺術をすることになった．

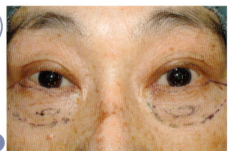

図2

ⓐ デザイン．中央から外側にかけて，睫毛より少しずつ離れ，外眼角では3mm程度の距離をおく．眼窩脂肪のはみ出した位置にマーキングして，手術の際に脂肪を除去する位置とする（ⓑの黄色の囲み範囲）．

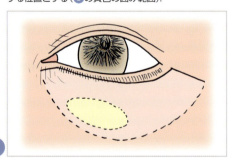

ⓑ 皮切デザインのシェーマ．剥離範囲を示す．

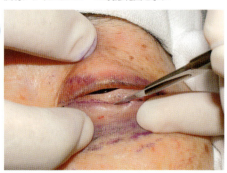

図3

皮膚切開．デザイン通りにメスを進ませるには，皮膚に緊張を与えておかなければ難しい．

9 ● 下眼瞼除皺術

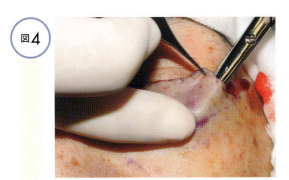

図4

メッツェンバウム剪刀にて皮下を剥離．皮膚と眼輪筋の間を剪刀にて剥離するのであるが，皮弁が均等な厚さを保つために剪刀の先端を鑷子を持つ手の環指で軽く触り，皮弁の厚さを確認しながら剥離していく．
★皮弁の裏側をのぞきながらの剥離はよくない．

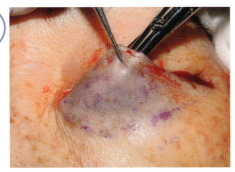

図5

内眼角部の内下方への斜め切開部は，剥離すると3～4倍に皮膚は伸展するので，驚異的である．

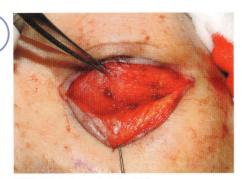

図6

剥離を終えたら，いったん止血操作

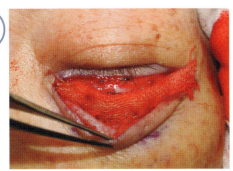

図7

皮弁の下にボスミンガーゼを敷く．

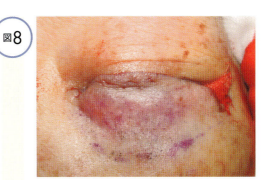

図8

剥離皮弁の下にボスミンガーゼを敷いた後，反対側に移り，同様の操作でこの工程まで進める．

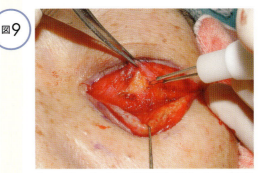

図9

次いで最初の方に戻り，眼窩脂肪の除去に入る．眼輪筋および眼窩隔膜の開窓（図はパクレンに電気メス役をさせている）．

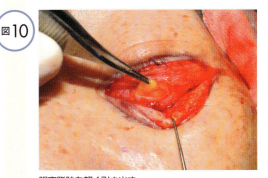

図10

眼窩脂肪を軽く引き出す．

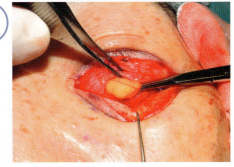

図11

モスキートペアンにて脂肪を挟む．

第2部 ● 基本手術 Primary operations

Step 3 眼窩隔膜の縫縮：緩んだ眼窩隔膜を引き締めるには，縦方向だけでなく，横方向にも縮まるように巾着縫合に近い方法で引き締める．
7-0ナイロン糸使用（図13b）．

Step 4 眼輪筋の外側部位の縫縮と眼窩外側部位での固定（図14～17）

★ 3～5mmの切除幅とするが，縫合する際，眼窩縁の骨膜にアンカリングするため，かなりきつく引き締めたように見える．しかし，これは術後に後戻りすることも計算に入れて行う操作である．
術後の兎眼変形を予防するためには，このアンカリングは絶対に必要である．5-0ナイロン糸で2針，縫合する．

Step 5 眼輪筋のplication

★ 眼輪筋の上下方向の緩みの程度によってplicationの幅も加減するが，7-0ナイロン糸にて3～4針，縫合する（図17b）．

Step 6 皮膚切除（図18～23）：この操作は慎重に，座位または立位の状態を想定して皮膚の切除幅を決める．

★ 助手に指で下方にfullに引かせた状態で，剥離した皮膚を4～5つのポイントで上方に引き上げ，余剰皮膚を切除するためのマーキングをする．

Step 7 皮膚縫合（図24）：外側以外は粗く縫合してよい．☞ Supplement 3

★ 皮弁下のoozingの状況から判断して，ドレーンが必要と思われれば，挿入する．

Step 8 ドレッシング（図25，26）

3. 術後ケア

剥離範囲が広いため，術後の圧迫ドレッシングが必要．ドレーンは術後1または2日後に抜去する．
術後5～6日後に抜糸（図27，28）．

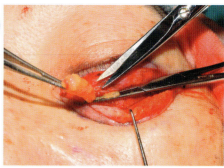

図12 剪刀にて脂肪をカットする（ペアン側に少し脂肪を残してカットし，そのペアンからはみ出している脂肪を電気メスまたはパクレンにて焼き，止血を完全に行う操作とする）．

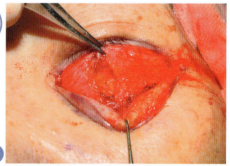

図13 ⓐ 眼窩脂肪の部分切除が終了したところ
次に眼窩隔膜の閉鎖のステップに移る．

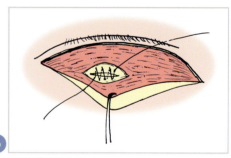

ⓑ 眼窩隔膜の閉鎖のシェーマ
7-0ナイロン糸を用いて締めると，隔膜は上下左右にも引き締められることになる．

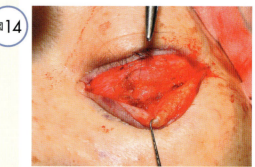

図14 眼輪筋の開窓部の閉鎖縫合を行ったところ

9 ● 下眼瞼除皺術

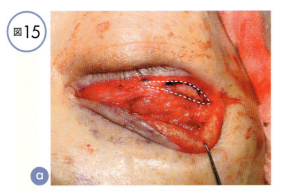

ⓐ 外側から中央部までの眼輪筋の部分切除（点線の範囲）

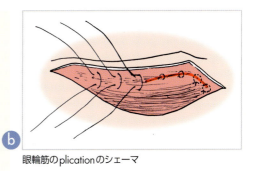

ⓑ 眼輪筋のplicationのシェーマ

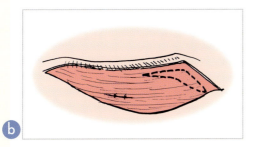

ⓑ シェーマ
眼輪筋の部分切除の範囲を示す．

図15

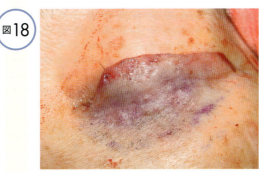

図18 眼輪筋の処理が終了し，皮弁を上方に伸ばした状態（ただし，この状態で切除範囲を決めると大変なことになる）．

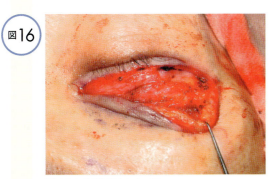

図16 眼輪筋を部分切除したところ

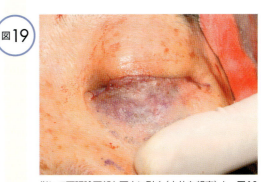

図19 指にて下眼瞼下部を下方に引く（立位を想定）と，図18の仰臥位での状態はここまで下がり，切除すべき皮膚は案外少ないことがわかる．

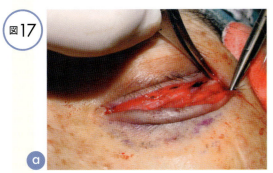

図17 ⓐ 眼輪筋を引き締めるため，眼窩外側部で骨膜にアンカリングするために，5-0ナイロン糸を骨膜にかけているところ．2針，同様の操作を行う．その他の部分は縫合またはplicationを行う．

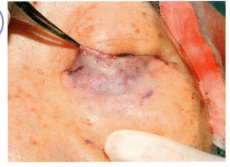

図20 まず内眼角部の皮切レベルをマーキングする（軽く鑷子で皮弁をほどほどに伸ばした状態で）．同様の操作を外眼角部でも行う．次いで皮切を入れ，アングル部位を内・外眼角とも7-0ブレードシルク糸にて縫合する．

113

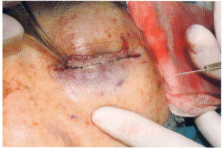

図21 次に睫毛部位の皮切のマーキングを同様の操作で3〜4点で行い, 皮切レベルとする.
★兎眼防止の最重要ステップ. 図のように, 助手に指で頬部皮膚を引き下げさせている状況でマーキング.

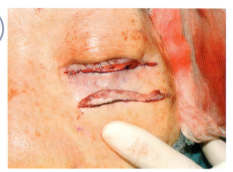

図22 皮膚をカットした時点では, 皮膚の引き下げ状態のままであると, 皮膚を「取りすぎた」ような不安が一瞬よぎる.

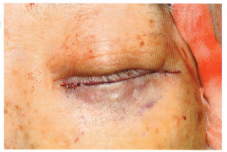

図23 助手の指が頬を離れると, 皮弁はほどよいところに戻る. これで安心できる.
★取りすぎは×. 取り足りない方がまだ罪が軽い.

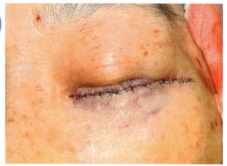

図24 皮膚縫合は, 外側(目尻)部位のみ皮下縫合は1針(6-0ナイロン糸)でも良いが, 外側部皮膚は密に縫合. 睫毛部位は粗く(3〜4mm間隔)縫合してよい.

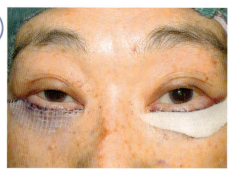

図25 ドレッシングはソフラチュール, 生食ガーゼ, dryガーゼの順に載せる(ミニドレーンを挿入すると良い).

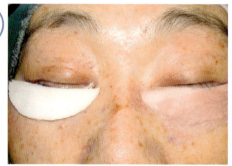

図26 3Mテープにてガーゼを固定して, 手術は終了する.

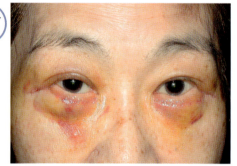

図27 抜糸終了時はまだ腫れが残っている.

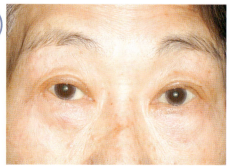

図28 術後6ヵ月目
下眼瞼のたるみも取れ, 瘢痕もほとんど目立たない状態に落ち着いている.

症例2　下眼瞼除皺術の後，脂肪注入術を行ったケース

解説：下眼瞼の膨らみを気にして来院．若い女性ばかりの職場で仕事をする関係上，老けて見える要素は非常に気になるということで，手術を受けることになった．とにかく若く見えるようになりたいという願望が強い（図1）．

この患者は下眼瞼の手術後も，ヒアルロン酸注射で細かいしわを消しに定期的に通院している．

1. 手術方針

1) 下眼瞼の除皺術をまず行う．
2) それでも下眼瞼下部の凹みが目立ち，不満足ならば，脂肪注入術．

2. 手術の手順

デザイン，麻酔
症例1に同じ．

手術

Part 1 仕事を休みたくないとのことで，片方ずつ手術することにした．

Step 1 皮切，下眼瞼の皮下剥離，眼窩脂肪の処理：眼窩脂肪の張り出しの中心部で眼輪筋を開き，眼窩脂肪を一塊として切除し，隔膜を縫縮した（図2〜4）．

Step 2 反対側の手術：2週間後，反対側も同様の手術を施行（図5）．

Part 2 脂肪注入術：当初の目的は果たしたが，やはり下眼瞼の下部（nasojugal area）の凹みが気になるとのことで，今度はその部位への脂肪注入を勧め，本人もそれを希望した．

Step 1 脂肪注入術：下眼瞼下部に脂肪注入術を行うことにより（図6），ようやく目元が若くなったと満足（図7）．

Part 3 2回目の脂肪注入術：2年後，再び同じnasojugal areaに脂肪注入を希望．2回目の脂肪注入術を施行した（図8〜10）．

術前の険しい目つきが消失し，優しい若々しい表情に変わった．その後も本人は眼窩周囲のしわ取りのために，ヒアルロン酸注射治療で通院している．

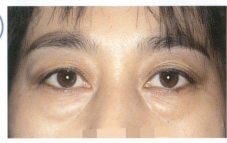

症例2　[38歳女性]　術前
下眼瞼のたるみと眼窩脂肪の下垂，たるみを気にして来院．

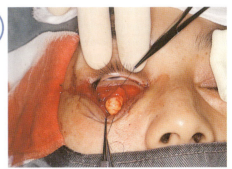

眼窩脂肪の切除
かなり大量の脂肪を切除することになった．切除後は隔膜の縫縮，眼輪筋の処理，皮膚切除も行った．

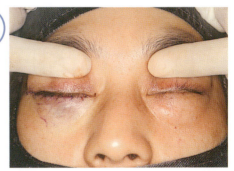

仕事を休めないということで，手術は片方ずつ行うことに．手術終了時の状態．

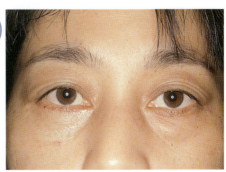

右手術後2週間目の状態．左右差がよくわかる．

第2部 ● 基本手術 Primary operations

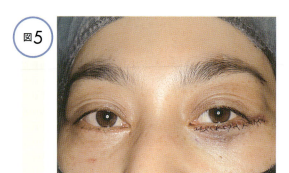

図5　2週間後，左側も同様に手術

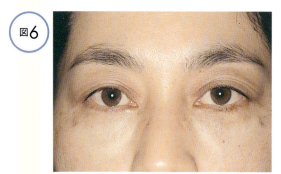

図6　術後2ヵ月目　脂肪注入術直後
その後，下眼瞼の陥凹が気になるということで，脂肪注入を行った．

3. 術後ケア

脂肪注入術の術後はcoolingが重要．

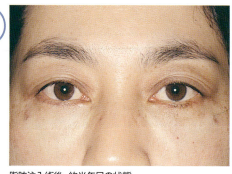

図7　脂肪注入術後，約半年目の状態
下眼瞼はうまく落ち着いている．

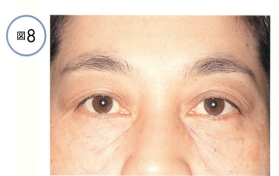

図8　脂肪注入術後2年目
再び下眼瞼全体の陥凹が気になり，脂肪注入術を行うことになった．

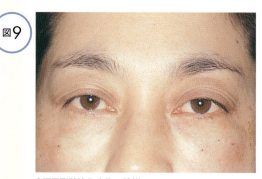

図9　2回目脂肪注入直後の状態

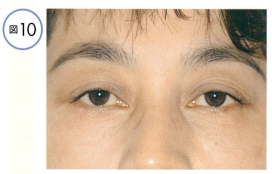

図10　術後2年目の状態
2回目の脂肪注入術後2年目の状態であるが，眼窩脂肪の張り出しもなく，いい状態が続いている．

症例3 Hamra法による下眼瞼除皺術を行ったケース

解説：下眼瞼の膨らみ（いわゆるlaggy eyelid）を気にして来院したもので，眼瞼頬溝とその上の眼窩脂肪による膨隆が目立つケース．Hamra法が最も良いと思われた（図1，2）．

1. 手術方針

Hamra法による下眼瞼除皺術を行う方針．

2. 手術の手順

デザイン，麻酔

睫毛下縁2〜3mmのレベルで皮切．
局麻は症例1に準じる．

手術

Step 1 皮切ライン，眼瞼頬溝，眼窩縁のマーキング（図3）

Step 2 局所麻酔

Step 3 皮下剥離と眼輪筋下剥離：瞼板のレベルまでは皮下剥離，それよりも下方は眼輪筋下で眼窩隔膜の前面を剥離して眼窩下縁よりも約1cm下方まで進む（図2，4）．

Step 4 眼窩隔膜の下端切開：隔膜下縁を切開し，自然にはみ出した眼窩脂肪を切除する（図5，6）．

Step 5 眼窩隔膜の縫着：隔膜は眼窩下縁から8〜10mm下方まで無理なく自然に下がるため，そのレベルで縫着する（図7）．

Step 6 眼窩隔膜の水平方向の縫縮：眼窩隔膜は縦方向には延長されたことになるが，水平方向には緩みが残っているため，それを引き締めるための縫縮を数ヵ所行う（図8〜10）．

Step 7 眼輪筋の引き締め：眼輪筋を引き締めるため，上外方に引き上げることにして，余剰部分の皮膚を切除する．一部は眼窩外縁のレベルで2針縫着（5-0ナイロン糸）（図11，12）．

Step 8 皮膚縫合：余剰皮膚を切除して創縫合を終了する．また，24時間血腫予防のために3mm×30mm程度のシリコンドレーンを留置して弾性テープにて圧迫固定する（図13）．

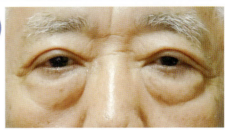

図1
症例1 ［75歳男性］ 術前
下眼瞼のたるみ，膨らみを気にして来院．下眼瞼の除皺術を行うことになった．

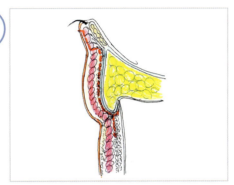

図2
下眼瞼の術前の状態の断面図

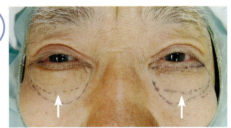

図3
術前 眼窩下縁の位置矢印ライン（上）と眼瞼頬溝ライン（下）をマーキングしたもの．

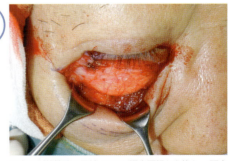

図4
予定の剥離範囲の下端，つまり眼窩下縁から約1cm下方まで剥離した状態．
眼窩隔膜に囲まれてはいるが隔膜は緩んでしまった状態で，眼窩脂肪の膨らみが目立つ．

第2部 ● 基本手術 Primary operations

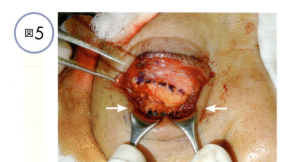

図5 眼窩隔膜の下縁を切開したところ．
眼窩脂肪が下方にはみ出しているが，このはみ出した部分をクランプした後切除する．
下方のマーキングは隔膜を引き下げて縫着する予定線（矢印）．

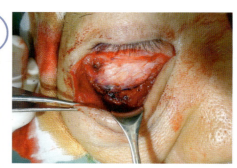

図9 眼窩隔膜を1針縫合で終えた状態．同様に3〜4針縫合すると，隔膜の膨らみは消失している．

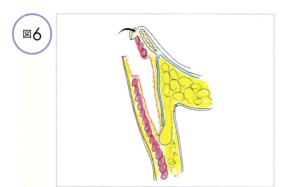

図6 図5の状態を示す断面のシェーマ

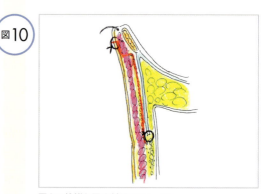

図10 図9の状態を示す断面のシェーマ

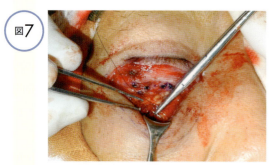

図7 眼窩隔膜の縫着には，縫着予定線の方から先にアンカリングするように糸をかける．

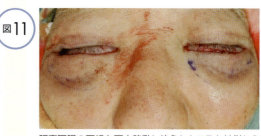

図11 眼窩隔膜の下縁を下方移動し終えたところを外側から見た状態．膨らみは解消されていることがわかる．

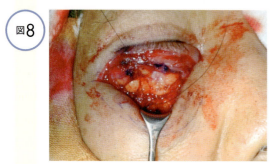

図8 次いで縫合糸を眼窩隔膜の下縁部に糸をかけて（5-0ナイロン糸）結紮する．

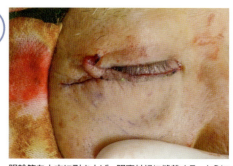

図12 眼輪筋を上方に引き上げ，眼窩外縁に縫着する．さらにその後，余剰皮膚を切除する．

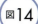
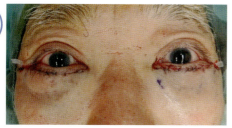

図13 手術終了 開瞼時の状態
目尻部位にドレーンが挿入されている．

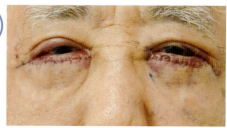

図14 術後3日目の状態

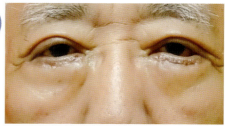

図15 術後3週間目の状態

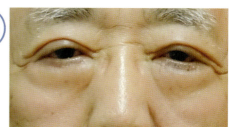

図16 術後2ヵ月目の状態
まだ完全には浮腫が消退していない状態である．

3. 術後ケア

・血腫形成の有無を確認するため，翌日ガーゼ交換は行い，ドレーンも抜去．
・術後1週間で抜糸
・その他は他症例と同じ．術後3〜6ヵ月まで経過観察（図14〜16）．

本手術法のキーポイントと総括

1) 眼窩脂肪を適量切除して，そこで隔膜が緩んでいるわけであるから，そこの隔膜を縫縮する．
2) 眼輪筋の引き締めを確実に行うこと．縫縮の際，眼窩の外側縁で骨膜にアンカリング縫合をする（2針でよい）．この操作を確実に行うと，皮膚切除の際，指で頬の皮膚を下方に引き下げるとき，あるところまで引き下げると，ロックされたようにそれ以上は下がらない．その状態で皮膚の切除幅を決めると，取りすぎることを予防できる．引き下げる役は助手にさせてよい．
以前は術中，患者に大きく開口させて，下眼瞼が眼球から離れないことで安全圏の確認をしていたが，現在の方法では傾眠状態の患者を起こさなくても済み，かつほぼ必要十分な皮膚が切除できる．
3) 眼瞼中央部の眼輪筋のplicationは慎重に．
4) 皮膚の剥離範囲が広いので止血を十分に．不安ならドレーンを入れておく．
5) 術後「あかんべー」（兎眼）状態をきたすのは，少しこの手術に自信がついてきた頃．控えめを常に心掛けること．
6) 脂肪注入を併用することは非常に有効．ただし，同時に行うと腫脹が目立つため，患者を説得する熱意が必要．

術後起こり得ることと対処法

Usual

1. **腫脹**
   程度に差はあるが必ず起こる．洗浄する必要のある血腫でないか，よく観察する必要あり．

2. **縫合線の赤み**
   術後1ヵ月目の時点が最も赤みが目立つときであるが，下眼瞼は瘢痕の非常に目立ちにくいところ．ただし，目尻だけは他の部位（例えば頬，前額部位）と同じように赤みが消えるのに半年以上かかる．

3. **皮下出血斑**
   皮下の剥離範囲が広いため，よく起こる．出血が多い時は縫合終了直前に皮下の洗浄にて血液を洗い流すことも大切である．

Sometimes

1. **血腫**
   術後1，2日目にガーゼ交換するが，そのときに発見したら，再開創し洗浄して血腫を洗い流すことで，全く事無きに終わる．

2. **目尻のしこりと圧痛**
   この訴えは術後1ヵ月目前後に多い．前もって，このことは普通でも起こることを伝えておくべきである．

3. **流涙**
   眼瞼が腫れているとき一時的に涙管を圧迫するためか，涙が出やすいということがある．一時的なもので，そのうちに治まる．

4. **眼瞼および眼球結膜の浮腫**
   これは目尻の眼窩縁で，眼輪筋をしっかりと引き締め固定する操作をしたときほどよく起こる一時的な現象で，約1ヵ月待つといずれは消退する．リンパの流れが一時的に遮られるために起こるもので，やむを得ないところである．目尻ぎりぎりを少し避けて，1cmくらい外方で2針止めることにしているが，最近ではあまり起こらなくなった．

苦痛を訴える場合はステロイド剤を内服投与する．

5. **目尻の肥厚性瘢痕・dog ear**
   この手術では下眼瞼皮膚を引き上げる操作をする際，どうしても後上方向に引き上げるため，目尻の瘢痕があまり長くならないようにと考えると，そこにdog earを作りやすくなる．
   予防手段は，目尻の最外側部の処理（皮膚の切除仮縫合）を先に済ませた後，中央部をほとんど垂直上方に引き上げることである．

Rare

兎眼
これはこの手術で最も起こしてはならない合併症．座位で皮膚がどの程度余っているかを観察しておいてから，仰臥位での手術に臨むと手術がうまくいく．
兎眼を起こすのは要するに技術が未熟である証拠であり，座位での状況を観察しないで仰臥位でのみ，皮膚のたるみをはかると計測を誤るのである．

★ 一時的に生じるのは待てば治るが，1ヵ月待っても治らないものは皮膚の取りすぎなのであるから，皮膚を移植して足りない部分を補うしかない．

Very rare

皮膚壊死
これは以下のような思わしくない状況のうち，それらが複合的に重なったために起こったと考えるべきであろう．形成外科的処置をするしかない．

a. 血腫の放置
b. 出血傾向
c. 皮下剥離層が浅すぎた
d. 皮弁に過度な緊張が加わった
e. 発熱，高温（気温）
f. 過度の圧迫固定
g. 感染

Supplements

Supplement 1

脂肪注入術のおかげで下眼瞼除皺術は激減

筆者はこの25年余りの間に，脂肪注入術に力を入れて，毎日のように脂肪注入術を行っている．とりわけ筆者が積極的に行っているのは，下眼瞼下部の陥凹に対するaugmentationなので，その影響で下眼瞼除皺術の手術の件数が本当に少なくなった．皮膚のたるみがひどくて，手術しか改善の見込みがない場合を除き，できることならメスを使わないでよくなる方法をと言われれば，「脂肪注入術というものがありますよ」と言うことになる．実際，それで十分に改善される症例がたくさんある．美容外科領域で脂肪注入によって改善されるものが増えることは，一種の「美容外科の進歩」だと信じている．

より大きな手術侵襲で結果を出すものだけが進歩ではない．より小さな侵襲でちゃんとした結果を出すことも，立派な進歩であると思う．重瞼術で埋没法が最もポピュラーな手術法になったのも大きな進歩であったように，下眼瞼の除皺術に脂肪注入という手段が増えて，メスを使う手術が少なくなったのも意義のあることだと思う．しかし，Hamrai法のような眼窩隔膜の構造を変えるような，手術でないと改善が困難なケースも現実に存在するため，本格的な手術が不要というわけではない．

美容外科手術の適応は病気ではないだけに，何日で社会復帰できるか（つまりダウンタイム）ということが1つのポイントでもある．それゆえ，下眼瞼の除皺術が減ったことはメスを使用しない脂肪注入術を求める希望者は増加することにもなっており，別の視点からすると喜ばしいことなのである．

Supplement 2

誰もが心配する「あかんべー」のこと

下眼瞼というもの，仰臥位と座位では外観面積が全く違う．「あかんべー」になるということは，下眼瞼の皮膚の面積が小さくなりすぎて，座位では下方に瞼が引っ張られて外反することを意味する．座位で手術をできるならそんなことは起きないように注意するはずであるが，仰臥位での手術ではついつい皮膚の余りがあるような錯覚を起こして，切除量が多くなるのも無理からぬことだとは思う．

実際，下眼瞼縁から，手術の際に剥離する下眼瞼皮膚の下端までの距離は，例えば座位では25mmあるのに仰臥位では15mmくらい，と10mmも縮んでいるということがいくらでもあるのである．ただ，バイト先などで，いきなり手術台に乗せられている患者に下眼瞼の手術をしたとすると，皮膚を取りすぎるようなことは十分にあり得ることだと思う．以前，同じ時期に同じクリニックで下眼瞼除皺術を受けて同じように「あかんべー」状態になり，2人の患者が来院されたことがあるが，明らかに術者の未熟な経験がそうさせたものだとわかった．

下眼瞼の手術を受けようとする患者が決まってする質問は，「あかんべー」になりませんかというものである．「そうならないように最も注意するのが，美容外科の私どもの仕事なのです．ですから心配しないでください．注意すればそんなことは起きないのです」と言うしかない．

Supplement 3

皮膚縫合は粗くせよ

本文でも，睫毛部の皮膚縫合は粗くてよい，と書いたが，これはこの部位は粗く縫合しても十分にきれいに傷は治ることと，術後のoozing（じわじわ出血）が，粗く縫合してあればそこから外に出てくれるため，かえって良い結果が出るという意味なのである．

これは神戸の杉本孝郎先生（杉本美容形成外科）から教わったことで，30年以上も前のあるとき，筆者が美容外科学会で発表した下眼瞼の手術のことに関して，「市ちゃん，下眼瞼はもっともっと粗く縫うといた方がええんやで」と言って教えていただいたのであった．

それは本当であった．以来，筆者はこの下眼瞼手術の最後の皮膚縫合の段階に来ると，いつも杉本先生のことを思い出す．美容外科の教科書のない時代に育った筆者であるが，もっと何もない時代に，ほとんど独力で美容外科の分野を切り開いてこられた杉本先生のような方のアドバイスは（結構筆者は杉本先生からたくさんお教えいただいているのであるが），どんな細かいことでも，筆者には天の声のように深く脳裏に刻み込まれている．それは理屈というよりも，ご自身の試行錯誤のうえの経験から得られた確固たる意見であるため，真実，傾聴に値するのである．杉本先生に感謝．

10　目頭切開術

Introduction

1) 目頭切開術は蒙古ひだにより目頭部位が張り出し，結果として，左右の目と目の間の距離が広く見えて，逆に瞼裂幅が狭く見える状態の人に，それを矯正するために施す手術である．
2) 実際にはあまり希望者が多いものではない．ただし，手術の適応があるといえる人は，日本には結構多いのであるが，手術を受けてまで修正しようと考える人が少ないだけである．
3) 軽度の蒙古ひだがあって，少々目と目の間隔が広い方が，女性ではベビーフェイス傾向となり，少なくとも日本人女性は可愛く見える．また，老け顔になりにくいという利点もあるのである．
4) 美容外科の洋書に書かれている顔の理想的プロポーションでは，必ず瞼裂幅と目と目の間隔が同じというのが当然のごとくになっているが，平面的な顔の造りの日本人女性は1割くらい目と目の間隔が広くてもよい．
5) 瞼裂幅と内眼角間距離を同じにすることだけを考えて目頭切開術を施すと，日本人では顔を正面から見たとき，目が中央に寄ったように見えてしまい，かえって不自然な顔になってしまう．
6) 目頭切開術を勧められて手術を受けたものの，後悔している人は結構多いと思われる．
7) この手術は，重瞼術と同時にする人が多いが，実際の考えとしては2つの手術を同時に行うだけであり，目頭まで延長した「目頭切開付き重瞼術」ではないという認識で手術に臨んだ方が賢明で，仕上がりがよくなる．
8) ケロイド体質がある人には，傷痕がケロイドになるため，長く瘢痕が赤く目立つ．したがって，あまり勧めたくはない手術である．
9) この手術を行うと，目元の印象が大きく変化することが多い．したがって，その変化に患者自身がついて行けない場合がある．それゆえ，この手術は決して無理に勧める手術ではない．

術前カウンセリングの指針

1) **術前に観察しておくべきポイント**
   - ◎ 蒙古ひだの状態
   - ◎ 内眼角間幅（目と目の間隔）と瞼裂幅の計測
   - ◎ 眼瞼の状態（一重瞼，二重瞼，開瞼幅，皮膚の厚さ）
   - ◎ ケロイド体質の可能性の有無

2) **術前に聞いておくべきこと**
   - ○ 手術を考え始めた契機
   - ○ どんな眼瞼にしたいか
   - ◎ ケロイド体質の有無

3) **術前検査**
   - ○ 状況に応じて視力検査，血液検査

4) **インフォームドコンセント**
   - ○ この手術はあくまで本人の決意が固まってから実行すべきであり，医師側が勧めて行うべきではない．それほど術前，術後の印象が変化する可能性がある．いくらきれいになっても，本人がそれを受け入れ満足できなければ，手術の意味がない．
   術後起こり得ることについては後述．

10 ● 目頭切開術

> **症例1** 目頭切開術と切開式重瞼術を同時に行ったケース

解説：目と目の間隔が広すぎることと目が小さいことを気にして来院（図1）．男性にしてはかなり広すぎる状態であり，目頭切開術と切開式重瞼術を同時にすることを勧めた．

1. 手術方針

内田法のデザインで目頭切開術を行う．同時に切開法にて重瞼術を行うことにする．

2. 手術の手順

デザイン

1) 内眼角間距離，瞼裂幅の計測を基にした切開幅の決定：左右の内眼角点間距離43mm，瞼裂幅27mm，切開幅を4.5mmとすると，内眼角間距離は34mm，瞼裂幅は31.5mmで，この程度の切開による差があってもよい（図2）．
2) まず基部の幅が3mm，長さが3mmの三角弁を描き，その基部から水平のラインを3mmずつ描く．これは外眼角の方から見ると，M字に見える（図3，4）．
   ★ 逆向きに見たとき，W字ではないことが大切．
3) 次いで，内眼角の蒙古ひだ部位を正中に引き，その際に内眼角点を含む接線となる部位にラインを引く（図5）．
4) 内眼角点から下眼瞼の方は7～8mmに止めて，10mmを超えないようにする．
5) 切開法のデザインを目頭切開のデザインに連結する．切除幅は患者の希望を参考に，睫毛上縁から5mm幅を残して最大4mm幅の切除とした（図6～8）．

麻 酔

麻酔は原則的には1％キシロカインE®（時に0.25％マーカイン®を加える）を注射する．

手 術

Step 1 皮切の開始：まず，M字デザインの三角弁の皮切が最も注意を要する．つまり，皮下に十分な軟部組織を付けた三角弁の状態で皮弁を起こす（図9）．

Step 2 皮膚および皮下軟部組織の切除：予定の皮膚を切除し，次いで皮下の軟部組織，つまり眼輪筋

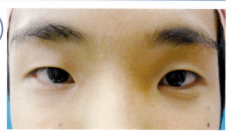

図1

症例1［14歳男性］ 術前
目と目の間隔が広すぎること，目が細く，狭いことを気にして，自ら手術を受けたいと両親を説得して来院した．

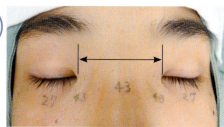

図2

計測
内眼角点間距離が43mm，瞼裂横幅が27mm．4.5mm切開すると，計算上は内眼角間距離は34mm，瞼裂幅は31.5mmとなる．この程度の差であれば，将来もう少し鼻根部が高くなっても不自然にはならないと考え，4.5mm切開することにした．

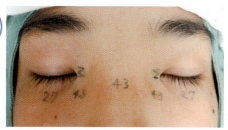

図3

皮切のデザイン（内田法）①
内眼角点をマーキングして，そこを中心に，まず横向きにM字デザインを描く．
★逆向きに見たとき，W字でないことが重要なポイント．

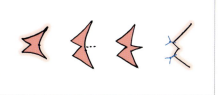

図4

内田法の皮切のデザインと皮切のシェーマ

123

の一部，その下層の結合組織を切除する．下眼瞼への皮切は8mmとしている(図10〜12)．

Step 3 内眼角部の靱帯と三角弁の縫合：内眼角部の三角弁を残して，周辺の眼輪筋を切除し，内眼角靱帯の基部と三角弁の基部とを縫合する(図13)．

Step 4 内眼角部皮膚に入割：三角弁をはめ込むための割入れをする．この際，最も注意しなければならないことは，割入れをする位置である．内眼角の位置を微調整して上気味にするか，下気味にするかを決める(図14)．

★これは吊り上がったきりっとした目が好みか，優しい目が好みか，の違いによる．

Step 5 三角弁部位の皮膚縫合：7-0ナイロン糸にて，三角弁部位を縫合する．三角弁の先端を縫合した糸だけは長く残してテープで留めておく(図15, 16)．

Step 6 下眼瞼部の皮膚縫合：この部分は7，8mm程度であるから，2針で済ませる．

Step 7 切開式重瞼術のための皮下縫合：睫毛内反を矯正するために，睫毛側皮弁を4〜5針皮下縫合(図17)．

Step 8 重瞼術の皮膚縫合：4針ブレードシルク糸で縫合し，残りは連続縫合でもよい(図18, 19)．

3. 術後ケア

1) 手術翌日のチェックで，血腫のないことを確認．
★疑わしいときは局麻下に抜糸して血腫除去．
2) 術後1週間目に抜糸(図20)(この日には三角弁の先端のみ残して，3日後に抜糸すると安全である)．
3) ケロイド予防のためにリザベン®を1ヵ月内服してもらう．ケロイド体質がわかっていれば，3ヵ月は内服が必要(図21, 22)．

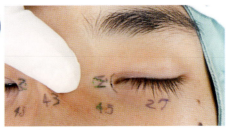

皮切のデザイン②
次に鼻根部皮膚を最大限中央に引き，その状態での内眼角部の接線上にラインを描く．このラインは下方はできるだけ10mm以内でM字のラインの延長線に達するデザインとする．上方は予定の重瞼線まで延長する．

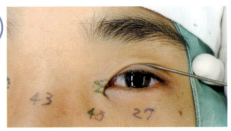

皮切のデザイン③
上眼瞼の皮膚切除幅は通常の切開法の皮膚切除量に準ずる．

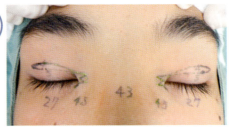

皮切のデザイン④
皮切のデザイン完了．上眼瞼は睫毛上縁から5mmのレベルから最大4mm幅切除することにした．

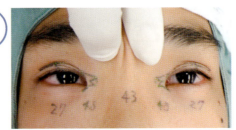

皮切のデザイン⑤
デザインが完了した開瞼状態．

10 ● 目頭切開術

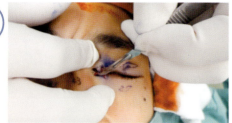

図9 皮切の開始
メスを入れるのは，まずM字デザインの部位から．

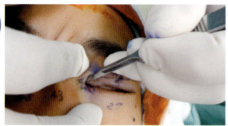

図10 蒙古ひだ部位の皮切
M字部位の次に蒙古ひだ部位の皮切（先に蒙古ひだ部位の皮切を行ってもよい）．
★この目頭部位の皮切は，一気に深く切らないで，浅くメスを入れる．

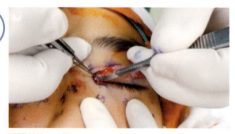

図11 目頭部位の皮切
★内田法のデザインで目頭部位の皮切を行う場合，M字の三角弁にできるだけ皮下の軟部組織を付けた状態で．

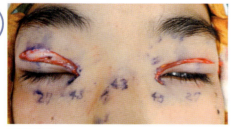

図12 皮切の完了
不要な軟部組織を切除した状態．

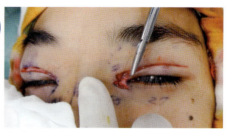

図13 内眼角靱帯の縫縮
7-0ナイロン糸にて内眼角靱帯を縫縮する．
★3mm以内の幅の目頭切開であれば，この操作は省略してもよい．

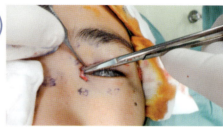

図14 内眼角部皮弁の入割
三角弁が落ち着く（はまり込む）べきスペースを作るために，キルナー剪刀にて内眼角部皮弁に入割する．

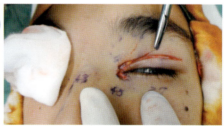

図15 三角弁の縫合
7-0ナイロン糸にて三角弁を縫合する．三角弁の先端，基部の縫合を先に行う．

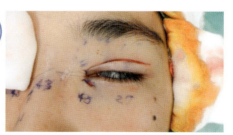

図16 三角弁の縫合完了
三角弁の3つのコーナーの縫合に加えて，三角弁の1辺の中央部も1針ずつ追加する．また，重瞼線がしっかりと付くように，睫毛側の皮下を3針中止めする．

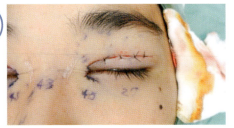

図17 上眼瞼部のアンカリング
4〜5針のアンカリングを7-0絹糸にて行う.

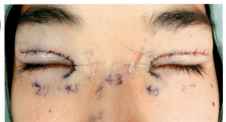

図18 皮膚縫合終了
7-0ナイロン糸にて連続縫合して, 手術は終了.

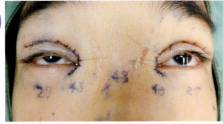

図19 皮膚縫合終了　開眼時
手術終了後の開眼状態. 局所麻酔による腫れも手伝って十分に開眼はできないが, 大丈夫である.
★この時点では三角弁の縫合状態を見ると, きれいな内眼角が形成されているようには見えない.

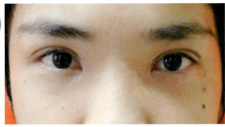

図20 術後1週間目
抜糸終了後.
★術後1週間目の時点で, 三角弁の下方の基部が内眼角点となり, きれいな内眼角を呈している. Z形成術をしなくても, 内田法で十分に正常な形状の内眼角形成が可能であることがわかる.

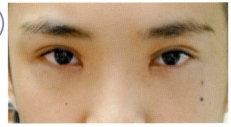

図21 術後3ヵ月目
ほとんど腫れは消失している. また, 正常な内眼角が形成されている.

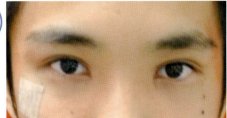

図22 術後5ヵ月目
術前の計測では瞼裂幅27mm, 内眼角間距離43mm. もし, 仕上がりを1:1:1にすることにこだわると, 5mmずつ切開して32:33:32とする必要がある. しかし, このケースでは4.5mmずつ切開することにした. 日本人は顔面が平面的であるため, 少々目と目の間が広めの方がバランスが整って見える.

症例2 切開式重瞼術を同時に行ったケース

解説：目と目の間が広く、腫れぼったいので、はっきりとした目にしたいという希望で来院。顔立ちもはっきりしているので、目頭の蒙古ひだのことを説明し、その切開も同時に行うと、よりはっきりとした目になると言うと本人もその気になった（図1）。

★ 筆者は目頭切開をあまり積極的に勧めることはしない。否、目と目の間隔が広すぎることを気にしていない人に、目頭切開は医師側から勧めてはいけないと考えている。気にしていない人に勧めると、もし変化が大きすぎた場合に、患者の方がその変化を受け入れることができなくて、かえって困ることになるからである。

☞ Supplement 3

1. 手術方針

1) もともと大きい目ではあるが、重瞼でパッチリとした目にする。そのためには、皮膚も5mm程度は切除し、外側の脂肪も取る。
2) 蒙古ひだがない方がより美しくなるので、同時手術を行う方針とする。

2. 手術の手順

デザイン

目頭は3mm切開で蒙古ひだを取る。

☞ Supplement 4

切開法の重瞼術は睫毛上縁より6mmで、最大6mm幅切除のデザインとした（図2）。

麻酔

症例1に同じ。

手術

症例1に大体同じstepで手術（図3）。
外側部位で眼窩脂肪をかなりの量を摘除した。

3. 術後ケア

症例1に同じ（図4, 5）。

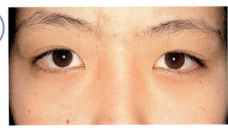

症例2［22歳女性］ 術前
目は大きい方ではあるが、目と目の間隔が広く、もう少しはっきりとした目にしたいということで来院。

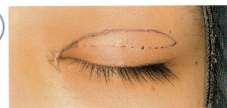

デザイン。目頭部位は3mm幅切開することに。また、切開法での重瞼術は睫毛上縁より6mmの位置で切開し、それより上方の皮膚を最大幅6mmで切除することにする。

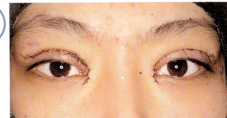

縫合終了時の状態。手術では眼窩脂肪も適量摘除した。

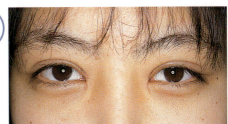

術後2ヵ月目の状態

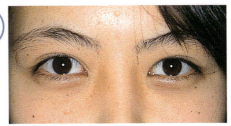

術後2年の状態。目と目の間隔はうまくバランスがとれていてインパクトのある目になっている。

本手術法のキーポイント

1) 日本人女性は目と目の間隔が少々離れ気味（眼瞼幅よりも広いという意味）が可愛いもの，若く見えるものだということを心得ておくこと．
2) 内田法では，三角弁の基部の幅は3mmを原則とする．
3) 内田法では，三角弁基部から下眼瞼へかけての切開線は極力短くする（普通7mmで，10mmを超えたくない）．瘢痕を目立たせたくないからである．
4) 内田法では，三角弁基部から上眼瞼へかけての切開線はほとんど水平方向に進み，切除する皮膚の面積を極力少なくする．多くすると内眼角の角度が広くなりすぎ，不自然な眼瞼の形状になる．
5) 切開式重瞼術を併用する場合も，あくまで2つの手術を同時に行うものと認識し，目頭まで切開する重瞼術とは考えない．
6) 「寝ている子を起こしてはならない」，つまり，本人の自覚がないのに，この手術を勧めてはならない．印象の変化に本人がついていけずに悩みが増すことがあるからである．
7) ケロイド体質がある場合は，瘢痕がきれいに治らないことを了解しておいてもらう．

術後起こり得ることと対処法

Usual

1. 瘢痕が目立つ
   当然避けられない．しばらくは赤みが目立つことになる．
2. 腫脹
   腫れはあまり強くない．いずれもW/S（wait and see）にて消失する．

Sometimes

肥厚性瘢痕・ケロイド
   これが生じると患者にとっては不満を言いたくなる面白くない状況であるが，ケロイド体質からくるものであるから，やむを得ない．事前にこの体質のことを患者が自覚していれば，予防のための内服（リザベン®）を処方しておけば，多少は瘢痕の目立ち方が少ないが，わからないと言われたときは，この目立つ瘢痕のできる可能性について説明し，1ヵ月間は予防的に処方．いずれにしても，本格的なケロイド体質ではどうしても肥厚性瘢痕は生じる．治まるのを待つしかない．

Rare

1. under correction
   これはデザインのうえで，切開する幅が足りないことで起こる．日本人女性は少し目と目の間隔が広いくらいの方が可愛さがあっていいものだということを，術前に言っておくこと（術後に言っても言い訳にしか聞こえない）．それでも物足りないという場合は2ヵ月以上待ってから，再手術．

2. over correction
   ①皮膚の切除しすぎで起こる（本文のデザインの項を参照）．beginner's pitfallでもある．内眼角部位の角度が広すぎるため，形状が不自然に見える．これはクレームをつけられたら，完全にアウトである．内田法を好まない人はこういうことが起こるのを嫌うためと思われる（Z形成術を応用する場合は，皮膚をほとんど切除しないのでこういう心配がない）．
   ☞ Supplement 1
   ②切開幅が広すぎた場合に起こる．ほとんどが適応の誤りの場合が多い．修正術は古川の優れた方法があり，この術式に極まれり，という感じである（☞第3部-5）．ただし，この手術法は細密さを要するため，マイクロ手術の経験か，眼

瞼手術の修正術に広い経験のある人でないと無理．簡単に治せる代物ではない．

③術前，術後の変化が大きすぎて（これはきれいになりすぎてと言うべきかもしれない），患者の方が受け入れてくれないという事態．客観的にみれば非常にきれいな眼瞼になった状態でも，患者がその変化についていけないことがある．こちらが勧めて行った手術であった場合は，なおさら患者の被害者意識は倍加する．患者をなだめて説得するか，元に戻すか，後は医師の誠意と努力による．

☞ Supplement 3

3. 内眼角部の形状の変形

内田法での三角弁の基部の幅が広すぎたり，他の方法でのデザイン上の不備があったりして，術後内眼角部の形状が変形したと言うべき状態となる（主に内眼角部のカーブが鈍で不自然）．

回復手術は難題であるが，行うとすれば古川法，またはそれに近い方法で修復するべきであろう．

Very rare

1. 壊死

内眼角に入れ込む幅3mm，長さ3mmの三角弁の壊死が起こることはまずないはず．しかし，それが起こるとすれば，手技上の問題で，三角弁の皮下組織を付けずに無理に緊張を加えたことによるものであろう．

☞ Supplement 2

2. 鼻涙管損傷

鼻涙管が近くにあることは当然である．もし，それが損傷されることがあるとすれば，技術の粗雑さによるとしか考えられない．

Supplements

Supplement 1

内田法のデザインについて

筆者は目頭切開法を他の方法でもトライしたことはあるが，結局内田法に勝るものはないと考え，もっぱらこの方法で手術をすることにしている．ただし，変法と言わないまでも，筆者なりに細部に工夫は加えている．欠点となり得ることと言えば，内眼角部の三角弁基部による垂直の輪郭である．しかし，その垂直的輪郭に少し傾斜をつけることは，デザインの工夫で可能である．そこで，三角弁の上か下かどちらを本当の内眼角にするかによって，三角弁の基部のポイントを0.5mm内側に付ける工夫と，三角弁を引き込む方向を調節することによって，基部のどちらかを本当の内眼角点にすることができるわけである．かように内田法を守る者として（これこそは好みの問題であるが），細かい工夫とpitfallに落ちないための基本的注意点（三角弁の両サイドの皮膚は極力捨てないという掟）を守りつつ，この方法を続けていくつもりでいる．

Supplement 2

皮弁の壊死について

もし，内田法の手術で三角弁が壊死に陥ったとしたら，それは手術の手技上の問題があることは間違いない．しかし，手術で思いもよらないunfavorable resultを招いたとしたら，たった1つの原因ではなく，他に何か悪い要因があって，それが重なることによって，まれなる結果が出るのではないかと思う．例えば，三角弁が壊死したとしたら，患者が糖尿病で，おまけにヘビースモーカーで，内緒でタバコを吸っていた．それに手術がまずく，三角弁の皮下組織をほとんど付けずに，しかも皮弁の血行のことを無視して縫合した，というようなことが複合的に作用して，普通では考えられない結果が出るということである．要するに，「不幸な結果には必ず複数の原因が作用する」ということである．

したがって，きわどい操作が必要な手術では，せめて術後1週間位は，絶対に禁煙を守らせるようにしたいものである．筆者は，フェイスリフト手術や植皮術などの術後は，脅しをかけても（不幸な実例を話す）禁煙を守らせることにしている．要するに，患者と医者の心のコンタクトの問題，医者の熱意の問題である．おかげで完全にタバコをやめることができたと感謝されることもあるのである．

Supplement 3

目頭切開術の適応について

筆者はこの目頭切開術を無理に勧めることは絶対にしない方針である．それは2つの理由がある．変化が大きいこと，ケロイドのことの2つである．

1つ目は，あまりに術前，術後の変化が大きいので，確かにきれいにはなるけれどもその変化に意識の上で患者がついていけない可能性があるということ．2つ目は瘢痕が肥厚性となり，目立つことを悩む可能性があることである．

これらのことは，本人が「目頭切開」ということを自分の意思で望むような状況であったならば，十分に納得できるのであろうが，自分では考えていなかったのに，医者に勧められてやった結果となると，事態が変わってくる．美容外科的な観点からすると，蒙古ひだが顕著で，目と目の間隔が広すぎるのを目頭切開術で矯正することは悪いことではないのである．しかし，かなりのイメージチェンジを招く可能性があるだけに，患者本人が十分に納得している必要がある．このことは非常に重要である．患者は非積極的な状況で招かれた結果が，自分の思っていたものでないとなったときに被害者意識が俄然強くなる．

たとえ術者の方が，患者のためを思ってやってあげたことであったとしてもだめなのである．

また，他院で目頭切開術を受けたという患者で，目と目の間隔が狭くなりすぎ，逆に顔の中央に目が寄ってしまっているように見える場合がある．これは蒙古ひだがあるというだけで，重瞼術と一緒に目頭切開も併用して手術をされてしまった結果である．蒙古ひだがあっても，目と目の間があまり広くはない場合は，手術の適応ではない．このことは十分に美容外科医としてわきまえておくべきことだと思う．

目頭切開を併用すると手術料を上乗せできるから，という発想で手術を強制されたとしか考えられないようなケースにお目にかかることがしばしばである．患者に聞くと，「目頭切開もした方がよいと勧められたから」という返事が返ってくる．内心誠に腹立たしい思いをすることがある．こういうケースはチェーン展開をしている美容外科に多いことも事実である．

筆者は，目頭切開を「すればいいのになぁ」と思った患者でも，よほど十分なコンタクトがとれた状況になってからしか勧めないことにしている．また，患者に十分な「考える時間」を与えることにしている．美容外科医はそれくらい慎重であっていいのだと思う．

ここをこう治したら，とても良くなるのにと前から思っていて，ある程度患者の信頼度が増したと判断して，控えめにおそるおそる勧めた手術が患者に大満足をもたらして，「こんないいことならもっと早く教えてくれればよかったのに」と患者から笑顔でにらまれることこそが，最高に嬉しいクレームだと，筆者は思っている．

Supplement 4

目頭切開術の計測値と逆戻り現象について

目頭切開術で3mm幅を切開というときの計測値は，通常，普通に閉瞼した状態での長さを意味するものである．これは重瞼術での睫毛上縁からの幅を何mmとするという場合とは違うため，戸惑いを感じる人がいるかもしれない．

しかし，上眼瞼の場合は，皮膚の状態によって，普通の状態と皮膚を伸ばした状態とでは，大きく違うことが多いため，計測値となるとそのように統一しないと，結果が大きくずれてしまうのである．

それに引き換え，目頭切開術では大体若い年齢の人に行うことや，見かけ上の切開幅が変化することが問題であることから，皮膚を伸展した状態ではなく，普通の状態での切開幅で考える方が自然であるため，「伸展状態で云々」という言い方はしないのである．

ただ，計測値が3mmで切開ということで目頭切開術を行ったとしても，結果的には2mm程度しか切開したことになっていないことが多い，それを逆戻り現象といっているが，残った皮膚が伸びるためにそのようなことになるのである．

このことはまだ美容外科の学会でもあまり問題にはなっていない．それは，症例数が重瞼術に比べてあまりにも少ないことと，日本人女性は目と目の間隔が少し広い方が可愛く，またベビーフェイスで，若く見えるために問題にならないからである．

11 睫毛内反症手術

Introduction

1) この手術を必要とする人には2つのタイプがある。先天的に睫毛が内反している場合と，加齢と肥満によって瞼が緩んできて，睫毛が眼球に当たるようになった場合である．
2) 睫毛の内反している部位で，上眼瞼ではいかに皮膚を引き上げ，また下眼瞼ではいかに皮膚を引き下げて，睫毛の向きを眼球角膜から離れる方向に持っていくかを考える．
3) 切開縫合線の位置が睫毛から約3mmで目立たず，美容外科的にも満足できる部位であることが必要である．睫毛から1～2mmという距離では狭すぎて内反が再発する可能性が高く，また5mmもの広さになると瘢痕が目立つことになるため，注意しなければならない．
4) 内眼角付近に睫毛の内反が強いケースでは，蒙古ひだが内反の解除を妨げている場合が多い．その場合は目頭切開術を同時に行う必要があり，それを行わないと，すぐに睫毛の内反が再発する．

術前カウンセリングの指針

1) これは明らかに病的症状を解消する手術であるから，その睫毛内反の部位をはっきり確認しておくこと．
2) 重瞼線の幅についての希望を確認するが，「参考までに」という程度であること．目的は内反症の解消であるから．
3) 下眼瞼の場合は術後二重瞼のくびれができるため，1，2ヵ月間は不自然なラインに見える．
4) 重瞼線は必ずしも希望通りにはならない．あまり幅が広い重瞼線は不自然になる．
5) 最内側や最外側部分の睫毛内反や睫毛乱生症については，毛根を取り除かないと症状が解消できないことがある．

症例1　他院にて両上下眼瞼睫毛内反症手術を受けるも再発したケース

解説：この20歳女性は，他院にて2年前に上下とも，睫毛内反症の手術を受けているが，半年で再発した（図1）．下眼瞼の睫毛内反症の手術を希望して来院した．

1. 手術方針

1) 手術はより確実な方法で行う必要がある．
2) 前回他院で受けた，縫合法で引き下げるだけの方法では，再発する可能性が高いので行わない．

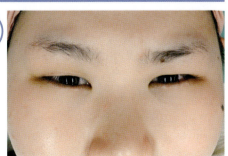

症例1　[20歳女性]　術前
2年前に他院にて両上下眼瞼睫毛内反症手術を受けるも，再発した．

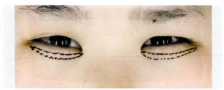

図2 皮切のデザイン
睫毛下縁から2〜3mm幅切除のデザインとした.

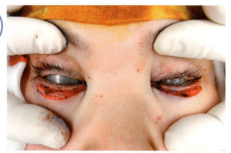

図3 皮膚および眼輪筋切除
皮膚切除の後，下層の眼輪筋の一部を切除する．睫毛側の皮下には眼輪筋を残す．

2. 手術の手順

デザイン

1) 睫毛下縁から2.5〜3mm下方から，切除幅を最大2〜3mmは切除する（年齢によって緩みの程度が違うため，加減する）．
2) 睫毛の内反の強い部位ほど切除幅も必要である．

麻酔

眼瞼の麻酔注射はあまり痛くないものであるが，それでも，外側からゆっくりと注射する．

手術

Step 1 睫毛下縁の皮膚切除デザイン（図2）

Step 2 皮膚切開

Step 3 眼輪筋層の切開と眼輪筋の部分切除：睫毛側の皮下に，ある程度の眼輪筋を残すことが必要（図3）．

Step 4 瞼板の位置，深さの確認：下眼瞼の瞼板は薄くて幅も短い．眼瞼を翻転しながら確認する．

Step 5 睫毛内反矯正のための中止め：皮下に眼輪筋を残すと皮膚が下方に引かれて，睫毛の内反がより強く矯正される（図4〜12）．

Step 6 皮膚縫合：7-0ブレードシルク糸にて，5, 6針は皮下のアンカリングをしながら皮膚縫合する．残りはナイロンでもシルクでもよい（図11〜14）．

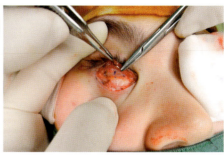

図4 睫毛側皮弁の皮下縫合①
眼輪筋の部分切除により，瞼板の位置を確認する．3点（または4点）皮下縫合の部位をマーキングし，皮下縫合を開始．

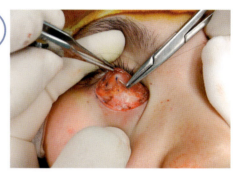

図5 睫毛側皮弁の皮下縫合②
皮弁側に糸をかけた後，瞼板に糸をかける．

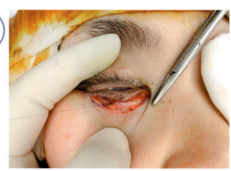

図6 睫毛側皮弁の皮下縫合③
皮下縫合糸の結紮．

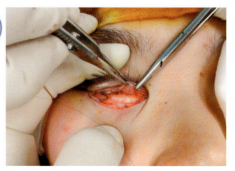

図7 睫毛側皮弁の皮下縫合④
2ヵ所目の縫合開始．睫毛側に糸をかける．

11 ● 睫毛内反症手術

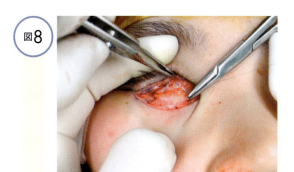

図8 睫毛側皮弁の皮下縫合⑤

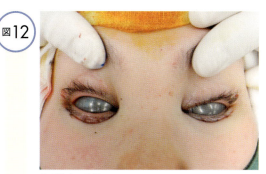

図12 皮膚縫合の開始
皮膚縫合は7-0ブレードシルク糸にて，皮下にアンカリングをしながら縫合する．

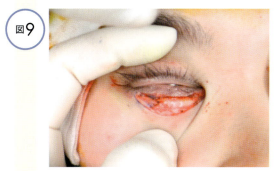

図9 睫毛側皮弁の皮下縫合⑥
2ヵ所目の皮下縫合終了．

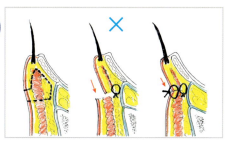

図13 睫毛内反の矯正が不十分な状態のシェーマ
睫毛側の眼輪筋を取りすぎると，中止めをしたとき睫毛側の皮膚は十分に下方に引き込まれない．つまり睫毛は下方に向かない．

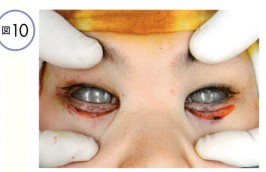

図10 睫毛側皮弁の皮下縫合終了

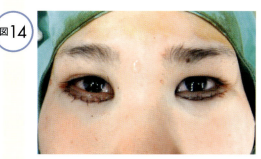

図14 皮膚縫合の終了
7-0ブレードシルク糸にて2.5〜3mm間隔で1層縫合であるが，アンカリング縫合する．

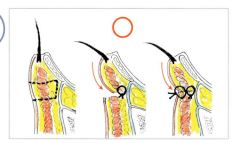

図11 内反の矯正断面のシェーマ
睫毛側の皮下に眼輪筋が残っている方が，睫毛側皮弁は強く下方に引っ張られ，睫毛は内反が矯正され，下方に向くようになる．

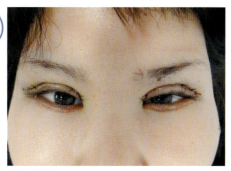

図15 術後2週間目
上眼瞼の睫毛内反症の手術を遂行．

133

3. 術後ケア

1) 切開式重瞼術の術後ケアと同じ (図15〜17).
2) 手術直後はやや圧迫固定をしておくが, 翌日からはドレッシングなしでよい.
3) 高齢者の内反症手術では, 術後24時間ドレーンを挿入しておくのが安全.

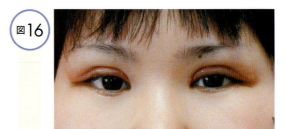

上眼瞼の術後1週間目　下眼瞼の術後3週間目

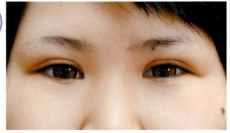

下眼瞼睫毛内反症術後　3ヵ月目

症例2　上下の睫毛内反症に目頭切開術を同時に行ったケース

解説：両上下眼瞼の睫毛内反症で, なおかつ蒙古ひだも顕著である. そのため, 目頭切開術を同時に行うべき症例である (図1).

1. 手術方針

1) 両側同時に手術をする.
2) 目頭切開の処理をする.
3) 眼瞼のイメージが変わるが, きれいに変わる.
4) 睫毛内反の再発が起こらないように手術をするには, 目頭切開を併用するのが賢明である.

2. 手術の手順

デザイン

1) 下眼瞼睫毛下縁から3mm下方から, 幅を最大2mm切除する (図2).
2) 目頭切開の幅を3mmとして, 内田法のデザインで手術をする (図3).
3) 上眼瞼の皮膚切開は, 睫毛上縁から4mmのレベルで, 通常の切開式重瞼術の際の切除幅の決め方で3mmとした.

麻酔

眼瞼の麻酔注射は通常, 外側からゆっくりと注射する.

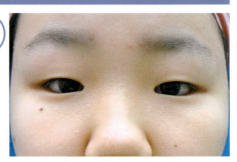

症例2　[18歳女性]　術前
両側上下眼瞼睫毛内反症に加えて蒙古ひだが顕著である. 手術方針としては, 単に上下の内反症手術だけでは内眼角寄りの睫毛内反を完全に矯正することができないため, 目頭切開術を同時に行うことにする.

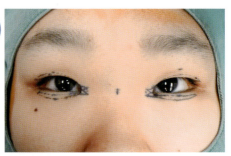

皮切のデザイン①
下眼瞼の皮切ラインは, 睫毛下縁から3mmのレベルから最大2mm幅.

手術

Step 1 皮膚切開：まず，目頭切開の内田法の三角弁部位の皮切から始める．その延長で下眼瞼，次いで上眼瞼に移る．

Step 2 下眼瞼の眼輪筋層の切開と眼輪筋の部分切除：睫毛側の皮下に，ある程度の眼輪筋を残すことが必要．

Step 3 瞼板の位置，深さの確認：下眼瞼の瞼板は薄くて幅も狭い．

Step 4 睫毛内反矯正のための中止め：皮下に眼輪筋を残すと，皮膚が下方に引かれて睫毛の内反がより強く矯正される．

Step 5 皮膚縫合：7-0ブレードシルク糸にて，5，6針，皮下のアンカリングをしながら皮膚縫合する．

Step 6 上眼瞼の睫毛内反症の手術：皮膚および眼輪筋の部分切除．

Step 7 その他の軟部組織の部分切除：眼窩脂肪の一部も切除．

Step 8 睫毛側の皮弁の中止め：原則として7-0ナイロン糸で3針．

Step 9 皮膚縫合：ブレードシルク糸で4〜5針，アンカリング縫合の後，皮膚は7-0ナイロン糸で連続縫合（図4〜6）．

3. 術後ケア

1) 切開式重瞼術の術後ケアと同じ（図7〜14）．
2) 手術直後はやや圧迫固定をしておく．
3) 1週間後，抜糸（図8）．

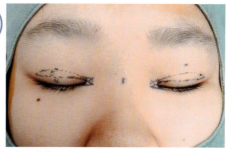

図3 皮切のデザイン②
上下眼瞼の皮膚切除と目頭切開術のデザイン（内田法）．目頭切開幅は3mmとした．上眼瞼の皮膚切除は最大3mm．

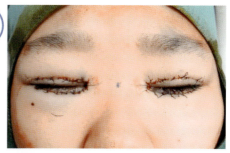

図4 手術終了（閉瞼状態）
手術は切開式の重瞼術に準じて，また内眼角部は目頭切開術の手術法に準じて施行した．

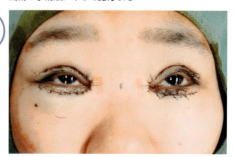

図5 手術終了（開瞼状態）
上下の睫毛内反症がある場合，内眼角部の処理も同時にすることで，内反症の手術の効果がより確実になる．

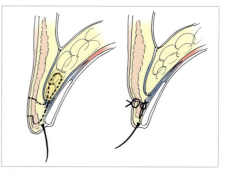

図6 手術のシェーマ
睫毛内反の矯正ができたところ．皮膚切除の後，瞼板に睫毛側の軟部組織をアンカリング縫合すると，睫毛の向きが矯正される．

第2部 ● 基本手術 Primary operations

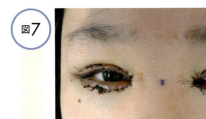

図7 術後翌日の状態
腫脹の程度は軽度で，血腫形成の心配はない．

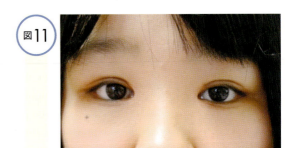

図11 術後3ヵ月の開瞼状態
眼瞼の状態はほとんど不自然さがなくなっている．睫毛の内反も矯正された．

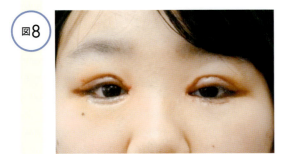

図8 術後1週間目の状態
術後1週間で抜糸も終了した．

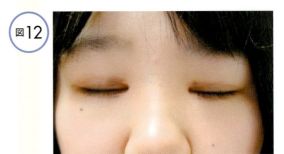

図12 術後3ヵ月の閉瞼状態
自然な状態で軽くメイクすれば，瘢痕はわからない．

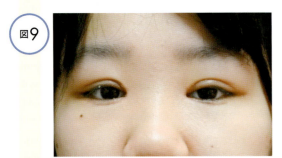

図9 術後1.5ヵ月の開瞼状態
下瞼の術後のくびれも軽度になってきている．

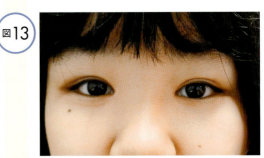

図13 術後5ヵ月の開瞼状態
睫毛内反は矯正されている．目頭切開の効果もあって，眼瞼の状態が自然な形態に落ち着いている．

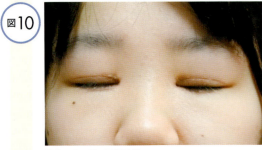

図10 術後1.5ヵ月の閉瞼状態
瘢痕の赤みはまだあるが，腫脹はほとんど消失している．

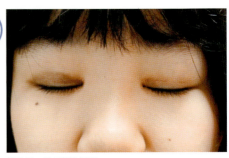

図14 術後5ヵ月の閉瞼状態
瘢痕も目立たない．

本手術法のキーポイントと総括

1) 睫毛の内反を確実に解消すること．
2) 美容的にも満足できる重瞼線をつくる．
3) 下眼瞼の場合は，2ヵ月間，重瞼線のようなくびれが残るのはやむを得ない．

術後起こり得ることと対処法

Usual

腫脹

血腫でなければ問題はない．

Sometimes

1. **血腫**

術後2，3日で存在がわかったらすぐに除去する．

2. **不自然な重瞼線**

やむを得ない場合が多い．とにかく待って，不自然さが消失するのを待つ．

Rare

睫毛の外反

内反を解除するべく過矯正したために起こる状態．待って解消されそうなら，待つ．患者との信頼関係が保たれているか否かで，気分も違ってくる．

Supplements

Supplement 1

下眼瞼の経結膜的眼窩脂肪除去手術について

下眼瞼の眼窩脂肪の張り出し状態に対して，経結膜的に眼窩脂肪を抜き出し摘除する方法が患者にうけているようである．しかし，筆者のところには，その手術を受けたために下眼瞼のくぼみが目立つだけの結果をもたらし，そういうクレームをつけると脂肪注入で回復させるしかないからと，岐阜のクリニックに行くように勧められて，はるばる遠方からやって来た患者がこれまでに何人もいる．それらの患者の，手術前の写真を見せていただくと，皮膚の緩みがほとんどない状態で，「私なら脂肪注入術を勧めるであろう」と思われるケースがほとんどなのである．

下眼瞼は普段あまり気にかけないでいる人が圧倒的に多いのであるが，この部位は知らないうちにのび寄る加齢現象がある．それは先に説明した眼窩脂肪の張り出しよりも，下眼瞼下部の凹みである．細かいちりめんじわに気を取られている間に，全体が「床落ち」している状態なのである．これにはやはり脂肪注入が最適である．

下眼瞼の除皺術の術後，わざわざ脂肪注入を追加するケースも多いくらいである．眼窩脂肪を抜くだけで皮膚のたるみが気にならなくなるようなケースは，逆に脂肪注入術だけでも十分に良い結果を得られると筆者は考えている．

現在のところ，筆者が下眼瞼の経結膜的除脂術を行わない理由はそこにある．

もちろん，その方法がちょうどよいという症例もあるとは思う．しかし，下眼瞼除皺術でしっかりと眼窩脂肪も除去して，眼輪筋や眼窩隔膜の縫縮も施したのに，1年も経つとまた眼窩脂肪だけが張り出してきたというケースを見たりすると，裏側から脂肪を抜いても一時的な効果しかないのでは，と思いたくなるのである．

「業師技に溺れる」という諺があるが，経結膜的眼窩脂肪除去術は筆者にはそういう「技」のように思えて仕方がない．われわれは常にこのことも1つの戒めとして，頭の隅に置いておくべきで，できるからといって必ずしもやってよいとは限らないのである．

第3部
Unfavorable results に対する回復手術

　幸いにして筆者は，北里大学にて美容外科外来発足当時（1978年）に診察を担当させていただいたおかげで，早期に美容外科のトラブル症例を多く拝見し，回復手術を行う機会を得ることができた．しかしそれは，形成外科の基本ができていればすべてに対応できるものでもなく，それ以上の技術を要する場合もあった．それほどに美容外科は高度の技術を要求されるのである．

　回復手術にもいくつかの公式がある．その自由に使いこなせる公式を多く持ち，それらをうまく使って難問を解いていくというやりがいが回復手術にはある（しかしそれは，自分が招いたトラブルであれば大きなプレッシャーとなり，やりがいなどとは全然意味合いが違ってくるが）．その公式とはすなわち，大半が形成外科の基本的手技でもあるのである．

　どんなトラブル症例でも，最初にそのような結果を出すために手術を行ったわけではないはずであり，どこかに「業務上過失」という落とし穴があったのである．それは術者が未熟であったことには違いがない．最大限の誠意を持って対処するべきである．眼瞼手術は美容外科の分野の中では最も複雑で，落とし穴がいろいろとある．しかし，原則を守っていればまず落ちることはない．

　第3部は回復手術の解説であるが，術者と患者がともに悲しむ（つまり，患者は怒り悲しみ，術者は苦しみ悲しむ）結果に至らないための原則を解説していきたい．

1 三重瞼を二重瞼に戻す回復手術

Introduction

1) 切開法による重瞼術または上眼瞼除皺術の際，確実な二重瞼を作ろうとするあまり，内部組織を切除しすぎてしまい，結果的に三重瞼状態を惹起することは往々にしてある．誰しも経験する可能性があるunfavorable resultであるが，三重瞼状態になってしまった場合の原因について考察すると，次の3つのことが考えられる．

　　① 眼窩脂肪を中心とした，軟部組織の取りすぎ
　　② 眉毛側の眼輪筋の取りすぎ
　　③ 余った皮膚の残しすぎ

2) 切開法による重瞼術にて，皮膚を切除することなく，単純に切開だけで軟部組織をあまり切除しない場合は，このような状態になることはまずないのであるが，皮膚の切除，さらには除皺術となると，このようなことが起こり得る．

術後あまり大きく開瞼せずに冷やしていたりしたことが原因で，術後2，3日目のチェック時に予期せぬくびれができて三重瞼に見えることはよくあることであるが，術後3日目からはできるだけ大きく開瞼するよう指導すると，一時的な三重瞼は消滅する．一時的な三重瞼は抜糸後遅くとも1週間で回復するものである．
術後3週間経っても回復しそうにない場合は問題である．

3) 早急に非を認めて回復手術を行うべきであるが，その方法としては，次のようなものがある．
　　A) 脂肪移植術
　　B) 脂肪注入術
　　C) 眼瞼除皺術で余った皮膚を切除

①，②が原因の場合は，A) またはB) が適当であるが，状況によってはA) の方が確実性がある．軟部組織の取りすぎということが自分にわかっていて，ほんの少し追加すればよいのであれば，早期に手を打つ簡単な方法としてはメスを使わずに縫合しなくてもよいということで，B) の選択が賢いかもしれない．
③が原因という場合は少ないが，そのときはC) の方法でよい．

術前カウンセリングの指針

術前カウンセリングにて手術方針は決定し，後は術前に手術方針の再確認をする．

1) 術前に観察しておくべきポイント
　◎ 三重瞼になった眼瞼の陥凹の程度
　○ 眼瞼皮膚のたるみの程度
　◎ 何が原因でそうなったかを見極める
2) 術前に聞いておくべきこと
　◎ どの程度気になるか，不満，悩みの程度
　○ どんな形状（重瞼幅と眼瞼のふくよかさなど）の眼瞼が希望なのか
　○ 開瞼幅は大きめか普通か
3) 術前検査
　状況に応じて視力検査，血液検査
4) インフォームドコンセント
　術後に起こり得ることについては，詳しく説明（後述）．回復手術の場合は必ず現状がなぜこうなっているのかを分析，説明したうえで，「だから，こうすれば回復する」と結論づけられるように説明する．

症例1　切開式重瞼術の後，三重瞼を生じたケース①

解説：某医にて2ヵ月前に，切開法にて重瞼術を受けたが，腫れが引いていくにつれて三重瞼状態を呈してきた．同医に相談しても，待てば良くなるという対応しかされず，不安ばかりつのるため，見切りをつけて来院した（図1）．

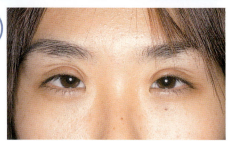

症例1 ［26歳女性］ 術前
2ヵ月前に某医で切開法による重瞼術を受けた．三重瞼は待っていても治りそうにないという気がして来院．明らかに軟部組織を取りすぎたために余分のくびれができ，三重瞼を呈している．

1. 手術方針

1) 待てば自然に良くなるか？　このケースではすでに2ヵ月も経っており，重瞼線より眉毛側の軟部組織を取りすぎたことが三重瞼線の原因とわかる．
   ★ 特に右側は早くもsunken eyeの様相を呈している．したがって，この状態で本当に待ち続けたとしても，重瞼幅が広い眼瞼陥凹症的二重瞼にしかならない．それならば，早期に軟部組織の容量を増しておいた方が賢明である．
2) 脂肪移植にて，眼瞼にボリュームを取り戻して，三重瞼を普通の二重瞼にする．
   ★ このケースの場合，脂肪移植で確実に回復させる必要がある．術後間もなくの悩みで来院しているからである．もしこのケースが術後1年も経っていて，メスを入れるのはいや，というようなケースとすれば，筆者は脂肪注入を選ぶ．
3) donorは通常通り，左の上腕内側とする．
4) 重瞼の幅については7mmあり，現状のままでは少し広すぎるということであったため，2mm程度なら同時に縮めることができそうであり，本人もそれを希望した．

2. 手術の手順

デザイン

皮膚切開線の位置を決めるのに右の重瞼線のレベルと対称的になるように計測し，ラインを引く．皮下（この場合は眼輪筋下）の剥離範囲をマーキング（図2）．

上腕内側部のdonorの皮切の方向は，ケロイド予防のため，軸に垂直方向とする．

麻酔

先にdonor部位の麻酔，そして眼瞼の麻酔．

当然，血管収縮剤の入ったものを用い，注射後は少なくとも3分間は待つ．

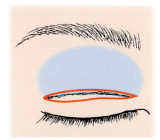

手術で行う皮膚切除範囲と，脂肪移植のための筋層下剥離範囲を示す．赤線は皮膚切除ライン，青く示した部位は筋層下剥離範囲を示す．

★ この脂肪移植手術の場合は，上眼瞼全体に麻酔を施すことになるため，最初は眉毛の下全域から注射して，その後，眼瞼全体に麻酔液を浸潤させる．

手術

Step 1 **donor部位から脂肪の採取，創の閉鎖縫合**：皮膚切除は原則として行わず，皮下脂肪は皮膚の直下，つまり皮下脂肪層の浅層を採取する．眼瞼の移植領域よりも原則として約1.5倍広く脂肪を採取する．採取した脂肪は，抗生剤入りの生理食塩水ガーゼにくるんでおく．

Step 2 **皮膚切開および皮膚切除**：皮膚のみ切除し，余分の軟部組織は取らない．

Step 3 **筋層の切開と垂直方向の拘縮の除去**：垂直方向の拘縮を取り除くには，スキンフックにて睫毛側を下方に引きながら，縫合部の瘢痕組織にメスにて数ヵ所に割を入れる（第3部-2，症例2，図7d〜f参照）．

★ 三重瞼の処理には，この垂直方向の拘縮（vertical contracture）をよく解除することが必要不可欠であ

る．その処理を怠ると，やはり三重瞼が残ることになりかねない．

Step 4 眼輪筋下層の剥離：あらかじめマーキングをしておいた範囲を，片方の手でスキンフックにて眼輪筋の下端を，皮膚面に対して垂直上方に引き上げておいて，メッツェンバウム剪刀にて眼輪筋の下層，つまり隔膜前結合組織層を剥離していく．

★ 正確にこの層を剥離できていれば，鈍的剥離で比較的スムーズに剥離できる．

予定の範囲が剥離でき，脂肪移植のスペースが確保できたと判断したら，丁寧に止血し，込めガーゼを挿入しておき，移植脂肪を準備する(図3)．

Step 5 脂肪の移植：予定の領域に広げてうまく脂肪が固定できるように，左右両端を含め3〜4ヵ所で固定する(pillow suture)(図4)．

★ この固定縫合の糸を深くかけすぎて開瞼を制限しないように，縫合の糸をかけるごとに最大開瞼させてみて確かめる(図5)．

Step 6 皮膚縫合：皮膚縫合の際に少なくとも3針は移植脂肪にもアンカリングを施す．

★ 脂肪が重瞼線の間際まで定着するため，三重瞼ができなくなる．

皮膚を完全に閉じて，手術の全工程を終了する．

3．術後ケア

1) 術後ケアとして最も大切なこと

①術後当日は，術後の出血を予防するために，うつむき姿勢，おしゃべり，笑うことを極力控えて，安静にすること．②眼窩周辺をよく冷やすこと．以上の2点に尽きる．笑うと多くの人は顔面が紅潮するが，それは顔面にうっ血状態を招くことになる．これはいったん血管収縮剤の効果もあって止血していた血管から，麻酔も収縮剤の効果もなくなった時点でうっ血状態になると，再び出血を促すことになりかねない．術後の血腫ができるのはそのような機序で動脈性の出血が起こることによる．

★ 特に移植の場合は，血腫とまではいかなくとも，移植脂肪の生着に大きな障害となるので注意を促す．

2) 術後処置

原則として，術後2日目に消毒ガーゼ交換．5日目，または6日目に抜糸(図6)．

図3
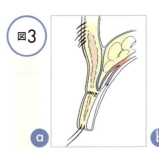
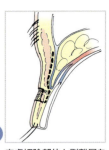

ⓐ 術前の状態のシェーマ
眼窩脂肪を含む軟部組織の取りすぎによるsunken eyeの状態である．

ⓑ 皮膚切除部位と剥離層を示す．
★ 極力余分の組織を捨てない．

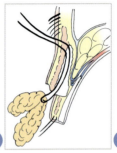
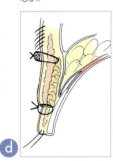

ⓒ 筋層下剥離したスペースに移植脂肪を6-0ナイロン糸にて誘導するところ．

ⓓ 移植脂肪の縫合を終了した状態．

図4
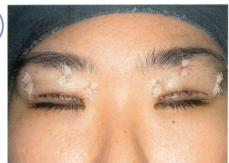

手術終了時の状態
普通に閉瞼してこの状態まで閉じることができれば，完全に閉瞼可能と判断してよい．

図5
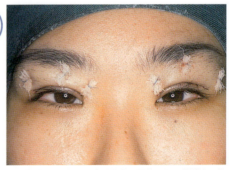

脂肪移植終了時の開瞼が十分に可能である状態ということがわかる．

1 ● 三重瞼を二重瞼に戻す回復手術

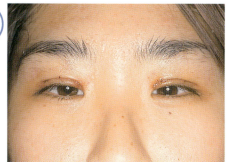

術後 6 日目　抜糸終了時

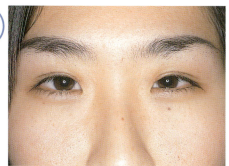

術後 2 ヵ月半の状態で，三重瞼はうまく解決されている．

7日目からはアイメイクを許可．
3）術後の経過観察
手術直後，抜糸直後，術後3週間でこの手術の成果は判定できる．

4. このケースのその後

術後2ヵ月目，患者は結果に満足しているが，さらにきれいになりたいと，目頭切開術を希望した．今回は重瞼ラインはそのままに，目頭切開のみ施行した．

目頭切開術を施すことによって，眼瞼はさらにすっきりと，美しさを増した．以前は少々眠そうな目であったのに対し，目の輝きが増して，目の印象が強くなったように見える（図7～10）．

★ 筆者は自ら患者に目頭切開術を勧めることはしないことを信条にしているが，希望する人には，正当な適応であるか否かを診たうえで，適応があれば，手術を行うことにはやぶさかではない．

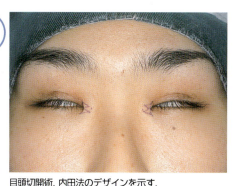

目頭切開術．内田法のデザインを示す．
本症例は前回の移植手術には十分満足したが，さらに「実は二重の手術がうまくいったら目頭切開のことも考えていた」とのことで，今度は目頭切開術を希望した．
筆者も美容外科医としては，そこまでやると本当はもう一段美しい目になるということは認識していたので，喜んで引き受けることにした．ただし，筆者はあくまで目頭切開術を患者が希望していないのに勧めることはしない方針である．

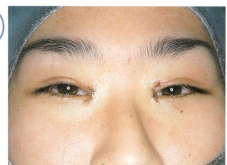

内田法での目頭切開術を終了した時点での開瞼

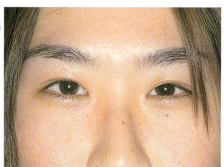

目頭切開術，術後 5 ヵ月目の状態
目頭，内眼角間幅ともに，バランスがとれている．

症例2 切開式重瞼術の後，三重瞼を生じたケース②

解説：25歳女性．アイプチで重瞼を作っていたが，思い切って切開法にて手術することを決心した．切開法にて手術を行ったが，右が三重瞼となった．1ヵ月待ったが解消される気配がなく，再手術に踏み切ることになった．自験例である（図1）．

1. 手術方針

1) 先の手術では中止めをしていなかったので，今度はしっかりと中止めをする．
2) 原因は軟部組織の取りすぎとわかっているため，何かで補充する．
3) 患者は限りなく奥二重の瞼にしたいという希望があるため，再手術ではさらに睫毛寄りに縫合線が来るように皮膚を切除する方針とする．

2. 手術の手順

デザイン
前回の手術での切開縫合線からさらに2mm狭く睫毛寄りとするため，皮膚を切除するデザインでいく（図2）．

麻酔
通常通りの局所麻酔．

手術
Step 1 皮膚切除：最大幅2mmで，皮膚のみ切除．
Step 2 皮下軟部組織を皮弁化：睫毛側の皮下を含めて起こし，縫合線からすぐ上方移動する形にして，そこにボリュームを付けるようにする．そうすることで，移植に頼らないで状況を回復させる（図3）．
Step 3 睫毛側皮下の中止め：重瞼のくびれの位置をはっきりとさせるため，三重瞼を消失させるためには特に重要な操作である．
Step 4 皮膚縫合：4ヵ所，7-0絹糸でアンカリング縫合，その他は7-0ナイロン糸にて連続縫合（図4～6）．

3. 術後ケア

術後6日目に抜糸終了．腫脹の消退も順調であった．

4. このケースのその後

三重瞼は解消された．前回より開瞼時の重瞼幅が狭くなり，本人も手術の成果に満足している（図7）．

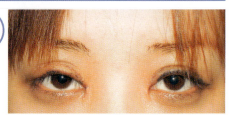

図1 症例2［25歳女性］術前
切開式重瞼術後1ヵ月経っても右の三重瞼の状態は消失しそうにない．手術直前の状態．

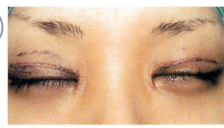

図2 皮切のデザイン
2mm切除する方針．

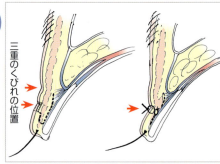

図3 手術の断面のシェーマ

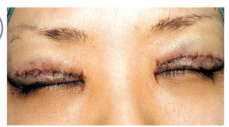

図4 皮膚縫合終了時 閉瞼状態

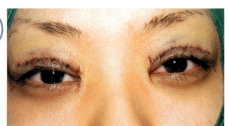

図5 開瞼時の状態

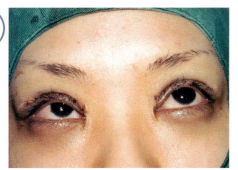

図6 最大開瞼時の状態

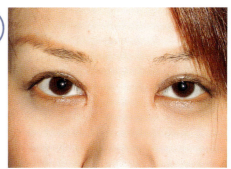

図7 術後1ヵ月目の状態
三重瞼は完全に解消されている．

本手術法のキーポイントと総括

1) 術後三重瞼の修正は，術後1ヵ月の時点で要否を判断する．回復の徴候がなければ，見切りをつけて修正手術を予定する．術後1〜2週間目の一時的な三重瞼は，自然消失して収まることもある．
2) 重瞼線の上方の軟部組織のボリュームを見て判断できる．
3) 重瞼線の上方の軟部組織を補うことで，三重瞼を解消することができる．しかし切開部位の眉毛側の拘縮（vertical contracture）を意識的に解消しないと，三重瞼を解消するための手術は思い通りには結果を出せないことが多い．
4) 原則的には，脂肪移植がベストであるが，軟部組織が厚い眼瞼であれば，早期に三重瞼のくびれの位置にステロイドを注射，だめなら脂肪注入を施してみる．それでも回復せず，1ヵ月経っても回復しない場合は，脂肪移植となる．
5) 移植脂肪は，約半分のボリュームになると予測してよい（もっと減少すると言う人も多い）．
6) 脂肪移植では，移植脂肪がずれないように，四隅にアンカリング縫合をする．

術後起こり得ることと対処法

Usual

1. **腫脹**
   程度に差はあるが，必ず起こる．血腫ができていないか注意して診る．
2. **縫合線の赤み**
   約半年かかって消退する．ケロイド体質の人はさらに時間がかかる．
3. **皮膚の知覚鈍麻**
   縫合線から睫毛にかけての皮膚知覚神経は，切開式手術で一時切断されることになる．再手術であるため時間はかかるが，約3ヵ月後にはほとんど知覚は正常に戻る．

Sometimes

1. **皮下出血斑**
   術後のoozingで生じるもので，比較的よく起こる．血腫（しこり）がなければ，2〜3週間で消失する．
2. **三重瞼の消失不全**
   ①補充した脂肪の容量不足，または②垂直方向の拘縮が十分に取れていなかったために十分な回復ができなかったものと判断できる．
   結果不十分となった理由を説明して再手術するしかない．原因が上記の2つのいずれによるのかを判断して，それに見合った対処をする．

Rare

1. 血腫

術後の出血により，手術の翌日には異常な腫脹と皮下出血斑で，開瞼不全を伴う．もし発見した場合は直ちに局麻下に抜糸し，血腫を除去し，出血のないことを確認のうえ創を閉じる．この操作を行わないと，脂肪は壊死する．また，血腫が器質化すると眼瞼下垂症状を残すことにもなりかねない．

★ 普通には起こり得ないことであるが，起こったとすれば，①出血傾向，②止血不足，③術後の不注意，つまりしゃべりすぎ，笑いすぎ，④姿勢不良，つまり手術当夜にうつむき姿勢で長時間読書や勉強をしたことなどが原因であろう．

2. 医原性眼瞼下垂

脂肪移植および脂肪注入の際，ボリュームが多すぎた場合，開瞼が障害されることで生じる．

脂肪注入では，誤って眼窩脂肪層に多量に注入してしまった場合にも，その危険性がある．脂肪注入術の際は深層に入らないように注意して，開瞼状態のまま眼輪筋層に入れるつもりで脂肪注入するのが安全な方法である．

★ 手術の際，麻酔によって挙筋の運動が麻痺していなければ，開瞼させれば十分に開瞼できるはずである．それを十分に確かめておけば，心配はない．pillow sutureの糸をかけるときも，その糸が邪魔をして開瞼しにくくなっていないかをしっかりと確かめておくことが必要である．

Very rare

感染

眼瞼手術では感染を起こすことはないと言っても過言ではない．もし起こすとすれば，重症の糖尿病など，全身状態が極度に悪く，感染に弱い状態にある患者を，しかも不潔な環境で手術した場合であろう．

Supplements

Supplement 1

わかっていながら，起こす三重瞼

切開法による術後のunfavorable resultとして起こす可能性の高い三重瞼という結果は，患者への思いやりがあだになる典型的な合併症と言える．腫れぼったい瞼をできるだけすっきりとさせてあげたい，という思いが強ければそれだけ，結合組織や眼窩脂肪などを多く切除して，より良い結果を出したいと考える．ところが，手術は局所麻酔で腫れ上がった状態で行うものであるから，その腫れた状態を見ているうちに，ついつい取りすぎるということが起こりやすくなるわけである．かつて筆者の尊敬する平賀義雄先生（旧平賀形成外科．眼瞼手術に関してはすでに気が遠くなるくらいの症例をこなしてこられたこの道の大先輩で，筆者はこの先生に少しでも追いつきたいという思いから，日夜手術に励んでいるのである）から，筆者の切開式重瞼術を評して「最もradicalな切開式重瞼術」と言われたことがあるが（重瞼線の消失が起こりにくい，より確実な手術法を目指すとこのようになってしまう），軟部組織の取りすぎには注意しているつもりである．

札幌の新冨芳尚先生（蘇春堂形成外科）も，事有るごとに，「上眼瞼の中央部の眼窩脂肪は取らないこと」と警鐘を鳴らしている．比較的近い将来に，その眼窩脂肪はボリュームを失う傾向が強いため多量に取りすぎると，数年後に「先生，三重瞼になってしまったじゃないの」と言って患者が帰ってくることになりかねない．美容外科医と患者との関係は，将来にわたって長いお付き合いになるのが理想であるから，一区切りついたときには，「またそのうちに気になるところが出てきたら来ますね」と言って別れるのが理想的である．そして，眼瞼の老化現象が意外に早くやってくるのはよくわかる．

筆者自身，若い人に施す切開式重瞼術でも，30年前に比べると随分，皮膚および軟部組織の切除量は少なくなった．若さに任せてのradicalさは，やはり次第に消失して，上品になってきたのかとも思うようになった．以前は，「中止めなど不要である」と言い切っていた筆者が，最近はちゃんと中止めもするのであるから，多分平賀先生が最近の筆者の手術をご覧になられたら，「先生もそれだけ年をとったのですよ」と言われそうだな，と手術をしながら思い出している今日この頃である．

Supplement 2

きわどい三重瞼の起こり方

三重瞼は，つまるところ，軟部組織の取りすぎが原因であるが，重瞼線の2mm位上方にできる余分のくびれ線は，できてしまうと厄介なものである．この三重瞼のできる機序については，本章にも図示したが，筆者は30年も前に苦労した経験があるので，もう一度ここに図示（右の図a〜d）しておきたい．要するに，重瞼線近くの眉毛側の軟部組織不足がこの余分なくびれの原因なのであるが，局所麻酔の落とし穴（つまり，麻酔の液でボリュームの増加した状態に惑わされて，ついつい取りすぎることがあり得る．初心者のうちは特にこういうことが起こり得るので注意されたい）にはまらないようにしていただきたい．抜糸の時点でちょっとそんな傾向が出ていて不安になることがあっても，抜糸が済んでしっかり開瞼できるようになったらそれが解消してしまうことは，最近でも時々遭遇することである．その予防法として，筆者が心掛けていることは，皮切の次に筋層に進むとき，まずは筋層をほとんど残すくらいに，下方下方へ（患者の足の方向へ）とメスを進ませながら深層へと進入することである．眉毛側でも睫毛側でもそのように進入するため，筆者は指導の際は「ここからは大名行列だよ」と言うことにしている．そのこころは，「下に〜下に〜と言って進むから」である．筆者自身，このステップでは気持ちのうえでそのように唱えながら行っている．そして，縫合のステップに入るとき，余分な眼輪筋と判断すれば，少々切除することになるのである．その際よく観察すると，切開したときの眼輪筋の残り方と，縫合直前の残り方を比べると全然違っており，最初の皮膚切除のときの状態ほどには眼輪筋は余ってはいないのである．これは，麻酔液の膨隆で眼輪筋が下方に押されていたのが，手術の経過に従って麻酔液も減少し，元に戻されて，それほど余ってはいない状態に見えているのである．それが麻酔液の膨隆による落とし穴となる所以である．したがって，皮切直後に垂直に進入すると，大抵取りすぎ状態になるのはこのような理由からである．筆者がこのことをくどく説明したのは，自身が苦い経験をしたり，ひやりと思ったりしたことがあるからである．しかし，どんなことが起こっても自分で回復手術をして，最後は患者と笑って別れることができるようにするのが当然の務めであると思う．

眼輪筋の上方を取りすぎた場合に起こる三重瞼の機序

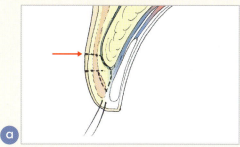

a 皮膚から垂直方向にメスを入れた場合，麻酔液で膨隆した状態でメスを進めると，結果的に，腫れが引いたときにはかなり上方にメスを進めていたことになる．

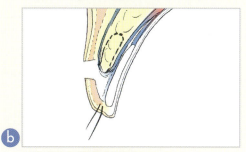

b 同様の操作で眼窩脂肪を切除．

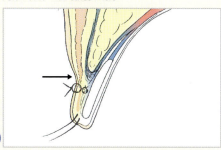

c 皮膚縫合をした場合，このとき眉毛側の皮下の眼輪筋は上方に引き戻され，縫合部の直下には眼輪筋がほとんどないという状況が生じている．

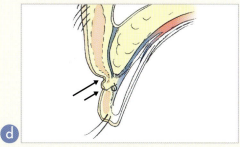

d 開瞼する際は，主に挙筋腱膜が上方に引っ張ることになり，ともすれば縫合ライン部位よりもこの上方で最も引きやすい地点を引っ張ることになり，結果として三重瞼を生じるということになる．

★軽症で済めば一時的な三重瞼で，3週間もすると予定の重瞼線のみに落ちつくこともある．しかし，腫れが引くほど三重瞼がはっきりしてきた場合は，皮下に脂肪移植をして軟部組織を補うしかない．

2 広すぎる重瞼幅を狭くする回復手術

Introduction

切開式重瞼術は，確かに埋没法と比べると雲泥の差と言えるくらい難しいと思う．しかし，原則を守ってきちんとやれば，それほど悪い結果は出ない．とはいうものの，眼瞼は動く組織であることを常に考えておかないと，患者が次に来院したときに，内心「あっ」と叫びそうになるような結果を招いてしまうことになるのである．

そこで，回復手術の原則を列記する．

1) **広すぎる重瞼幅の原因**は，①睫毛からの幅が広すぎるデザインであった，②皮膚の切除幅が広すぎた，③皮下軟部組織を取りすぎた，以上の3つしかない．したがって，その原因を見つけることができれば，対処方法を考えられる．ただし，これら3つが複数で絡み合っていることが多い．
2) **デザイン幅が広すぎる場合**は，狭くするべく狭い幅の位置で切開し直し，最初の手術の重瞼線から新しい切開線までの皮膚は切除することになる．しかし，この操作が一期的にできるとは限らない．重瞼線から眉毛側の皮膚と軟部組織に余裕があれば，狭くする分だけ皮膚を切除すればよいのであるが，組織に余裕がなければ2回，3回に分けて，しかも数ヵ月以上の間隔を開けて実行せざるを得ないこともある．
3) **皮膚を取りすぎている場合**は，皮膚がある程度伸展して余裕が出るまで待つ．
4) **軟部組織の取りすぎの場合**は脂肪移植によってボリュームを取り戻す．
5) 重瞼線レベルで，**眼瞼挙筋腱膜に引かれすぎて**，重瞼幅が広くなりすぎている場合，挙筋腱膜の影響を減少させることも考慮に入れる必要がある．その場合は，睫毛側皮膚が伸展しにくいように中止めをしっかりする．
6) **この回復手術を一期的にできる症例は少ない**．気長に回復手術を計画する必要がある．その際，患者との信頼関係をよく保てるよう，誠意を持って応対し，改善に努力するべきである．

■ 術前カウンセリングの指針

1) **術前に観察しておくべきポイント**
   - ◎ なぜそうなったのか，どういう状態なのか，原因を分析する
   - ○ 眼瞼の皮膚の余裕
   - ◎ 睫毛から重瞼線までの幅
   - ◎ 眼瞼下垂症状の有無
2) **術前に聞いておくべきこと**
   - ◎ どの程度気になるか，悩み，不満の程度
3) **術前検査**
   - ◇ 状況に応じて視力検査，血液検査
4) **インフォームドコンセント**
   - ◎ 何が原因で現状になったのかを理論的に分析し，説明する．それができれば，回復の道は開ける
   - ◎ 一期的に回復ができるか，できないか．できないなら，何回かかるか，またどれくらい待てばよいか

   本文の「術後に起こり得ることと対処法」を参考にして行う

2 ● 広すぎる重瞼幅を狭くする回復手術

症例1　radicalな上下眼瞼除皺術を受けていたケース

解説：某医にて上下の眼瞼除皺術を受けた．術後10ヵ月の時点で紹介されて来院（図1）．回復手術を請け負うことになった．患者に前医から術後の写真をもらってきてほしいと依頼した．写真が手元に届いた（前医の厚意には非常に感謝している）．手術直後の写真を見て一瞬驚いたが，初心者のうちは誰でもこんな手術をする可能性があるのだと思い直し，他山の石としないでここに供覧し，なぜこうなるのかを解説して，予防に役立てていただく一助としたい（図2～4）．

☞ Supplement 1～3

1. 手術方針

1) ①広すぎる重瞼幅を狭くする，②軟部組織の補充，③皮膚の余裕ができるのを待つ，これらが手術治療の目標となる．
2) 左眼瞼の現状がよりまずい状態である（患者は最初の手術で，かなり幅の広い重瞼を希望したことには違いないようであった）から，せめて左を右に近づける努力をする．
3) 脂肪移植はどうしても必要（図5）．
4) 重瞼線（前手術の縫合線）より睫毛側の皮膚は最大限伸展されているため，それを緩めてより自然な皮膚の状態に戻す．

2. 手術の手順

麻酔

0.5％のキシロカインE®で麻酔し，注射後は少なくとも3分間は待つ．

★ 上眼瞼挙筋の運動神経を麻痺させないために，低濃度（例：キシロカインE®なら0.5％）のものを用いる．

手術

Part 1 1回目手術（左眼瞼脂肪移植ほか）

Step 1 **皮膚切開**：眼瞼全体に皮膚の余裕がないため，皮膚の切除は行わないで切開のみとし，睫毛側の皮膚の緊張を解除する（ただし，目尻だけは患者の希望を入れて，少し皮膚切除を行うことにした）（図6）．

Step 2 **脂肪移植の準備**：眼輪筋層下を剥離して，脂肪移植スペースを作成．

Step 3 **皮下脂肪の採取**：上腕内側から採取．

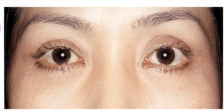

図1

症例1　[35歳女性]　術前
手術を受けて10ヵ月経っているという．上下眼瞼の除皺術を受けたが，上眼瞼は幅が広く，脂肪を取られすぎたとのこと．特に左側の形状の変形が強い．本人は今もサングラスなしには外出できないと言う．

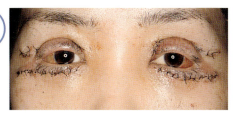

図2

術後5，6日目，抜糸の日に通院したときのものであろう．こんな悲惨な状態になろうとは，手術担当者も思いもしなかったことであろう．
しかし，現実にこんなことが起こり得るのである．術者は多分普通にデザインをして，通常通りの切開法のつもりで手術を終えたことであろう．
4，5日の間に上眼瞼の縫合線部位は眼瞼挙筋腱膜の牽引力により思いきり上方に引き込まれている．これがあるから，切開法や除皺術は恐ろしいのである．

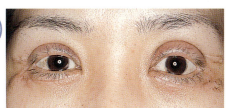

図3

抜糸の1週間後，つまり術後約2週間目の状態である．まだまだ恐ろしいほど気の毒な顔を呈している．

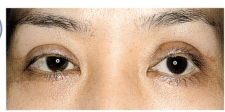

図4

術後2ヵ月半の状態
普通の手術経過であれば，完全に自然な眼瞼の状態に戻る頃であるが，このケースはまだこの程度まで落ち着いてきたにすぎない．この時点から7ヵ月後，筆者のもとに初診となった．

Step 4 脂肪移植：移植脂肪の縫着.
★ 本手術例では，脂肪移植の範囲が狭すぎた．再度脂肪移植することになるが，これは，筆者の33年前の症例で，未熟なところも多々あった．移植脂肪量が不十分な悪い例として参考にしていただきたい（図6〜9）.

Part 2 2回目手術

Step 1 脂肪移植2回目：3ヵ月後，今度は広範囲（上眼瞼全体）に脂肪を移植することに（図10）.
型通りに上腕内側より脂肪を採取（図11）.

Step 2 脂肪移植：眼輪筋下層に広く腔を作り，脂肪を縫着．3，4ヵ所に固定縫合（pillow suture）を置く（図12）.

Step 3 皮膚縫合：これで手術終了.

3. 術後ケア

1） 術後ケアとして最も大切なこと
①術後2日間は安静にすること，②眼窩周辺をよく冷やすこと.

2） 術後処置
原則として，術後2日目に消毒ガーゼ交換，5日目，または6日目に抜糸.

3） 術後写真
術後写真は頻繁に撮る（図13〜15）.

4. このケースのその後

何とか満足できる結果が出せたことで，患者には回復手術は成功したと認めていただいた.

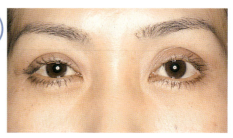

図5 初診時の状態．左は特に陥凹が強い．多量の軟部組織が欠損したと見るべきである．
皮膚に余裕が未だないので，少しでも回復させるには，重瞼幅の修正よりも上眼瞼に脂肪を移植する方が先だと判断した．

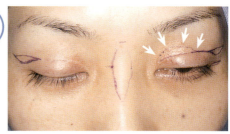

図6 最初に断っておくが，これは筆者の33年前の症例である．患者の求めに従って，両側目尻の皮膚切除と，左上眼瞼の内側中央部（矢印で囲んだ領域）に脂肪移植を施行することにした．
★ 現在の筆者であれば，脂肪移植はもっと広範囲に行ったと思うが，この手術を行った頃は皮膚の余裕がなかったため，そこまで行う勇気が出なかったのである．

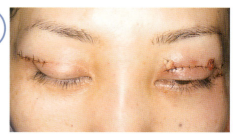

図7 手術終了時の状態（同時に隆鼻術も行った）
脂肪移植を施した両端に，pillow sutureがしてある．

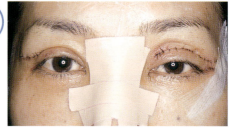

図8 術後3日目の状態
残念ながら左眼瞼に関しては，移植脂肪の平面積，容量の不足が見えている（不十分な移植例の見本として参考にしていただきたい）．

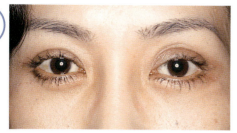

図9 術後2ヵ月目の状態
左上眼瞼は未完成に終わっている.

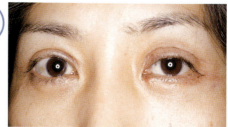

図13 術後8日目. 腫れは順調に消退してきている.

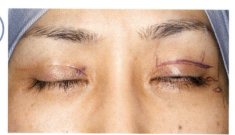

図10 最初の手術から3ヵ月後. 左上眼瞼は本格的に脂肪移植を行うことになった. 同時に，右は内側の重瞼線を2mm狭く整える方針で，縫合線瘢痕部も2mm切除することに.

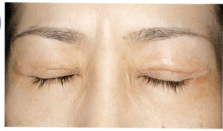

図14 術後3.5ヵ月目, 閉瞼時
重瞼線の位置も2回の手術で少しずつ下方移動することで，異常な広さからは引き戻すことができた.

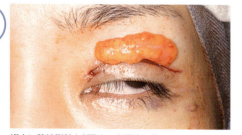

図11 術中に移植脂肪を採取し，上眼瞼に載せてみたところその後，皮膚切開部位から眼輪筋下層を剥離し，移植スペースを作成する.

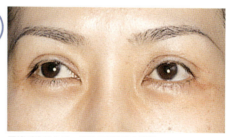

図15 最終手術後3.5ヵ月目の開瞼時の状況
他院の手術から初診まで10ヵ月かかっているが，初診時の状態に比べると，何とか患者に受け入れられる状態にまで回復した. ここまで来るのに約7ヵ月を要したことになる.

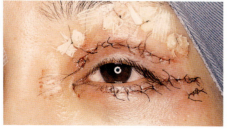

図12 移植脂肪は4ヵ所で固定し，目的の部位全域に生着するようにした. また，図に見られる通り，下眼瞼の瘢痕が目立たぬように睫毛から2mm下方の理想的な位置に来るように切除・縫縮した.

症例2　幅広く眼窩脂肪を取りすぎたケース

解説：8年前，切開式重瞼術を受けるも，腫れぼったい感じが残り，2年後，眼窩脂肪を取る手術を受けた．重瞼幅が自分でも少し広すぎると思っていたが，そのままに時が過ぎた．

最近になって，人から「疲れているの？」とか「眠いの？」などと言われることが多くなり，初めてそれが瞼のせいだとわかり，いよいよ修正手術をする必要が出てきたと悟った（図1，2）．

1. 手術方針

1) 重瞼幅を狭くする．無理をして一期的に片付けようとすると，三重瞼になる危険性があるため，手術が2，3回になっても仕方がないつもりで，切開縫合法の重瞼線から睫毛側の皮膚を1回に3mm程度ずつ切除する．
2) vertical contracture（垂直方向の拘縮）をできるだけ解除する．
3) 手術瘢痕による眼瞼下垂状態を解消して，少しでもパッチリと開瞼できるように，挙筋腱膜を瞼板に固定する眼瞼下垂手術の操作を行う．

2. 手術の手順

デザイン

重瞼線（縫合線）は睫毛上縁から9mmあり，そこからカリパーにて安全に切除できる幅を確認したうえで最大3mm切除することにすると，残りは6mmとなる（図3，4）（☞9頁，切開式重瞼術のデザイン）．

6mmとなれば，広すぎず，ほどほどの重瞼幅となる．

麻　酔

症例1と同様．型通りに麻酔．

手　術

Part 1 1回目手術

Step 1 皮膚切開と，皮膚のみ切除
 ★ 軟部組織が足りないので，少しでも残す（図5，6，7c, d）．

Step 2 vertical contractureの解除：メスにて数カ所に割を入れて，拘縮を解除する（図7e, f, 8, 9）．
 ★ 拘縮の解除がうまくできたか否かは，開瞼時に眉毛側創縁がほとんど引き込まれなくなったことで判断する（この確認操作は最も念入りに行うこと！）（図9）．
 ★ この操作が十分にできていないと，皮膚を切除しただ

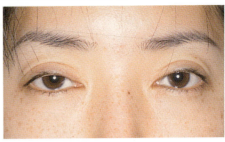

症例2　[31歳女性]　術前
8年前に切開法にて重瞼術を受けた．
当時から重瞼幅は広すぎると思ったが，放置していた．
最近，人から「眠そうな目」とか「疲れているの？」などと言われることが多くなって，いよいよ修正すべき時が来たと自覚するようになった．

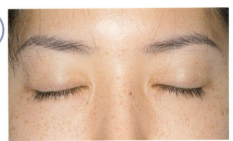

術前閉瞼状態
重瞼線から睫毛上縁まで9mm幅がある．

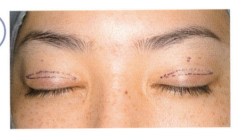

今回の手術は重瞼幅を狭くすることと，少し目を大きく開瞼できるようにすること．三重瞼になる可能性はあるが，そのときは脂肪移植を考えることとする．
3mm幅で切除することは可能と判断した．

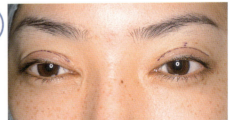

術前開瞼状態
★ 皮切のラインがちょうど重瞼線の上にかぶってきている．そして，睫毛側切開線と一致している．もちろんカリパーで安全範囲であることも確認して，安全に切除できる幅を決定する目安がそのレベルであると判断した．

2 ● 広すぎる重瞼幅を狭くする回復手術

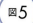
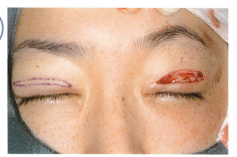

皮膚切除および垂直方向の拘縮の解除
（図7のシェーマを参考に）

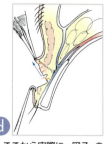

d ここから実際に，図7aのように拘縮の解除の操作に入るのであるが，#15メスにて少しずつ切り込みを入れるような操作で，拘縮が取れるのを手に感じながら伸展させていく．

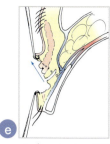

e vertical contractureが解除された状態
実際に患者に開瞼させてみると，図9のように皮切縁がほとんど引き込まれなくなる．

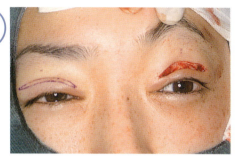

開瞼させ眉毛側の皮切縁のへこみ方を見る．
皮切縁が引き込まれている．

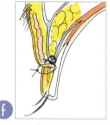

f 皮膚縫合を終了した状態のシェーマ．

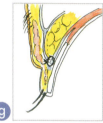

g 開瞼時に元の重瞼レベルには戻らない状態であることを示す．

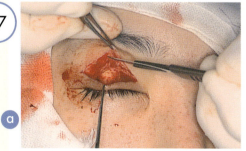

垂直方向の拘縮を解除しなかった場合に，切開線上でないところに重瞼線の生じる理由

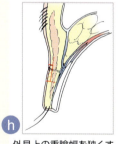

h 外見上の重瞼幅を狭くするだけの手術を行った場合．

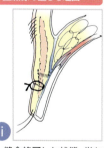

i 縫合終了した状態．単なる縫縮であり，深層の拘縮のことを無視して縫合してある．

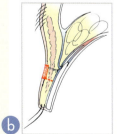

a vertical contractureを解除するため，浅く細かく拘縮部にメスを入れているところ．この操作は，非常に重要であるため，ここでシェーマによって詳説する．

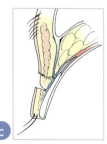
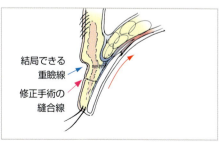

b 皮切のデザインによる皮膚切除量と切開線を赤線にて示す．

c 皮膚のみ切除し，瞼板の見える深さまで切開した状態を示す．

j 開瞼時に元の瘢痕が皮膚を引っ張ることになり，腫れが消退する頃には結局，術前の幅の重瞼線ができてしまうことになる．

けでは意味がなくなる．

Step 3 中止め縫合と皮膚縫合
★ 術前よりもパッチリと開瞼できるように，挙筋腱膜を瞼板に固定する（図7f, g）．

手術の結果：
　手術結果はやはり軟部組織不足で，陥凹が目立つようになった．しかし，重瞼幅を狭くするという第一目標は達成できた．また，三重瞼を生じなかったことは，垂直拘縮の解除が十分にできていたことを意味するものである（図12）．
　術後4ヵ月目に2回目の手術の運びとなった（図13, 14）．

Part 2 　2回目手術　脂肪注入術による眼瞼陥凹症の修正
　眼瞼陥凹状態を改善するにあたり，この程度の陥凹であれば，脂肪注入でもいけると判断した．
★ 脂肪移植をするほどでもないと判断したことと，社会復帰を早くしたいという事情もあった．

Step 1 脂肪の採取： 腹部から皮下脂肪を採取．最小限の洗浄をして脂肪の小粒を取り出す（図15）．

Step 2 脂肪注入： 1mLシリンジに18G針を付けて，細かく注入する（図16, 17）．
★ 注入の際は開瞼させながら行うことが肝心である．
⚠ 眼窩脂肪層に注入することがないように．
　十分に開瞼できることを確認して，手術は終了．
☞ Supplement 5

3. 術後ケア

　型通りの安静，冷却．
　術後2ヵ月で大体落ち着く（図18）．

4. このケースのその後

　脂肪注入術後1年が経過したが，現状は眼瞼陥凹もなく，時々ヒアルロン酸注射のために通院している．
　上眼瞼の陥凹がまた気になるようになれば，脂肪注入を行えばよいと理解しているため，「気分的に安心」という．
　脂肪注入が生活上，あまり肉体的に負担がかからないことをわかっているからである．

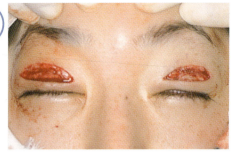

図8　両側眼瞼の皮膚切除後，垂直方向の拘縮を解除したところ

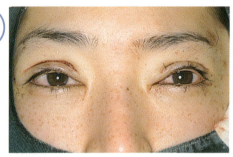

図9　開瞼状態
睫毛側皮切縁がほとんど引き込まれることはなくなっている．

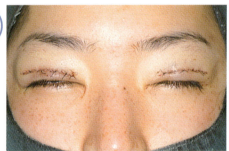

図10　皮膚縫合終了
重瞼幅は6mmまで短縮できたため，不自然な幅ではなくなった．

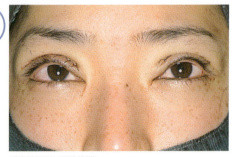

図11　手術終了時，開瞼状態
★ この時点では麻酔で腫れているため，ちょうど良い状態に見える．

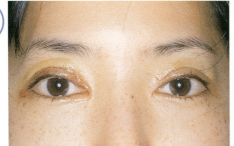

図12 術後1週間目. 抜糸終了

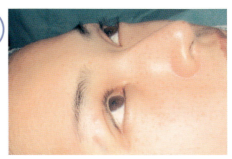

図16 上眼瞼に1.5mLずつ注入を行った状態

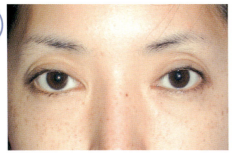

図13 術後4ヵ月目. 三重瞼にはならなかったが, 眼瞼陥凹の状態を呈していた.
この状態から回復させるには脂肪移植が最も確実であるが, 脂肪注入術でもいけそうだと判断し, またその方が術後も楽だということで, 今回は脂肪注入を行うことにした.

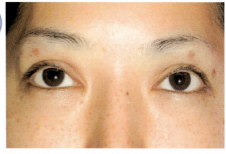

図17 脂肪注入術終了時. 開瞼に何ら障害をきたしていないことを確認するため, 眼瞼をfull openさせているところ.

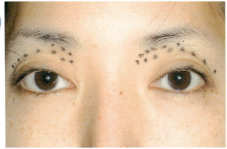

図14 術前. へこみの最も強い領域をマーキングしたところ

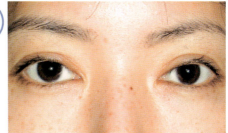

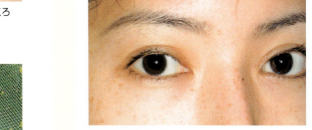

図18

脂肪注入術後3ヵ月
この時点で定着している脂肪は完全に生着した脂肪と見なしてよい.
★筆者は大体2ヵ月で生着脂肪と壊死溶解吸収脂肪とがはっきりすると考えている.
今後また眼瞼陥凹が気になってくれば, 脂肪注入を追加すればこの程度の状態に戻すことは容易であることを説明すると, 今回の脂肪注入の体験者だけに, 非常に安心して日常生活ができると喜んでいた.

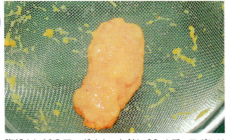

図15 腹部より18Gアンギオカット針に20mLディスポシリンジで吸引採取したものを. 茶こし器の下にガーゼを当てて水分を取り, 1mLディスポシリンジに入れて, 19G針にて注入した.

症例3　幅広い重瞼で，しかも眼瞼陥凹症になっていたケース

解説：5年前に上眼瞼除皺手術を受けたが，皮膚および軟部組織を過剰に取られてしまった．以降，色のついたメガネが離せなくなったくらいに落ち込んでいる．患者は，20代の頃，モデルをしていたときの写真を持参して，上眼瞼の現在のくぼみを何とかして以前の状態に戻してほしいと希望した（図1）．

1. 手術方針

1) **現状の分析**：①重瞼幅が広すぎる，②軟部組織が足りなくなっている，③現在でもようやく何とか閉瞼できるか，という状況であるので，皮膚が足りない．
　それを回復できる手術が必要である．

2) **回復手術**：現状から回復に向かうには，①皮膚の余裕が少しでもできれば重瞼幅を狭くする，②同時に脂肪注入で陥凹を解消する．

3) 眼瞼皮膚にほとんど余裕がないため，一期的に脂肪移植をする方法をとらないことにする．

2. 手術の手順

デザイン

眼瞼皮膚に余裕がないため，一期的に手術は終了できないが，術前の状態から4mm幅は切除可能と判断した（図2）．

麻酔

型通りに0.5％キシロカインE®を中心に局部麻酔．
★ 最初から複数回手術を行う予定のケースでは，第一印象が大切である．特に初回の手術にあまり苦痛を与えないことが必須であるから，鎮痛剤，鎮静剤の静脈注射を使って，麻酔，手術そのものの苦痛を極力与えないように配慮する．

手術

Part 1　1回目手術（図2～5）
　重瞼幅を狭くする手術を行う．
Step 1　皮切と皮膚のみ切除（図2）
Step 2　垂直方向の拘縮の解除：単に皮膚のみを切除するのではなく，この拘縮を取る操作が大切．
Step 3　皮膚縫合
Part 2　2回目手術（初回手術の10ヵ月後）（図6，7）
　重瞼幅の狭小と陥凹の回復を目的とした手術．

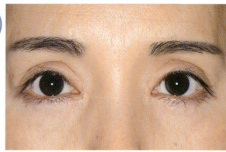

図1

症例3　［43歳女性］　術前
5年前に上眼瞼除皺術を受けたところ，皮膚および軟部組織をしっかり取られた．少しでも重瞼幅が回復し，眼瞼に若さを取り戻したいという希望である．

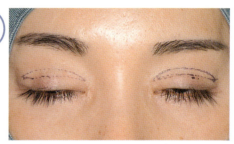

図2

眼瞼皮膚に余裕がないため，一期的にゴールには到達し得ないが，まず，現在何とか切除できる幅で，広すぎる重瞼幅を狭くしていくことにする．
重瞼線より睫毛側を，最大4mm幅まで切除，垂直方向の拘縮を可能なかぎり解除した．
★ 切開のデザインの上のラインが術前の重瞼線である．

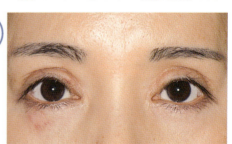

図3

術後2週間目の状態
筆者の採点以上に1回目の手術の回復を喜ばれた．

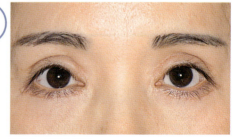

図4

術後2ヵ月目の状態
下眼瞼の瘢痕は，その間に下眼瞼の除皺術を行ったもの．

2 ● 広すぎる重瞼幅を狭くする回復手術

Step 1 皮切と皮膚切除
Step 2 脂肪の採取：donor は上腕内側．
Step 3 脂肪の注入：右 0.7mL，左 0.5mL の脂肪を注入（図6）．
Step 4 皮膚縫合

Part 3 3回目手術（2回目手術後8ヵ月）（図8～13）
重瞼幅の狭小と陥凹の回復を目的とした手術．
Step 1 皮膚切除：眼瞼内側を幅狭くするため，2mm切除するデザインで皮膚切除．
Step 2 脂肪の注入：上腕内側より脂肪を採取．
Step 3 皮膚縫合

Part 4 4回目手術（3回目手術後4ヵ月）（図14～16）
陥凹の解消を目的とした手術．
Step 1 脂肪の採取：donor は上腕内側．
Step 2 脂肪の注入：右 0.3mL，左 0.8mL の脂肪を注入．

Part 5 5回目手術（4回目手術後3ヵ月半）（図17～18）
陥凹の解消を目的とした手術．
Step 1 脂肪の採取：donor は上腕内側．
Step 2 脂肪の注入：患者の希望にて，上眼瞼の一部および下眼瞼にも注入．

3. 術後ケア

症例2と同じく，局所の安静と冷却が大切．
回を重ねるごとに脂肪は50％程度ながらも徐々に生着していく．

4. このケースのその後

最初の回復手術から4年をかけて図18の状態まで回復した．
目頭寄りの重瞼幅をもっと狭くしたいとの希望はあるが，まだ皮膚に余裕がない．顔のその他の部位にコラーゲン注入による小じわ消しを，2ヵ月に1回程度，外来で行いながら，眼瞼の皮膚の余裕ができるのを待った．その後約10年経って来院し，現在はヒアルロン酸注射に2，3ヵ月に1回通院している（図19）．

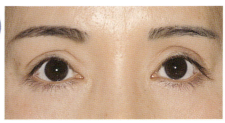

図5
術後9ヵ月目の状態
上眼瞼についてはもう少し皮膚に余裕が出るまで待っているところ．

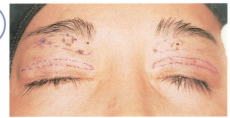

図6
上眼瞼2回目の手術
幅3mmの皮膚を切除し，眉毛近くのへこみ部分に脂肪注入術を併用し，膨らみを取り戻す方針で．
注入脂肪は右 0.7mL，左 0.5mL であった．

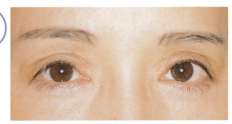

図7
2回目の回復手術後2週間目の状態
かなり上眼瞼の陥凹が減少してきた．

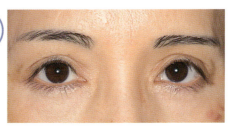

図8
2回目の回復手術後8ヵ月目の状態
3回目の術前．

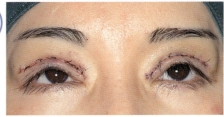

図9
3回目の回復手術
皮膚は2mm切除し，脂肪注入も併用した．注入した脂肪は各 0.7mL であった．

第3部 ● Unfavorable resultsに対する回復手術

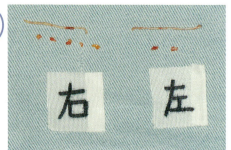

図10 切除皮膚と，睫毛側皮下の軟部組織

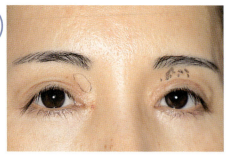

図14 3回目の回復手術後3ヵ月半の時点で，脂肪注入術を追加．右は0.3mL，左は0.8mLの脂肪を注入した（4回目回復手術）．

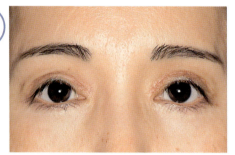

図11 3回目の回復手術後3週間目の状態

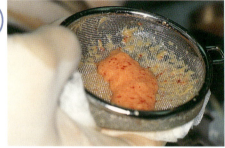

図15 採取脂肪を洗浄し終えた状態
これを1mLシリンジに詰めて18G針にて注入する．

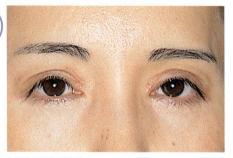

図12 3回目の回復手術後6週間目の状態
★ここまで回復するのに3年を費やしたことになる．

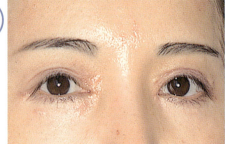

図16 4回目の回復手術後，5週間目の状態

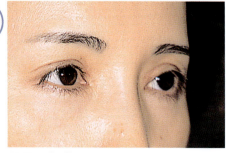

図13 3回目の回復手術後6週間目
右眼瞼はかなりゴールに近づいた感じがある．左眼瞼は内側の幅がまだ広いことが気になる．

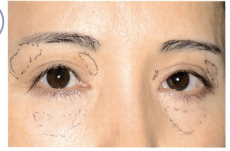

図17 4回目の回復手術後3ヵ月半の時点で，さらに脂肪注入術を追加．今度は下眼瞼を含めて脂肪注入することにした（5回目回復手術）．

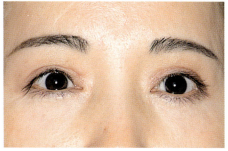

図18

5回目の回復手術後，6ヵ月目の状態
これで大体当初の目的は果たせた．上眼瞼内側の重瞼幅はまだ皮膚に余裕がなくて狭くはできないが，これは我慢していただくことになった．
★ここまで到達するのにちょうど4年を必要とした．

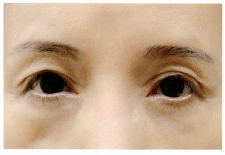

図19

5回目の回復手術後，15年目の状態
15年という年月が経つと，眼瞼皮膚もこのようにたるみの状態を呈することになる．加齢は止まることがない．

本手術法のキーポイントと総括

1) 広すぎる重瞼幅といっても，最初はそれほどでもないとの判断で幅を決めたはずであるが，結果的には広すぎる状態になってしまったのである．どうしてそうなるのか．
①眼瞼皮膚は薄いだけによく伸びる．
②伸び得る睫毛側の皮膚を引っ張って伸ばす主犯は挙筋腱膜である．
このことを認識しておくべきである．
2) 上眼瞼の重瞼線の睫毛側5mmの皮膚が伸展して7mmになったとすると，その部位では大変なことが起きたということなのである．4mmが5mmになるのと，6mmが7mmになるのとでは，雲泥の差がある．その怖さを知るべし．6mm以上は危険領域である．
3) 脂肪移植も脂肪注入も，生着したとしても，上眼瞼の場合，容量的にはかなりの減少がある（50％以上？）．
4) 重瞼幅を狭くするために皮膚を切除するのは必要条件であるが，軟部組織の垂直方向の拘縮をいかに丁寧に解除するか，手術の成果はこのことにかかっている．
5) 手術の際，麻酔によって挙筋の働きが鈍くなると判断を誤る可能性があるため，必ず，麻酔は0.5％キシロカインE®のように，薄い麻酔液を使用する．

術後起こり得ることと対処法

Usual

1. **腫脹**
程度に差はあるが，必ず起こる．腫れがある間は閉瞼が制限されることもある．
2. **縫合線の赤み**
当然起こる．約半年ほどで消失する．
3. **皮膚の知覚鈍麻**
当然起こる．2〜3ヵ月後には正常に戻る．

Sometimes

1. **皮下出血斑**
出血の程度で起こり得るが，約3週間で消失する．
2. **重瞼幅の左右差**
回復手術ではもともと左右差がはっきりあることの方が多い．できるだけ左右差を解消する努力はするが，完全にはなくならないであろう．

Rare

1. **血腫**
   もし発見した場合は直ちに局麻下に抜糸し，血腫を除去し，出血のないことを確認のうえ，創を閉じる．この操作を行わないと，血腫の一部が器質化（fibrosisを生じる）し，開瞼不全を残す．回復手術でまた後遺症があってはならない．

2. **抜糸後の縫合部の離開**
   皮膚が足りないところを縫合するのであるから，緊張が強い．したがって，起こりやすいとも言える．たいていは患者が無理に患部を引っ張るようなことをした場合，または打撲外傷によって起こる．当然，再縫合．

3. **患者の描いていたイメージと違う結果**
   回復手術の場合，どれだけ信頼関係のもとに手術治療が行われ得るかにかかっている．自らが回復手術を担当するのであれば，いかに術前によく説明して，手術を納得してもらえるかにかかっている．

4. **兎眼**
   皮膚の切除量がつい多くなることで，起こり得る．ただし，時間をかけて待てば改善される．また，術前に起こり得ることとして説明しておけば，患者は回復手術のためなら我慢できるであろう．それで逆にクレームをつけられるようなら，術前の説明と信頼関係を結ぶ努力が足りなかったということである．術者は反省すべし．

Very rare

1. **医原性眼瞼下垂**
   起こるとすれば，脂肪注入の際，脂肪を眼窩脂肪層に大量に注入した場合である．上眼瞼のボリュームを増すためとはいっても，眼窩脂肪層に注入しては，絶対にいけない．

2. **感染**

3. **眼瞼外反**
   皮膚の取りすぎによるもの．3ヵ月待って改善しなければ，再手術も必要である．

Supplements

Supplement 1

まずい結果が出たときこそ必要な形成外科の基本力

手術をする医者で，最初からひどい結果を出そうと思って手術をする者はいない．しかし，思わぬひどい結果が出てしまった場合，それは「故意ではない」では済まされないことになるのである．なぜなら，患者は施術者と，美容外科手術に関して打ち合わせ通りの手術を完璧に実行してもらえるものと思い，全幅の信頼を寄せて治療契約を結び，手術に臨んでいるのであるから．

ありがたいことに，患者は医師というものは医師免許を持っていれば大抵のことはできるものと思っていただいている（最近はそうは思っていない人が多くなってはいるが）．だからこそ，その期待に応えられるように，常に腕を磨いておかなければならないのである．腕を磨くときに必要なことは，何かまずい結果が出たときに投げ出さずに，回復手術を頑張る技術力と誠意を持っていることである．形成外科医としての基礎的な経験を積んできた者であれば，解決法を思いつけるはずであるが，思いついても実行できる自信が今一ないという人でも，どうしても必要に迫られた場合には，原則を守りつつ実行しなければならない．

Supplement 2

挙筋腱膜はアリ地獄に似たところがある

症例1に示したこの患者が目の前に現れたときには，同情と怒りが交錯した．もうこれはどう工夫しても治せないという思いからであった．もちろん術者は手術の前にこんなにひどい結果になるとは予想だにしなかったことであろうが，眼瞼は下手に手を出すと挙筋腱膜に引きずり込まれてひどい結果を招くことになりかねないという典型的な例である．挙筋腱膜は，開瞼という重要な機能を果たす大切な組織であるが，その開瞼時に瞼板を引き込む機能を持った組織は，引き込まなくてもよいものを引っ張ることになり，とんでもない状況を引き起こすのである．眼瞼手術には思わぬ地獄への落とし穴が仕掛けられていることを，知っておいていただきたい．

あるところを越えると，急に引っ張られてどんどん皮膚が伸びてしまう．そういう状況はまさにアリ地獄である．アリ地獄に引きずり込まれて，患者は悲しみの地獄へ，医者は苦しみの地獄へ落ちてしま

うのである．昔，田舎の実家の周囲にはアリ地獄がたくさんいたので，アリを拉致してきてはよく観察もしたが，途中まで落ちてもはい上がって難を逃れるアリもいた．ところが，ある深さに足を踏み入れると，よほど大きなアリでないかぎり，あっと言う間にアリ地獄に砂の下から捕らえられ，餌食になってしまうのである．

挙筋腱膜は，普通は天使の愛の手のように差し伸べていただき，おかげで目をよく開けることができるのであるが，時に幅広い重瞼線を目指しすぎると豹変してアリ地獄になるのである．

重瞼術において，5mm程度の幅でくびれを作る場合，開瞼すると睫毛上縁からの距離はむしろ短縮することになるが，7mmを超える幅になると，挙筋腱膜に引っ張られてくびれのレベルは高くなり，どんどん**上方奥の方**に引き込まれる（下図参照）．その状況が「アリ地獄」を連想させるのである．

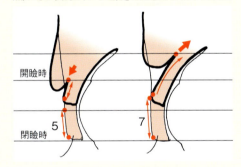

Supplement 3

「お任せします」と言ったばかりに落とし穴に

この章でとりあげた不幸な手術結果を招くにあたり，どのような注文をして手術を受けたかを患者に聞いてみると，大体共通しているのが，「有名なクリニックなのでお任せしますと言って，あまり希望を言わなかった」ということであった．

これはよくあることでもある．だからこそ，「お任せします」は患者にとって，危険が一杯なのである．どんな感じの瞼が好みなのか，トラブルが起こって医者も患者も互いにいやなつらい思いをしなくてもよいように，術前にモデルとなる写真を持参してもらって，好みのイメージをつかんでおくことも重要である．最近は「携帯」にフルメイクした自分の顔写真を持っている女性が多いので，大いに参考になる．もちろんその写真通りにはいかないのであるが，重瞼幅，目頭，目尻の幅，上眼瞼の容量の程度など，手術の参考にするべきである．

あまりに事細かな設計図などを持参する患者は警戒すべきという意見もあるが，全部が全部「おかしい人」とは思わなくてよい．「この通りには行きませんよ」と念を押しておくだけでよいと思う．

美容外科医にはそれぞれ，固有の美的感覚というものがある．それはそれぞれ，過去に何か美しいものを見てインプットされたものであるから，人それぞれ美しいと思う判断の基準が異なるのはやむを得ない．例えば，最も感性豊かな時期に，洋画のヒロインをこの世の美の女神の化身と思い憧れた美容外科医と，吉永小百合に憧れた世代と，松田聖子や山口百恵がアイドルであった時代に多感な青春時代を過ごした世代，はたまた浜崎あゆみやAKB48に親しんだ世代の美容外科医とでは，「美人」感覚が微妙に違っているはずである．それゆえ，「お任せします」という依頼の仕方は，「**先生の美的感覚にお任せします**」という意味になってしまうので，「危険が伴いますよ」というわけである．

Supplement 4

美容外科医は芸能界にも明るくなくては！？

ある患者から実際に聞いた笑い話を1つ．

ある美容外科医のところにカウンセリングに行ってきた患者が，「あのおじいの先生は話が通じないから帰ってきた」と言う．「"あゆ"みたいな二重にしてほしいんです」と言うと，そこの先生は「"あゆ"って誰や」と言うから「浜崎あゆみのこと」と言ったら，「いしだあゆみなら知っとるけどな」と言われた．「私，そんな人知りません」といって話が食い違ってしまい，その患者は「こんな先生には手術を受けるのやめた」と，そのとき心に決めてしまったそうである．もうその後はどんな会話がなされようとも，空しい結果が待っているだけである．

もう30年も前に同じような笑い話を聞いたことがある．ある美容外科医のところに来た患者が「聖子ちゃんのような目にしてほしいんです」と言った．先生は「それは何者だ？」と聞き返した．患者が「神田正輝と結婚した歌手です」と答えると「神田正輝って何者なんだ？」と，また聞かれる始末．「……」結局，その患者は「考えてきます」と言って帰ったきりになったというお話である．もうすでにいしだあゆみや神田正輝を知らない20代の女性が多いのも事実ではある．かくいう筆者もかなりの年齢にはなっているが，気持ちだけは万年50歳のつもりでいる．患者に迎合する必要はないといえども，美容外科医で，患者に好かれるプロを目指そうとする者は，

ある程度芸能界にも明るい，ほどほどの常識的知識は持っているべきであると思う．医者は患者を自分のファンにして増やしていかなければ大きく発展しないと思うが，一匹狼で生きていく美容外科医ならなおさらである．

Supplement 5
眼瞼への脂肪注入術は細かい作業
脂肪注入は，顔面の陥凹部への注入が最もよく行われるが，その中で最も技術を要するのが眼瞼である．しかし，以下の原則を守って行えば，大きくミスをすることはない．
1) 細かい脂肪組織粒を採取して，細かく注入する．
2) 皮下剥離はせず，皮下の眼輪筋層およびその下層の隔膜前結合組織の層に注入する．
3) 術後のcoolingをしっかりとする．

以上の3つである．
細かい脂肪粒を採取するには，細いカニューレまたは注射針が必要であるが，これは18G針を用いる．そして，注入には1mLのシリンジに19G針を用いる．細かく注入するのには少々の技術が必要である．その技術の習得にはそのシリンジで，0.1mLを5分割して注入できるように慣れることである．それができるようになると，分割しないで細いそうめん状の脂肪を注入できるようになる．注入する際は，指でシリンジの内筒を押すのではなく，母指丘または母指の基部で押すのである．そうすると，アクセルとブレーキを同時に押す要領で注入できるため，1ヵ所に大量の脂肪が注入されることがない．
ただし，この技術は慣れるのに少々トレーニングが必要である．採取脂肪をシリンジに詰めて，布か紙の上に先の要領で放出してみるのが最もよく理解できる（下図参照）．1列の脂肪が0.1mLであるが，このような操作ができるように，その感覚を手に覚えさせるのである．本書では，脂肪注入の細かい解説までできる紙面の余裕がないため，ここに要領のみ書かせていただいた．

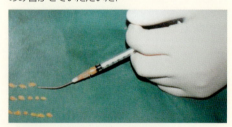
①注射器は母指の基部で押して注入する

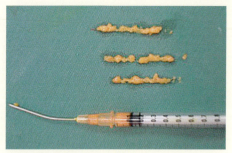
②1列の脂肪が全て0.1mLである

Supplement 6
修正手術の原則は形成外科の基本に帰ること
眼瞼の手術の修正にあたっては，外観上とんでもない変形や状態で来院されることがよくある．
特に眼瞼は，開瞼・閉瞼や，笑うとか驚くとかいう表情によって形状が異なってくるため，複雑な動きをする組織である．それが鼻とは大きく違うところであり，手術が難しい所以である．
特に他院で行われた眼瞼の修正手術となると，より難度が高いものである．
そこで，筆者が日頃考えている修正手術の原則は，やはり，形成外科の基本に帰って分析をすることから始めるということである．つまり，異常状態の分析を行うことが第一歩である．
① 眼瞼の皮膚の面積に問題あり
② 眼瞼の容積に問題あり
③ 重瞼の幅や形状に問題あり
④ 眼瞼のどこかに癒着がある
⑤ 眼瞼のどこかに拘縮がある
⑥ 眼瞼の表面の状態に問題あり

①であれば足りないか，余っているか，②であれば少ないか，オーバーであるか，③であれば広すぎか狭すぎか，④ならどのように癒着を剥すか，⑤ならそれをどうして緩めるか，など．
このように異常状態を分析することから始めると，回復手術の方法が見えてくるのである．それはやはり，形成外科手術の基本的操作，基本的手術の応用である．形成外科の基本をマスターしていない人には途方もなく難しいことでも，形成外科医には，基本に忠実に行えばできそうなことに思えてくるはずである．それをうまく実行するかしないかは，形成外科医の技量の問題である．そういう基本的技術に自信がない人は，手をつけなければ良いのだと思う．世の中にはそういうことを好んでやりたい人もいるのであるから．

3 その他の上眼瞼手術後回復手術

Introduction

　最初からひどい結果を出そうと思って手術をする医者は誰ひとりいない．しかし，結果として思わぬひどい結果を招くのはなぜか．それは何かとんでもない間違ったことを，そうとは気がつかずにするからである．気がつかないのは，術者の未熟さゆえのなせる業であるが，それは罪でもある．なぜなら，患者の信頼に応えておらず，手術契約を履行していないからである．しかし，最初から完璧な技術者などはいない．皆1つ1つの技術の積み重ねで上達していくのである．

　したがって，unfavorable resultが出ることはやむを得ないところもある．しかし，その結果の出方の程度は，基本をわきまえてさえいれば大難を小難にとどめることができる．そして，そこからは，誠意ある態度で患者との関係を良い状態に保ちながら，回復手術にもっていかなければならない．「誠意あるのみ」である．

　その回復手術は，形成外科の基本的公式をわきまえていれば，7割は技術で対応できる．残り3割は，美容外科医としての経験である．

　前章では，上眼瞼で最もよく起こしやすい「広すぎる重瞼幅」について解説したが，本章ではその他のunfavorable resultに対する回復手術について考えることにする．

　unfavorable resultとしては，次のようなものが挙げられる．

1) 血腫（止血不完全）（症例1）
2) 重瞼幅が気に入らない（デザインの問題と，皮膚の切除量の問題）
3) 眼瞼が大きく開きすぎて不自然（挙筋に引かれすぎ）（症例2）
4) 重瞼線上の瘢痕（縫合方法に問題），しこり（埋没糸が表皮基底層細胞を巻き込んで，dermoid cyst形成）
5) 埋没糸の露出（埋没糸が切れたか，ほどけたか，浅すぎたか）（症例3, 4）
6) 目尻，目頭の瘢痕（緩みを取るには必然のこと．説明不足，ケロイド体質）
7) 眼瞼が開きにくい（眼窩縁で何かが引っかかりlock状態）
8) 目尻で重瞼線が二股に分かれる
9) 眼瞼の陥凹（軟部組織の取りすぎ）

術前カウンセリングの指針

1) **術前に観察しておくべきポイント**
   ◎ 患者のcomplaintの把握
   ◎ なぜそうなったのか，どういう状態なのか，原因の分析
   ○ 修正可能かどうか
   ○ どの程度悩んでいるか
2) **術前に聞いておくべきこと**
   ◎ どれだけ気になるか，不満・悩みの程度
3) **術前検査**
   ◇ 状況に応じて視力検査，血液検査
4) **インフォームドコンセント**
   ◎ 何が原因で現状になったのかを理論的に分析し説明する．それができれば，回復の道は開ける
   ◎ 一期的に回復ができるか，できないか．できないなら，どれくらい待てばよいか．本文の「術後起こり得ることと対処法」を参考にして行う

症例1　術後に血腫を生じたケース

解説：上眼瞼除皺術を受けたが，左眼瞼が異常に腫れてきた感じがする．

　術後2日目の検診に来院時の状態（この症例は自験例である）．

1. 手術方針

　発見次第，直ちに血腫の除去に取りかかる．

　血腫の存在が判明すれば，できるだけ早期に血腫を取り除くのが当然であるが，術野の出血の治まり状態のことを考えると，術後24時間は経過している方が（術野の出血は止まっているので）処置しやすいといえる．

2. 手術の手順

Step 1 開瞼状態の観察
Step 2 局所麻酔し，縫合部の抜糸，開創（図1）
Step 3 血腫の除去と洗浄（図2）
Step 4 完全に止血

　術後翌日に血腫を発見した場合は，まだ洗浄したとき出血が見られることがあるが，術後2日目の場合はほとんど出血は止まっている．

Step 5 創の再閉鎖（図3）

3. 術後ケア

　血腫除去の処置が早かったため，全く障害なく治癒に向かった（図4）．

4. 総括

　原因は不完全な止血操作である．

　麻酔剤に血管収縮剤が混ざっているため，術中は出血が少なくてよいのであるが，ついつい止血が不十分な場合には，麻酔が切れた頃，顔のうっ血状態のとき（それは顔を下に下げる姿勢，笑うこと，トイレなどで気張ること，嘔吐などで起こる），太い血管または動脈から出血が起こることがある．術後当日は特に安静にして早く休むことを指導するのは，そういうことの予防のためである．

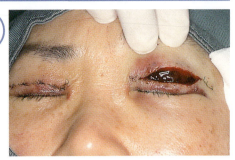

図1

症例1　[50歳女性]　上眼瞼除皺術後2日目
明らかに血腫形成の状態で，直ちに局麻下に縫合糸を除去する．

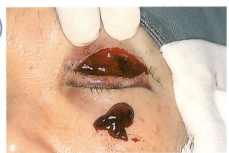

図2

血腫の除去．つまんで出せるものは出し，その後生理食塩水で洗浄し，出血のないことを確認する．

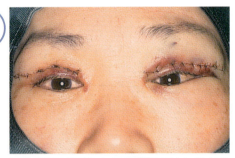

図3

再縫合処置の終了時．左右の開瞼差がほとんどないことで一安心．皮下出血斑だけで済んだ．

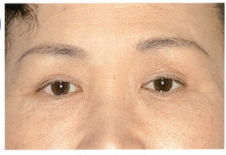

図4

術後の経過良好．術後6ヵ月の状態．

3 ● その他の上眼瞼手術後回復手術

症例2 重瞼術後, 目が開きすぎて不自然な目つきとなったケース

解説：某医にて切開法にて重瞼術を受けた. 手術の際, 少し目が開きにくくなっているので, よく開けられるようにしておいたと言われた. 術後, 普通に目を開いても異常に大きく開きすぎていて, 自分でも変な違和感がある. 家族にも「にらまれているようで, あまり目を見て話したくない」と言われるようになった. 手術を受けたところでは, そのうちに自然な感じになるから待てばよいと言われ, 再度来る必要はないとのことであった(図1).

1. 手術方針

1) 普通に開いていても大きく開きすぎなので, それを緩める. つまり, 眼瞼挙筋腱膜と瞼板の縫着部位を調整する.
2) 重瞼幅については, 特に患者の注文はないので, 目尻付近の縫合瘢痕が開いているところを切除するのみにとどめる(図2, 3).

2. 手術の手順

麻酔

0.5%のキシロカインE®で麻酔し, 注射後は少なくとも3分間は待つ.

★ 上眼瞼挙筋の運動神経を術中麻痺させないために, 低濃度(例：キシロカイン®なら0.5%)のものを用いる.

手術

Step 1 皮膚切開と瘢痕の切除(図4, 5)
Step 2 前手術の縫合部の垂直方向の瘢痕拘縮の除去(図6)
Step 3 瞼板の露出と, 腱膜縫着部の縫合糸の露出
Step 4 縫合糸の除去と開瞼状態の調節：開きすぎということは, 挙筋腱膜を縮めすぎた結果であるから, それを緩める操作で, 開瞼させながら開き具合を見て再固定の位置を決める(図2〜7).

★ このような調整手術では, 局部麻酔で挙筋の動きが鈍くなってしまうと, 術中に状態がわからなくなる. 麻酔液の使い方には十分に注意する.

Step 5 皮膚縫合(図7〜9)

3. 術後ケア

1) 術後血腫の有無の確認.
2) 術後5, 6日目に抜糸(図10〜12).

4. 総括

原因は, 過矯正ということであろう. 術中によく開瞼させて開き具合を見ることが必要である. 術後何ヵ月も経ちすぎていれば, 簡単には戻せない場合もある. 過矯正されたケースで最悪の場合では, 挙筋切断, 腱膜移植で挙筋を延長しないと戻らないこともある.

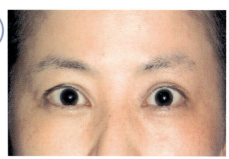

症例2 [35歳女性] 術前
重瞼術を受けた際, 少し下垂があると言われ, 大きく開けられるようにしておくと言われたとのこと.
術後普通に開瞼しているつもりが, このように大きく見開いた状態である. 過矯正を戻すべく手術を行うことにする.

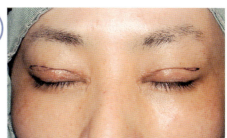

除皺術のつもりで皮膚をかなり取られた様子である. 手術は縫合線と同じく切開し, 瘢痕が開いている部位のみ, 瘢痕切除する.

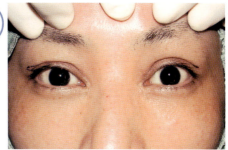

術直前開瞼時の状態

第3部 ● Unfavorable resultsに対する回復手術

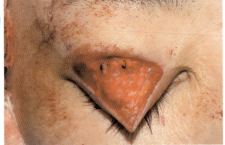

瞼板上縁部まで到達すると，挙筋のplicationまたは固定を行った縫合糸（5-0ナイロン糸）が見えてきた．

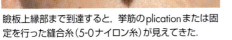

術前の断面のシェーマ

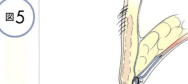

睫毛側の皮膚部分の緊張を解除し，縫合部位の眼輪筋層での垂直方向の拘縮（vertical contracture）を解除すべく，メスにて割入れを行う．

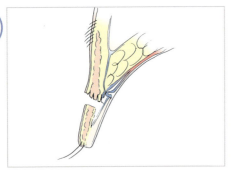

縫合線の睫毛との幅は術前よりも狭くなった．

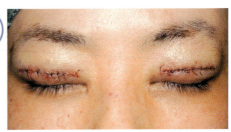

手術終了時の状態（閉瞼時）

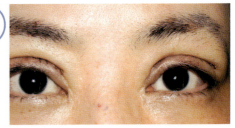

手術終了時の状態（開瞼時）

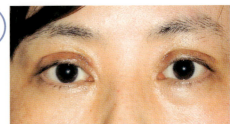

術後6日目　抜糸終了時の状態
過開瞼状態は消失している．

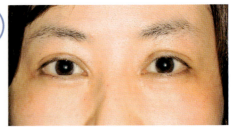

術後1ヵ月目の状態
不自然な過開瞼は完全消失し，穏やかな目つきに戻っている．家族も「やっと目を見て話せる」と言うようになったとのこと．

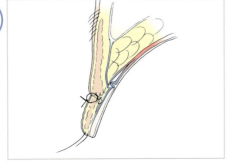
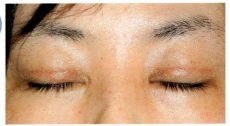

術後1ヵ月目　閉瞼状態

症例3　埋没糸が露出してきたケース

解説：埋没法にて手術を受けた．1年後，重瞼線が少しずつ浅くなってきたことは感じていた．最近，時々目がころころするような異物感がするようになってきたため来院した．

1. 手術方針

露出している縫合糸を除去．その後，重瞼線が消失するか，消失しそうになれば，再手術を行う．

2. 手術

皮膚側をよく見ると，埋没糸が緩んで皮膚を押して少し膨らんでいるのがわかった（図1）．

眼瞼を裏返すと発赤部位があり，その部位から縫合糸が少し出てきていることが推察できた．25G針の先端を90°折り曲げ，その針で発赤部位を探ると，容易に緩んだ埋没糸が露出してきた（図2）．

この埋没糸を取り出して，様子を見ることにした．

3. 総括

原因は縫合糸の締めすぎか，または結び目がほどけたことによるものと思われる．瞼板の硬さには個人差があり，縫合糸の締め具合の調節は難しい．自験例である．

★ 筆者の手術方法では，瞼板の軟らかいケースできつく糸を締めすぎると，糸が瞼板からはずれるため，糸が緩んでしまうこともある．

縫合糸の締めすぎか，結び目がほどけるか，または縫合糸が皮膚直下から深層に移動してしまうか，これら3つの原因のいずれかで重瞼線は消失する．

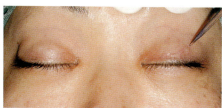

症例3　[23歳女性]　術前
埋没糸が緩んで，左眼瞼の皮下に小隆起として見える状態．

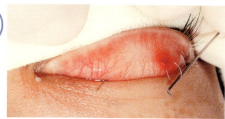

眼瞼を翻転し，発赤部位にて，針先を曲げた25G針で，発赤の中心を探ると，容易に縫合糸が抜けてきた．この縫合糸は，結紮部で結び目がほどけていた．

症例4　埋没糸が手術直後からずっと露出していたケース

解説：3年前に他院にて埋没法にて重瞼術を受けた．1年くらい前から時々眼に異物感があったが，コンタクトレンズをしているせいもあって，あまり気にしなかった．花粉症で眼科にかかったところ，糸が見えるので，美容外科に行って診てもらうように勧められた．

1. 手術方針

眼瞼を翻転させると，すぐに縫合糸が見えた（図1）．これをいったん切除して，重瞼線が消えれば，再手術をすることになる．

2. 総括

手術法そのものに問題がある．やはり結膜側には糸は1mm以上は露出させたくない．

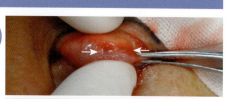
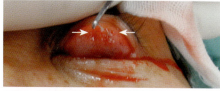

症例4　[25歳女性]　縫合糸の露出（8mm）
手術の際に縫合糸が結膜側に長く出すぎていると，埋没してしまうどころか，いつまでも縫合糸が露出して，何年もそのまま放置されていることも多い．そして，いずれ緩んで眼球に当たることになる．
★ 矢印の先端からもう1つの矢印の先端まで透明のナイロン糸が出ている．

本手術法のキーポイントと総括

　本章ではその他の細かいunfavorable resultsについて解説したため、各症例の最後に総括を書いた。そのため、ここでは総論的なことのみしか書く必要がなくなったが、臨床的に必要なポイントを列記する。

1) まずい結果の状況が外側縁に見えてきたら、できるだけ速やかに手を打つこと。術後の血腫などはその典型例である。それが患者との関係を良好に保つ最善策である。

2) まずい結果の修正処置は、完全無料で行うこと（無料にすることはこちらのミスを認めているようなものであるが、それを医者の厚意と、少しでも理解してもらえればよいのである）。

3) まずい結果は、決して1つの原因で起こるものとはかぎらない。そして、その原因は患者自身の側にもあり、それが重なって生じるものである。
　例えば、術後の血腫にしても、止血が不完全といえども、動脈出血は少なくとも手術終了時には止まっていたわけである。それが麻酔が切れ、血管収縮剤の効果もなくなったとき、患者に、顔面、眼窩周辺に血圧が上昇する何らかの状況が起こるとする。それは、笑う、赤面する、クシャミをする、うつむく、しゃがんで足元のものを取る、立位で下の方のものを取ろうとして顔を低くする、下を向いて読書する、ものを書く、等々。それに血圧が高かったり、貧血であったり、血小板が少なかったりなど、心配すればきりがないほど、原因となり得るものはある。とにかく、「術後、1晩はあまり人としゃべらず、笑わず、静かに、冷やしながらお休みください」と言っておくことである。

4) 自分の手術の癖にも、落とし穴があることを反省すること。それには原因の追究をしっかりすることである。

5) まずい結果を、術者に見せに来ていただいたことを感謝すること。他医に行かれることよりも百倍喜ぶべきことである。
☞ Supplement 1

術後起こり得ることと対処法

第3部-2を参照．

Supplements

Supplement 1

患者に愛想を尽かされることは医者の恥

外科医として自分の技術，医者としての人格にそこそこの自信をもっていれば，患者に値踏みされ，愛想を尽かされることは口惜しい，恥じるべきことと思うのは当然である．

術後，内心は必ずしも良い結果を出したと思えないケースがあったとする．そんな場合，患者が結構満足している様子であったとしたら，「自分では満足できない出来栄えだから，もう一度手術をさせてほしい」とは言えないのが普通である．そんな患者がそのうちに「先生，ここがもうちょっと気になるんですが」などと言ってくれると，内心ほっとするものである．そして，「本当は僕も少し気にはなっていたとこなので，手直ししましょう．お金はいらないですよ」と筆者は言うことになる．

再手術の料金

こんな場合，手術費用をいただくか，無料にするか，意見は分かれると思う．確かに，ケースバイケースであると思う．前者を主張する人の場合，「無料にすると，こちらの失敗を認めているようなものだから，お金はもらうべきだ．手術が失敗ではなく，完成度が足りなかっただけなのだ」という理由になる．一方，後者の場合，「無料にしてあげて，患者との信頼関係をより深くする方が賢明だと思う」という意見である．必ずいつも同じパターンとは限らないが，筆者は後者の方を選ぶことがほとんどである．

手術に自信がないと，内心は早くどこか他院に行ってほしいと思うことだってあると思う．それが常習的になってしまうと淋しいものである．もっとひどいところになると，意識的に患者に冷たく応対して，患者に「ここでは埒があかない．もうこんなところに来るものか」と思わせるように仕向けるクリニックまであるようだ．

外科医のプライド

しかし，患者に愛想を尽かされるということは恥だと思うくらい，医者としてのプライドを持って日々精進したいものである．形成外科医ならよくお目にかかるケースとして，「外傷性入れ墨」があるが，初期治療を担当した外科医は一応上皮化が完了すれば，「そのうちにカサブタで取れてしまうから」で済ませてしまうのが普通の対応であるらしい．そして見事な入れ墨が残り，患者は初診医には見切りをつけて（そのうちに治るといった医者はその程度しか傷痕には関わってくれないはずと，値踏みをするのだ），形成外科を探すことになる．救急外来をしている外科医が，外傷性入れ墨を作ることは，外科医の恥と思うようになってくれれば，この世から外傷性入れ墨は激減することであろう（初診時に局麻を施してちゃんとブラッシングするか，掻き出して異物を洗い流しておけばそうはならないのだから）．

Supplement 2

最近の外傷処置に対する外科医の考え方

最近の外科学の授業では，創傷処置に関してあまり力を入れていないような気がする．外来は全ての「外科系の医師」が担当するが，「少しでもきれいに治してあげよう」という熱意が希薄である．適当に処置をして，「傷痕が気になるようなら，形成外科に行きなさいね」と言うらしい．形成外科医にとっては嬉しいような淋しいような複雑な気分になる．やはり，少しでもきれいに縫合処置をしてあげてほしいものだと思う．

いずれ世の中は医者過剰の時代，「前医を咎めず」などという仁義が通らない時代になってしまうのではないか．外科医だって，「命を救うことこそ大切，そういうことは取るに足らないこと」と軽くみていると，「外傷性入れ墨を作ったのは外科医の責任」として，その治療費用をもたなければならなくなる時代はやがてやってくるかも知れない．

「行列のできる法律相談所」なるTV番組が人気を博しているが，筆者はそんなテレビを見ながら，これからますますアメリカナイズされ，訴訟は当然と，権利ばかりを主張し，日本の「和をもって貴しとなす」精神が忘れ去られた世知辛い世の中の到来を危惧するのである．

Supplement 3

埋没法と切開法―その逆転の歴史

筆者が美容外科に興味を持ち，手掛け始めた頃は，重瞼術といえば通常，切開法を意味するものであった．そして，埋没法は完全にマイナーな手術法で，眼科医が一時しのぎに行う手術という認識でしかなかったため，埋没法をまず先にマスターして，などという形成外科医はいなかった．時代は変わったものである．

しかし，これも時代の流れである．患者はインターネットでいろいろな知識を得ている．患者の口から

「ダウンタイムはどれくらいですか？」などという質問がいきなり出てくるようになった．埋没式重瞼術のように簡単にできて，次の日からでも仕事に行けるような手術法があれば，それに飛びつく人が多くなるのは当然である．そのお蔭で，美容外科というものが，一般大衆の意識の中に完全に浸透してしまったのであるから．

形成外科の分野において，「美容外科」が診療科として認められ，学会が発足し，にわかに美容外科の基礎固めを始めた．それ以前に行われていた試行錯誤の美容外科手術と，危険を顧みない異物注射法での顔や胸のaugmentation修復手術を行ないながら，安全で正しい美容外科を発展させようとする努力が，形成外科医を中心に始まったのである．

Supplement 4
日本美容外科学会（JSAPS）が始まった頃

当時は1年に4回の学術集会が開かれ，美容外科の基本的技術を身につけようという意欲がみられた．筆者もそんな時代に身を置き，美容外科医を目指すために日夜精進してきた1人であった．そして，日本美容外科学会（JSAPS）の活動の中で，学術委員長をあの偉大な昭和大学の鬼塚卓弥教授から引き継ぎ，結果として4年にわたり務めることになったが，まだ若造の筆者は分をわきまえ，学会の裏方役に徹した．1年4回の学術集会のシンポジウムのテーマを自分で決め，シンポジストの選出も行い，美容外科の「基本的手技シリーズ」から「回復手術シリーズ」まで，ほとんどのテーマを網羅して行った．その間，社会ではバブル景気の中，「リクルート整形」などという流行語も生まれたりして，美容外科に対する大衆の考え方が，「してはいけないもの」から「良くなるのだったらしてもいいんじゃないの」というところまで，大きく変化するに至った．そんな大きな時代の変化を，1985年に独立開業した筆者はじかに感じ取ることができたのである．

そして，日本人には最も関心の高い重瞼術において，切開法が当然だった時代から，埋没法が普通に行われる時代に，大きく変化していくところも，確実に見ることができた．筆者のクリニックでの重瞼術の症例数においても，1985年から88年の間に2つの術式は大逆転してしまったのである．その後は，9割以上の患者が「埋没法」で手術を受けたいと希望している．当然ではある．その後に美容外科医を目指した人は気の毒である．切開式重瞼術の症例をなかなか経験できないのであるから．

しかし，「待てば海路の日和あり」である．10年ほど前から，40代以上の女性で上眼瞼除皺術を希望する人がどんどん増加してきているのである．

この手術は，単なる切開式重瞼術よりも手技的には難しいと思う．しかし筆者は幸い，もともと切開式でも皮膚切除を当たり前のように行ってきた者であるから，除皺術も同じレベルで考えられる．埋没法から重瞼術に入るしかない若い美容外科医は，これから上眼瞼除皺術というかたちで，切開法そのものを経験する機会が多くなってくれば幸いだと思う．

埋没法しかできなくて，切開法を尻込みする美容外科医では淋しい．若い美容外科医には，眼瞼にメスを入れることが光栄で嬉しい，と思えるように早くなっていただきたいと思う次第である．

そして，第3部-1，2に紹介したようなまずい結果を出さないようにしていただきたいものである．

4 眼瞼手術後の閉瞼障害の回復手術

眼瞼

Introduction

1) 眼瞼手術後の閉瞼障害は，単純な原因で起こることがほとんどである．
   ① 過剰な皮膚切除
   ② 術後の血腫
   ③ 瘢痕拘縮
   など，すべて単純な原因である．
2) ① は単純に眼瞼皮膚の過剰な切除によって眼瞼が閉じられなくなった状態で，これは，主に下眼瞼の手術で，仰臥位の状態において皮膚切除量を決めたような場合に起こり得る．この状態は兎眼症状で，俗に「あかんべー」の状態という．
3) 仰臥位での下眼瞼の皮膚は立位に比べると，10 mm 上方に移動することも少なくない．それゆえ，ついつい多くの皮膚切除が可能なように思えるため，過剰な皮膚を切除することになる．
   ☞ Supplement 1
4) ② は，速やかな血腫除去処置が行われれば問題なく治癒するのであるが，血腫が残存すると器質化を生じて，それが拘縮を招き，その結果，閉瞼障害つまり兎眼となる．
5) 上眼瞼でも皮膚を過剰に切除すると，兎眼状態となる．素早い回復には皮膚移植しかないが，軽度の兎眼症状では「待つ」ということも1つの治療法ではある．
6) 下眼瞼の閉瞼症状の回復には皮膚移植が最も確実である．
7) 眼瞼への皮膚移植はドナー部位として，眼瞼皮膚が最適であるが，眼瞼皮膚に余裕のない場合は，耳介後部から採取するのが一般的である．
8) 閉瞼時には眼球が上方に移動，つまり上転しているのが普通である．しかし，先天性に上転障害のある患者に上眼瞼の皮膚を切除する重瞼術や除皺術をする場合，過剰な皮膚切除を行い，兎眼状態を招くと，睡眠時ドライアイ状態を招き，角膜に疼痛を生じることになるため注意する必要がある．

術前カウンセリングの指針

1) 術前観察のポイント
◎ 兎眼症状の場合，その程度，眼瞼結膜が立位，座位で眼球と接しているか，接していない場合は早急に修正手術
○ 手術後どれだけ経過しているか

2) インフォームドコンセント
○「あかんべー」状態は皮膚の過剰切除が原因．その解消にはやはり皮膚移植がベスト

ただし，どこから皮膚を採取するかによって，移植皮膚のなじみ方が違ってくる．
◎ 植皮のdonor部位をどこに求めるか
  ① 上眼瞼
  ② 耳介後部
○ 植皮術は完全生着を当然目指すが，血腫を作ると生着しない場合もある．

症例1　下眼瞼除皺術後の「あかんべー」のケース

解説；3ヵ月前に他院にて下眼瞼除皺術を受けたが，術後すぐに両下眼瞼が「あかんべー」状態となる．手術医には，待てばまだ良くなると言われたが，左は3ヵ月経ってもまだ眼瞼が眼球から浮いている．右は何とか座位でも眼球が眼瞼と接するようになったが，待ちきれずに相談に来た(図1)．

1. 手術方針

両側の下眼瞼手術を受けて，左だけが兎眼状態で残った．

本人は最初から皮膚の取りすぎが原因と認識しており，手術しかないとあきらめて来院しているので，迷いはなかった．結局，皮膚移植にて兎眼を解消することになった．

最も良いdonor skinは，上眼瞼の皮膚であることを説明して，5mmの幅であれば，切除縫縮しても，上眼瞼の二重瞼の形状に悪影響は及ぼさない確信が持てたため，上眼瞼皮膚を移植に用いることにした．

2. 手術の手順

デザイン

睫毛より2mm下方に皮膚切開線を入れる．

donor skinの切除幅と長さは，下眼瞼を切開してから不足皮膚を判断する．

麻酔

1％キシロカインE®と0.25％マーカイン®各5mLを混合して準備．これにリンデロン懸濁注®2.5mg，メイロン®1mLを混ぜることあり（メイロン®はpH調整役）．

実際の局所麻酔には片側1mL程度使用．

剥離範囲全体に浸潤させる．

手術

Step 1 皮膚切開と上下方向の拘縮の除去：必然的に切開部位は隙間ができる．その隙間がrecipient siteとなる(図2)．

Step 2 donorの採皮デザイン：donor，すなわち両方の上眼瞼より，幅4mmの皮膚を採取するデザインも同時に行う(図2)．

Step 3 皮膚移植：移植皮膚の縫着(7-0ナイロン糸)，そして，tie-over固定用には7-0ブレードシルク糸を用いる(図3, 4)．

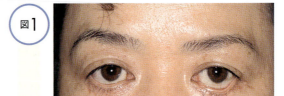

症例1　[45歳女性]　来院時の状態
他院での手術後，3ヵ月経過している．
左は下眼瞼が眼球に接していない典型的な「あかんべー」状態．右も軽度ながら，皮膚が過剰切除されているが，このまま自然軽快を待つことにした．

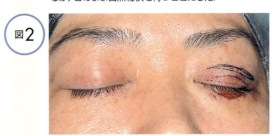

まず下眼瞼の拘縮を解除するべく，睫毛ラインの1.5mm下方に皮膚切開を加え，下眼瞼が容易に眼球に接することができるように拘縮を解除する（皮切縁にスキンフックを掛け，上方に引きながらメスにて垂直方向に少しずつ切り込みを入れる）．

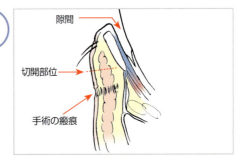

皮膚切開し，兎眼が解消できるまで，深部までメスを進める．

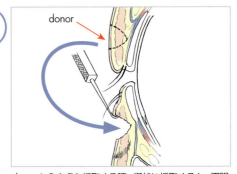

donorから皮膚を採取する際，楔状に採取すると，下眼瞼の組織欠損部をうまく充填することができる．

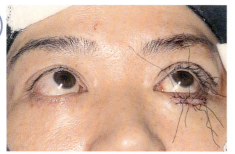

上眼瞼より採取した皮膚を，下眼瞼の皮膚欠損部に縫着する（7-0 ブレードシルク糸）．

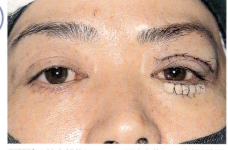

下眼瞼の植皮部分に tie-over 固定を施して手術は終了する．

★ 皮膚移植を必要とする部位は，皮膚切開によって上下に開いた小範囲であるが，実際は楔状に開いていることを認識して，移植皮膚もその欠損部位をある程度充填できるように，眼輪筋を少々付けた状態で採取する．つまり，厳密には遊離複合組織移植である．

Step 4 tie-over 固定縫合：筆者はカット綿を生理食塩水で wet にして，細長くほぐし，それを数本植皮部位に載せて，それを長く残しておいた 7-0 ブレードシルク糸で縛り，tie-over とすることにしている（図5，6）．

Step 5 dressing：さらに上からガーゼで覆って，手術は終了．

3. 術後ケア

皮膚移植手術は，たとえどんなに小さな面積であっても，術後ケアの手順は全工程同じである．

術後4〜5日目に tie-over dressing を除去し，血腫のないことを確認．

この時点では植皮部位はかなりの陥凹状態であるが，tie-over dressing を除去した後は，1日1日と陥凹部が持ち上がり，いずれ平坦化する．

術後7日目に抜糸処置（図7）．

その後は紫外線から術野を守りながら，縫合線の赤みの消失を待つ．

4. このケースのその後

植皮術では100%生着し，兎眼症状も消失した（図8）．

1年後に別件にて来院したときの状態も至極良好であった（図9）．

患者はその後も，ヒアルロン酸注射を受けるために通院している．

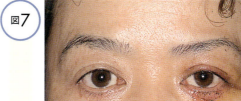

術後1週間目，抜糸終了した状態
厳密には少し拘縮が残っているが，左右のバランスは良くなっている．

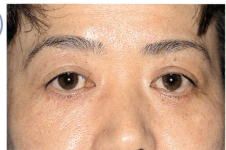

術後1ヵ月目の状態
縫合線もあまり目立たなくなり，植皮皮膚の周囲との調和も申し分なく良好である．また，donor となった上眼瞼の状態も，術前よりも左右のバランスが良くなっている．

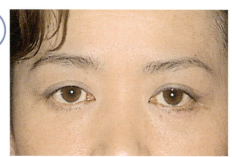

術後1年目の状態

症例2 切開式重瞼術術後兎眼症となり，睡眠中閉瞼できず疼痛を生じていたケース

解説：患者は半年前に他院にて切開法で重瞼術を受けた．術後，睡眠中に目が乾燥するようになり，次第にそれが痛みを伴うようになった．眼科医にかかると眼球の上転障害があり，睡眠時に5mm程度の開瞼状態になるため，角膜が乾燥すると指摘された(図1〜4)．
図3は患者にできる限りの上方視をしてもらった状態である．つまり，虹彩が上方に移動しないのである．
また，切開法手術の瘢痕を見ると，目尻部位の瘢痕の位置が低すぎて，外眼角の延長線のレベルにほとんど重なっているが，これは術後開瞼時のひきつり感を助長し，不快感を与える．

1. 手術方針

まずは疼痛という症状をとらなければならないので，睡眠時に完全に閉瞼ができるよう，上眼瞼に植皮術を行うことにした．

2. 手術の手順

Step 1 皮膚切開：重瞼線で切開し，完全に閉瞼出来るように離開操作を行い，移植すべき皮膚の面積を測る(図4, 5)．
Step 2 植皮片の採取：耳介後部から植皮片を採取(図6)．
Step 3 植皮片の縫着：7-0ブレードシルク糸にて縫合(図7)．
Step 4 tie-over固定：tie-over固定用の糸は長く残すが，上方の辺を長く，下方の辺を短くしておくと固定縫合がし易い(図8)．

3. 術後ケア

1) 基本的には症例1と同じ．
2) tie-over固定を除去した後も1週間は，植皮皮膚が完全成着するために，dressingは続ける．
3) 閉瞼が確実に可能な状態になって，植皮が完全に落ち着いてから重瞼線に不満が残れば，重瞼線をはっきりさせる(図9〜15)．

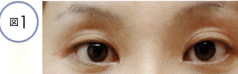

症例2　[23歳女性]　正面視状態　術前

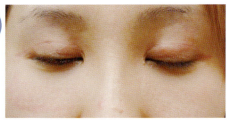

意識的に閉瞼するとこの程度まで閉じることができるが，睡眠時には図4の状態になる．

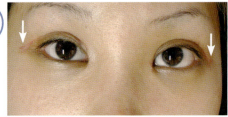

患者に上方視させた状態
眉毛はそれなりにされているが，眼球は上方を向かない．つまり先天性の上転障害があるからである．

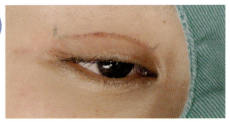

鎮静剤で眠りに入らせるとこれくらい瞼が開いてしまう．切開線をマーキング．

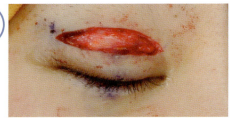

皮膚切開して完全閉瞼できるところまで開く．

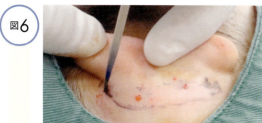
図6 ドナーは耳介後部とし，採取部をマーキング

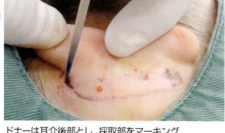
図7 植皮片の縫着
7-0ブレードシルクはtie-over固定用に長く残している．
★上下の辺を縫合した糸の長さが違うところに注目（両方長く残す必要はない）．tie-over用の糸を結びやすくするためである．

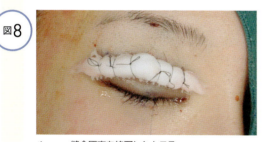
図8 tie-over縫合固定を終了したところ

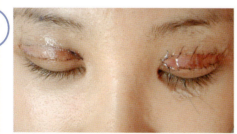
図9 右：術後2週間目　左：術後1週間目

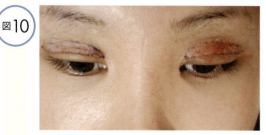
図10 右：術後17日目　左：術後10日目
植皮片は完全に生着

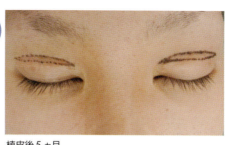
図11 植皮後5ヵ月
重瞼線をしっかりつけるための手術を施行することにした．

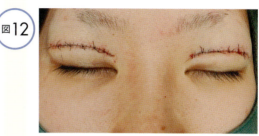
図12 手術終了時の状態
ブレードシルク糸の縫合は必ずアンカリング縫合として，重瞼線がしっかりつくようにした．

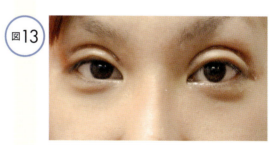
図13 術後1週間で抜糸終了　開瞼状態

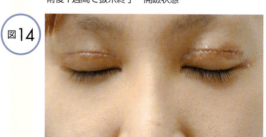
図14 抜糸終了閉瞼状態　睡眠時も閉瞼は十分に可能である．

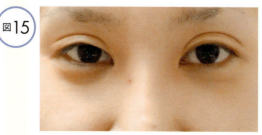
図15 最後の手術から5ヵ月後の状態

本手術法のキーポイントと総括

1) 上眼瞼皮膚をdonorにできれば，color match, texture matchともにベスト．無理なら耳介後部から採取するが，少し赤みが目立つ皮膚となる．
2) 皮膚切開し，十分に上下方向の拘縮を取り，兎眼症状が解消されるために必要な皮膚移植皮片の大きさをこの時点で決める．
3) recipientは楔状に近い欠損ができているので，3mmの厚みのある皮膚，つまりfree composite graftとする．5mm程度の幅の皮膚移植であれば，生着率に問題はない．
4) 皮膚移植はどんなに小面積であっても，大きくても，型通りの手順で，tie-over固定まで確実に行うことが，この部位の皮膚移植を成功させるための必要条件である．
5) 移植皮膚の幅は，最大幅4～5mmが最も多い．

術後起こり得ることと対処法

Usual

1. **腫脹**
   程度に差はあるが必ず起こる．洗浄する必要のある血腫がないか，よく観察する必要あり．
2. **縫合線の赤み**
   術後1ヵ月目の時点が最も赤みが目立つときであるが，下眼瞼は瘢痕の非常に目立ちにくいところ．ただし，目尻だけは他の部位（例えば頬，前額部位）と同じように，赤みが消えるのに半年以上かかる．

Sometimes

移植皮膚が目立つ
　上眼瞼皮膚をdonorとした場合は，縫合線の赤みが消える頃にはほとんど目立たないが，耳介後部からの皮膚の場合は，赤みが目立つ傾向がある．texture matchには問題がないが，color matchの観点ではやむを得ないところである．

★筆者は下眼瞼の除皺術後兎眼の回復手術としてこれを行う場合は，通常，上眼瞼をdonorにする．

Rare

1. **血腫とそれによる皮膚壊死**
   下眼瞼の皮膚移植で血腫を生じることはごくまれである．起こすとすれば，tie-over固定，止血が不十分で，なおかつ術後の安静が不十分であった場合であろう．
2. **再び兎眼**
   これはこの手術で拘縮の除き方が不十分で，移植皮膚の量が足りなかった場合しか考えられない．2ヵ月待って改善しないなら，再手術．
3. **眼瞼内反**
   皮膚移植の幅が広すぎた場合に起こる．改めて内反症の手術をさせてもらうしかないであろう．

Supplements

Supplement 1

下眼瞼の皮膚切除量の決め方～筆者の工夫

この手術を始めて初期の頃は，「あかんべー」状態を予防しながら，できるだけ緩んだ皮膚をたくさん切除する方法として，患者に大口を開けてもらい，下眼瞼が眼球から離れない程度で，最大限の皮膚を切除するという確認方法を用いていた．しかし，その方法では仮止めをする必要があり，できることなら安全かつスピーディに，という筆者の手術方法の好みにはあまり合っていなかった．

そこで17年ほど前からは，助手に下眼瞼下部の皮膚を手で最大限下方に引いてもらい，下眼瞼皮膚をほどほどに伸ばした状態で下眼瞼側の皮切縁の位置に4，5ヵ所マーキングし，その点を結んだ線を皮切線として，仮止めをすることなしに皮膚を切除することにしている．この方法は前段階として，眼輪筋深層の外眼窩縁への縫着を2針しっかりと行う必要がある．また，助手の下方への引き方は，顔の座位，立位の状態よりも少々強く引き下げていることになるので，安心してマーキングできるわけである．この方法に変えてから，皮膚の切除量（幅）が増えたが，兎眼症状を起こすことなしに現在に至っている．つまり，兎眼を起こすことなく，皮膚もしっかり取れて，より良い結果が得られるようになったのである．

Supplement 2

患者の信頼は絶対ではなく常に「条件付き」

患者が手術を求める場合，「先生を全面的に信用していますから」と普通に言うものである．でもそれは明らかに外交辞令である．医者はそれを受けて，ちゃんと信頼されているのだから気分よく手術を実行しようとするもの．しかし，水を差すようであるが，それを真に受けてはいけない．

あくまで，「先生がちゃんとうまく手術をやってくれるなら」という条件付きであることを忘れてはいけないのだ．文言には書かれてないけれどもそういうものなのである．

「手術承諾書」なるものには，「何が起きても貴院の指示に従います，不服を申しません」などという文言がある場合もある．しかし，こんなものはまずい結果を招けば，何の役にも立たないことを，よく知っておくべきである．それよりも，1つ間違うと，患者は手のひらを返すように態度が変わるもので，所詮はちゃんと目的の手術が遂行されて，普通またはそれ以上の結果が得られなければ，良好な医者と患者の関係まで維持することはできなくなるのである．

手術を受けて立つ医者は，それくらい真剣な思いで手術に臨むべきである．たとえホクロ1つを切り取る手術であっても，である．

美容形成外科医は氷の張った湖で踊るフィギュアスケーターのようなものである．「板子一枚下は地獄」である．あまり調子に乗り過ぎると，氷が割れて湖にはまってしまうのだ．美容形成外科医は生命にかかわる手術はほとんどしない．であるからこそ，患者は術前は対等で来ても，術後はむしろ患者の方が上の目線で来る傾向がある．そこをわきまえて，常日頃，患者に接する習慣を身に着けておかなければならない．

これは美容形成外科医歴35年の筆者からの，若い美容形成外科の先生方への心からの忠告である．

5 その他の下眼瞼術後回復手術

下眼瞼

Introduction

1) 下眼瞼手術のunfavorable resultとしては，第3部-4に解説したように，「兎眼」を生じないようにすることが最も気をつけなければならないことであるが，その他にも以下のようなものがある．
   ① 目立つ瘢痕
   ② 血腫によるしこり
   ③ 目尻のしこり
   ④ 陥凹による老け顔変形
   ⑤ たれ目変形
2) ①は切開線の位置に問題がある場合が多い．経験の未熟さゆえの目立つ瘢痕にお目にかかることは決して珍しいことではない．
3) ②は術後の血腫を取り除かなかったことが原因で生じるもので，血腫が器質化してしまうことによる．
4) ③は目尻で眼輪筋を引き締め固定する際，眼窩縁の骨膜に縫着するための縫合糸のしこりである．一時的にしこり，圧痛があり，患者も気にすることが多いが，いずれ自然に消退するものである．また外側端にdog earを作るとその隆起も目立って気になる．
5) ④は眼窩脂肪を取りすぎた場合に起こる．また，取り過ぎなくても下眼瞼下部が全体に低く陥凹する状態になっていることで，予想に反して老けた印象の目元になってしまったという悩みが生じる．
6) ⑤は目尻で眼輪筋を引き締め固定する際，縫着する位置が下方すぎた場合に起こり得る．

術前カウンセリングの指針

1) 術前に観察しておくべきポイント
- ◎ 下眼瞼の瘢痕の位置
- ○ 下眼瞼の陥凹の深さ，状態
- ○ しこりの大きさ
- ○ たれ目の状態が術前とどれくらい変化があるのか

2) 術前に聞いておくべきこと
- ◎ どの程度気になるか，不満，悩みの程度

3) インフォームドコンセント
- ◎ 回復手術の時期の問題
- ◎ 急いで回復手術を実行することのメリットとデメリット
- ◎ 回復の可能性，どの程度まで回復するか

5 ● その他の下眼瞼術後回復手術

症例1 術後，血腫が目立つ隆起となったケース

解説：1ヵ月前に下眼瞼除皺術を行った．術後右下眼瞼の腫れが強く，血腫のことは少々疑いを持ったが，洗浄するところまでは必要がないと判断し（その判断が甘かったのであるが），そのまま放置した．

ところが，周囲の腫れが引いても右は腫れが引かず，血腫が線維化しつつあるということがわかった（疑わしいときは，思い切って創洗浄をするべきである，と反省している症例である）(図1，2)．

1. 手術方針

血腫による膨らみとしこりが残っている状態であるが，患者と相談の結果，再手術でなく注射でしこりを小さくしていく方法を選んだ．

2. 処置

ステロイドの局所注射にてしこりを小さくしていく．注射は持続型のデポ・メドロール®とリンデロン懸濁注®，キシロカイン®を混ぜたものを用いた．間隔は4週間に一度の間隔で注射をする(図3)．

5回の注射にて，ほとんど目立たず，気にならないようになったということで治療を終了した(図4)．

3. このケースのその後

しこりは消失し，本人も全く気にならないところまで回復した．

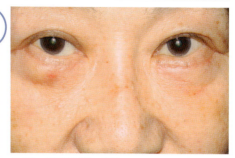

症例1 ［76歳女性］ 術前
右下眼瞼の血腫によるしこり．

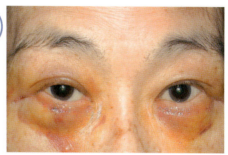

下眼瞼除皺術後抜糸時の状態
これは自験例であるが，この時点で血腫除去の処置を行うべきであった．

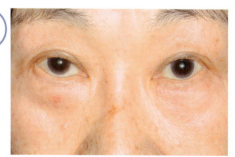

3回のステロイド（デポ・メドロール，リンデロン，キシロカインの混合液）局注（4週間に1回）後，3週間後の状態．

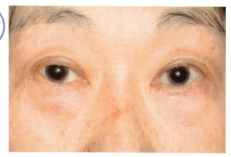

5回のステロイド局注後1ヵ月の状態．ほとんど気にならなくなったということで局注を終了した．

症例2 経結膜的眼窩脂肪除去術後，かえって老け顔になったケース

解説：下眼瞼の膨らみが気になり，眼窩脂肪除去術を結膜側から切開する方法で受けた．

術後，下眼瞼の陥凹の方が目立つようになり，かえって老け顔が気になり，別の美容外科医に相談したところ，筆者のクリニックを紹介され来院した．

1. 手術方針

nasojugal foldの陥凹がもともと存在した症例に，下眼瞼の膨らみを取るだけの手術では，かえって目立つようになってしまったことが，予期せぬ結果となり，結局不満だけが残ったという症例である(図1, 2)．

皮膚の緩みはほとんど気にならないため，脂肪注入術を勧めることにした(図3, 4)．

2. 手術の手順

1) **donor部位の麻酔および下眼瞼の麻酔**：donor部位の選択は，①大腿部，②腹部，ウエストの順序で，この2つの部位で足りることがほとんどである．
2) **脂肪の採取と洗浄**：筆者の方法では，30mLディスポシリンジに14Gアンギオカット針を付けて吸引採取する．その後，茶こし器に入れ，ガーゼの上に載せて血液，油分をガーゼに吸収させる．
3) **下眼瞼部位への脂肪の注入**：脂肪注入は，1mLディスポシリンジに18G針を付けて行う．50%の脂肪しか生着しないことを見越して，多めに(150%)注入する(図3)．

3. 術後ケア

局部の安静と冷却が大切．注入した脂肪の生着率に影響する．

4. このケースのその後

患者は脂肪注入の結果に非常に満足している．初めに脂肪を抜くことを考えたのが間違いであったことを実感したと言っている(図4〜7)．

☞ Supplement 1

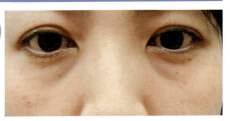

症例2 ［43歳女性］ 術前
下眼瞼の膨らみを気にして，結膜側から眼窩脂肪を除去する手術を受けたが，目の下全体の凹みが目立つことで老け顔になったということで来院した．

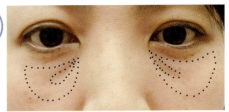

術前　マーキング
術直前に脂肪注入部位をマーキングしておく．最も低い部分もマーキングする．

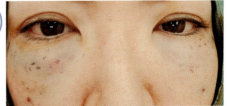

脂肪注入直後
注入脂肪が減ることを見越して，多めに注入する．

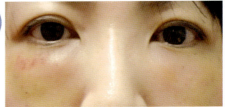

術後1週間目
まだ腫れが目立つ．

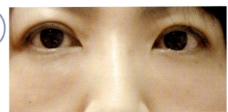

術後1ヵ月目　正面
経過良好である．

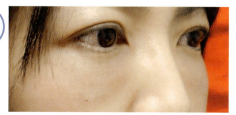

図6 術後1ヵ月目 斜方向
経過良好である．

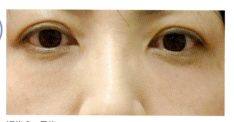

図7 術後3ヵ月後
ほぼ安定状態に入っている．
nasojugal foldも消失している．

本手術法のキーポイントと総括

1) このようなunfavorable resultは，もともと手術の適応に問題がある，というのが筆者の意見である．
2) 脂肪を注入するときは，細かく注入することと，筋層，筋層下の両方に入れることが重要である．
3) 脂肪の注入量については，患者の希望をよく聞いておき加減をする．
生着率は約50％であることを考慮に入れて，注入量を考える．

術後起こり得ることと対処法

Usual

1. 腫脹
   脂肪を少し多めに注入するため，必ず腫れているように見える．
   術後2週間目の時点で，ちょうど良い状態に回復するくらいが，結果が良い．
2. しこり
   脂肪注入部位は術後3ヵ月位は，触るとしこりとして触れるものである．生着脂肪は皮下脂肪とは違い，少ししこりのように感じるものである．外観上見えるような凹凸がないかぎり，気にすることはない．

Sometimes

1. 皮下出血斑
   注射の針のせいで脂肪注入部位に内出血を起こすことがある．針をゆっくり前進させるようにすると血管損傷が少なく，内出血も少ない．

2. 注入部位の凹凸
   手技的な問題で，脂肪注入した層が浅すぎたことによる．あまり目立つなら，吸引して取る．吸引は20mLディスポシリンジに18G針を付けて行う．それでも取れない場合は，切除する．

Rare

血腫

脂肪注入時に針を早く進めるとき，太い血管を損傷することがある．血腫を作ってしまうと，長期間しこりとして残るが，数回のステロイドの局注でかなり早く消退する．

Very rare

感染

普通は起こらないこと．不潔な環境下での操作が原因か，またはdonor部位が有毛部位であって，毛根から感染することも考えられるため，毛深い腹部など有毛部からは採取しないこと！

Supplements

Supplement 1

筆者が経結膜的眼窩脂肪除去術を行わない理由

筆者は現在（2016年10月）のところ，下眼瞼の眼窩脂肪除去術を経結膜的に摘除することをほんの数症例しか行ったことがない．その理由をここに記したい．

筆者は脂肪注入術を1987年の暮れから始め，最初は半信半疑ではあったが，1988年の後半にはその有効性を確信し，本格的に症例を増やしていった．特に積極的に注入を試みたのは，頬ではなく下眼瞼下部であった．そして，軽度のbaggy eyelidに対しても，その下部をaugmentすれば結構解消されて，目元が若々しく明るい表情に改善するということがわかり，下眼瞼に関しては除皺術よりもその下部に脂肪注入を施して若返りを図るということの方を，第一選択とすることが普通になってしまった．

しかし，学会で発表しても，その当時（1990年頃）はその部位に脂肪注入を施す人がいなかったのか，極度に反応が少なかったという記憶がある．

その当時，上眼瞼に脂肪注入をしたということを報告したある先生は，筆者が「下眼瞼下部の陥凹に対して脂肪注入をすることに対してどう思われますか」と質問したとき，「その部位が加齢で陥凹するのは自然現象であるから，別に気にしていない」というような適当な答えしか返ってこなかったので，結局まだ着目されるには至っていないのだと思い，失望したものであった．

アンチエイジングということを追求して行くと，この部位の重要性は必ず皆が着目せざるを得なくなると筆者は確信し，症例数を伸ばし続け，2013年末の時点では3,000例に達していた．部位別にみると，断トツに多いのである（頬部や鼻唇溝の2倍）．

それに反比例して，下眼瞼の除皺術の症例は当然激減である．以前なら除皺術を行っていたものを，脂肪注入で済ませるのであるから，患者にとってもより簡単な，またより金額的負担も少ない処置で済むということで歓迎されるわけである．

1995年にPatrinelyが，経結膜的下眼瞼除皺術についてPRS誌に発表してから，にわかに日本でもその方法が広まったが，その頃筆者は「その手術法の好適応症例」には脂肪注入術でどんどん良い結果を出していたので，全く経結膜法には興味が持てなかった．それどころか，他院で経結膜法で手術を受けて，余計に老けて見えるようになったという予期せぬ結果で悩み，脂肪注入術を受けに来院した患者を診るにつけ，ますます筆者の行っている脂肪注入術に自信を持つということになった．

もちろん，下眼瞼の皮膚の緩みの程度の問題はあり，除皺術しか良くなる方法はない，というケースもある．しかし，脂肪注入術はメスを使わなくても済む手術であるということで患者には受け入れられやすく，「もしそれでも下眼瞼の皮膚の緩みが気になる場合は，除皺術になります」ということを前もって説明（それがインフォームドコンセントの1つ）しておけば，何ら問題は起こらない．筆者も下眼瞼除皺術は症例数は激減したといえども，皆無ではなく，年間30例位は行っている（それに対して，下眼瞼に脂肪注入を行うのは100例を超えている）．

また，同時に脂肪注入を行う症例もあるが，それは最も理想的であるが，そこまで勧めることができるのは，よほど親しい患者に限られるため，症例は少ない．

下眼瞼のbaggy eyelidは，眼窩脂肪のヘルニアであり，それは隔膜の緩みまたは局部的なひ弱さで起こるわけであるから，その部分の脂肪を除去しただけで解消するというものではなく，再び眼窩脂肪は奥からずり落ちてくるはずである（それは経皮的に除皺術を行った後にでも起こることがあるので間違いはない）．

以上をまとめると，以下の2つの理由で筆者は経結膜的除皺術を行わない，ということになる．

1) 下眼瞼からnasojugal fold mid cheekにかけての陥凹（つまり最近のインターネット上から普及したゴルゴ線）を解消できないどころか，目立たせることになるため．
2) 経結膜法の好適応となる症例は，脂肪注入術で十分に状況を回復でき，さらに，目元の明るい表情，または若々しさまで取り戻すことができるため．

6 目頭切開を元に戻す回復手術

目頭

Introduction

1) 世の中には，蒙古ひだがあれば目頭切開をするべきだ，と考えている美容外科医がいるようで，「何でこんなに目と目の間を狭くしたの？」と，問いたくなるような目をしている患者を時々見かける．
2) 目頭切開術は蒙古ひだを持った目頭部位が張り出していて，結果として，左右の目と目の間の距離が長く見える人に施す手術である．
3) 実際，軽度の蒙古ひだがあっても，少々目と目の間隔が広い方が，日本人女性ではベビーフェイス傾向となり，可愛く見える，老け顔になりにくいという利点もあるのである．
4) 美容外科の洋書に書かれている顔の理想的プロポーションでは，必ず瞼裂幅と目と目の間隔が同じというのが当然のようになっているが，平面的な顔の造りの日本人は，目尻から顔の輪郭線までの距離があるため，瞼裂幅と内眼角幅（目と目の間の距離）を同じ長さにしてしまうと，顔の中で目が中央に寄ったように見えてしまい，かえって不自然な顔になってしまう．
5) たまたま蒙古ひだがあったために，目頭切開術を勧められて手術を受けたものの，目が顔の中心に寄りすぎて見えるようになり，やらねばよかったと後悔している人は結構いるのではと思われる．
6) これを元に戻す修正手術は単純なようでなかなか難しいため，手術を断わられることが多いのであろう．
   ① 単純なようで難しい手術である
   ② 何mm戻したいか，手術前の写真があれば参考になる
   ③ 縫合の基本は，裏側皮膚，皮下軟部組織，表側皮膚の3層で縫合することである
   ④ 傷痕がしばらくは，必ず目立つ

術前カウンセリングの指針

1) **術前に観察しておくべきポイント**
   ◎ 現状の内眼角幅（目と目の間隔）と瞼裂幅
   ◎ 術前の状態がどのようなものであったか，写真があれば必ず持参させる．
   ○ 眼瞼の状態（一重瞼，二重瞼，開瞼幅，皮膚の厚さ）

2) **術前に聞いておくべきこと**
   ◎ 目頭切開術を考え始めた契機
   ◎ 現状に対してどれほど悩んでいるか
   ○ 術前の状態をどれほど苦痛に思っていたかも聞く．
   ◎ どんな眼瞼にしたいか

3) **術前検査**
   状況に応じて視力検査，血液検査

4) **インフォームドコンセント**
   目頭切開術の戻し手術を希望する患者は，かなりこだわりの激しい人が多い．
   それだけに，術後の傷痕や，印象の変化など，十分に説明しておくことが必要．特に瘢痕が目立つことは避けられない．
   術後に起こり得ることについては詳しく説明（後述）．

症例　目頭切開術を受けたが元に戻したいというケース

解説：目頭切開術と埋没式重瞼術を某美容外科医の勧めるままに受けたが，何だか目が顔の中心に寄ってしまった気がすることに気が付いた．やはり術前の目の方が良いと考えるようになり，普段はメイクをする際，目頭を接着剤でくっつけている．決心して手術を希望して来院した．

☞ Supplement 1

1. 手術方針

1) 外見上，初めてこの症例を見るかぎり，当然計測上も，目と目の間（内眼角幅）が狭くなりすぎているとは言えない（図1）．

   しかし，本人の元に戻したいという希望が強かったため手術をすることになる．普段のメイク通り，自分でノリづけをして来てもらい，その状態を手術で再建するべく，目頭閉鎖手術を行うことにした（図2）．

2) 手術は古川法に準じて行うことにした．このケースは目頭周辺の皮膚が厚く，単なる縫い寄せで済ませようとすると，逆戻りが生じてしまう可能性があると判断したためである．

2. 手術の手順

デザイン

古川法に従ってデザインをする（図3）．

患者にどの位置まで目頭を離したいか（上下をくっつけたいか）印を付けてもらい，デザインの参考にする．

内眼角点をEとし，縫い寄せたい上下のポイントをB，Cとする．BCの中点からEまでの距離の等間隔延長線上の点をAとする．

眼瞼の厚みとして約2mm，それぞれポイントB，Cから眼球面に向かってラインを引き，その先端をB′，C′とする．B′BACC′の内側の皮弁が裏打ち用の皮膚となる（図4）．

麻酔

麻酔は1％キシロカインE®を用いて30G針で注射する．目頭部位にいきなり針を刺入すると痛みを強く感じるため，眼瞼皮膚の眉毛寄りの薄い皮膚から針を刺入し，次第に目頭に接近して行くと，痛みをあまり

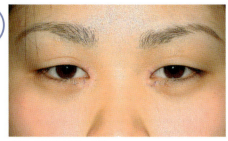

図1

症例　［22歳女性］　術前
勧められるままに目頭切開術を受けたが，自分の顔としてどうしても似合わないという気持ちが強く，手術を希望して来院した．実際のプロポーションとしては，不自然ではないのであるが，本人はどうも受け入れたくない顔だという．

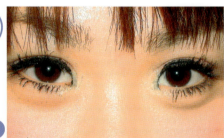

図2 ⓐ
本人にアイプチメイクで戻したい術前の状態を作ってきてもらった．

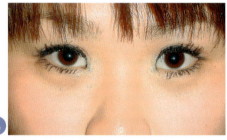

ⓑ
眼瞼裂幅と内眼角幅距離のバランスからすると，目頭切開術後の方がバランスは良いのであるが，顔の輪郭全体のバランスからみると，本人の希望は理解できるものがあった．

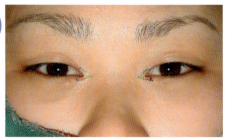

図3

皮切のデザイン（古川法）を描いたところ
★少々戻しすぎとも思われるが，患者の希望に忠実にデザインするとこのようになる．

感じさせないで，麻酔することができる．

> **手術**

Step 1 皮膚切開（図5）

Step 2 皮弁の作製：裏打ち用の皮弁を起こす．

Step 3 裏打ち皮弁の翻転と縫合：ポイントA，B，Cを縫合（図6，7）．

★ 皮膚側は必然的に，水平方向に縫合線ができるが，上下同じ位置に同じ方向の縫合線が来ないように，裏打ち用の皮膚はわざと水平方向に縫合線が来ないように縫合を工夫する（余剰皮膚を少し調整して切除する）．

Step 4 内眼角点の縫合：皮膚側を合わせるためにB，Cを縫い寄せ（図8）．

Step 5 真皮縫合および皮膚縫合：これで3層に縫合することになる（図9〜12）．

3．術後ケア

術直後のドレッシングは目頭部位のみ薄く小さい軟膏ガーゼを当てて，3Mテープで上下を寄せるように止めておく．

術後2日目のガーゼ交換時には，もうガーゼは当てずに，直接3Mステリテープを貼る．

術後6，7日目に内眼角の裏打ちの1針のみ残し全抜糸．残りの糸は，1週間後に残っていれば抜糸する（図13）．

ケロイド体質の有無によって，目頭の瘢痕は治り方が大きく違ってくる．はっきり体質がわかっている人はリザベン®の内服を半年位続ける．もしわからない人でもナーバスな人には，1ヵ月位服用させることも考えてよい．様子を見てという場合は，1ヵ月間は毎週1回フォローすることで，ケロイドが疑わしいと判断すれば，リザベン®の内服を開始する．

4．このケースのその後

結局，元の目と目の間隔の開いた目元に戻ったのであるが，本人は満足している．目頭の水平方向の瘢痕は赤みがあったときは目立ったが，気にならなくなった（図13）．

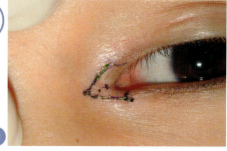

図4
a 内眼角部のデザインを拡大したもの
デザインは平面上のものではなく，3D的に考えなくてはならない．

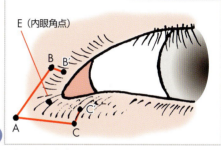

b 症例写真のデザインをシェーマにて描いたもの．Eは内眼角点
BB′とCC′とが縫合時に縫い合わせられ，新しい内眼角点ができる．
BB′とCC′はともに2mmとした．

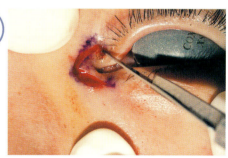

図5 皮切の開始．点BからB′へとメスが進んだところ
★ プロテクターコンタクトを使用した方がこの手術では安全，かつ患者の不安が軽減される．

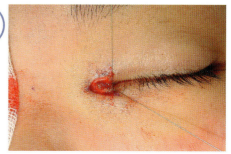

図6 A，BとCから起こした皮弁のBとCのコーナーをデキソン（6-0）にて縫合する（結び目は眼球側に来るように）．

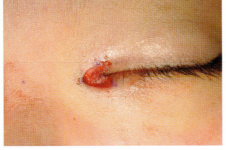

図7 次いで皮弁のAポイントも翻転させてポイントBとCに縫着する．

★眼球側の裏打ち皮弁BACは，その頂点Aが新しい内眼角点になるように翻転した形で縫合すると，皮膚側の水平縫合線の下に同じ水平方向の縫合線ができない裏打ち皮膚を置くことができる，というのが考案者・古川の考えである．筆者はこの手術で，以前は裏打ち皮弁も水平方向に寄せていた（それで支障はきたさなかった）が，趣旨に賛同して古川の手術法に忠実に行うことにした．

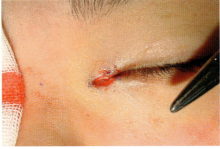

図8 次いで眼瞼皮膚側のポイントBとCを寄せるため，皮下縫合した状態

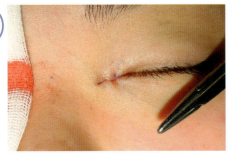

図9 さらにABとACの辺を真皮縫合する．

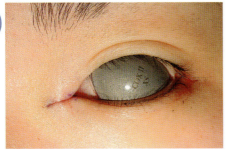

図10 真皮縫合を終了した．

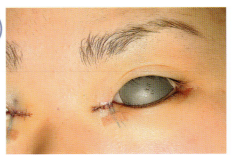

図11 皮膚BB′とCC′間を7-0ナイロン糸にて皮膚縫合を終了した状態（ここは長く残している）．これで手術は終了した．

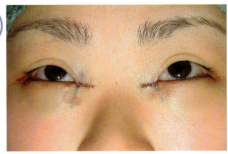

図12 手術終了時の開瞼状態

★この写真だけを見ると，わざわざ目と目の間隔を広くして悪くしたように見えるが，患者の希望に忠実に行ったものであり，この際は目をつむっていただきたい．

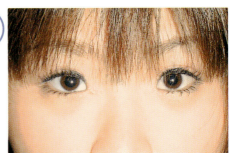

図13 術後2週間目の状態

本手術法のキーポイントと総括

1) 日本人女性は目と目の間隔が少々離れ気味（眼瞼幅よりも広いという意味）の方が可愛く、また若く見えるものだということを心得ておくこと．
2) 目頭の回復手術に関しては，手術をしていない元の状態の写真を参考にして，患者の希望を確認することが肝要である．
3) 手術は3層縫合で行い，しかも裏と表では縫合線の方向が一致しないようにするのが理想的である．
4) ケロイド体質がある場合は，瘢痕がきれいに治らないこと，術後ケアとしてのテーピングと，リザベン®の内服が必要であることを了解しておいてもらう．

術後起こり得ることと対処法

Usual

1. **瘢痕**
   当然避けられない．約6ヵ月は赤みが目立つことになる．ケロイド体質があれば余計に目立つ瘢痕となるため，リザベン®内服等，最大限の努力をする．
2. **腫脹**
   腫れはあまり強くないが当然ある．待てば自然に消退する．

Sometimes

1. **肥厚性瘢痕**
   これが生じると患者にとって不満を言いたくなる面白くない状況であるが，ケロイド体質からくるものであるため，やむを得ない．事前にこの体質のことを患者が自覚していれば予防のための内服薬（リザベン®）を処方するが，わからないというときは，この目立つ瘢痕のできる可能性について説明し，リザベン®も予防的に処方する．
2. **イメージの変化**
   当然変化は起こるのであるから，術前に十分に説明をしておく必要がある．この手術を希望する患者はこだわりの強い人が多いと思われるので，術前にのり付けやテープ張り付けをしてもらい，患者の希望を術前に認識しておくことが最も重要である．

Rare

1. **under correction**
   これはデザインに忠実に手術が行われたとしても，逆戻りすることもあるため，戻し不足で患者が不満足ということもあり得る．どうしても患者が満足しない場合は2ヵ月以上待ってから，再手術ということになる．
2. **over correction**
   あまりに注文通りに戻して元の悩みに戻ることもあり得る．再手術はよくよく患者と細かい打ち合わせをしてから行うことが肝心である．

Very rare

1. **皮膚，皮弁の壊死**
   内眼角をかなり無理に閉じることになるため，縫合方法が粗雑であったり，術後のテーピングの不足などで起こる可能性はある．治癒状況を見て再手術する．
2. **感染**
   よほど感染に弱い体質か，糖尿病でないかぎり感染は起こらないが，内眼角部位では狭い術野で縫合を多くするため，それが不適切であれば，十分に起こり得る．起こった場合には抗生剤の投与など，適切な処置をとる．

★ 皮膚を縫合するということは，創を閉じるためには必要不可欠の処置であるが，縫合された局部は阻血状態に置かれるということを忘れてはならない．

Supplements

Supplement 1

手術の適応について

目頭切開を受けた瘢痕は大なり小なり，美容外科医にはわかるものである．目頭切開術を希望する患者のほとんどが，「勧められて受けた」と言う．中には，手術前には蒙古ひだがあったとしてもバランス的には手術の適応がないという症例で，手術を受けたために目が顔の中央に寄ってしまったように見える場合が多く，手術を勧めた医者に憤りを覚えるものである．結局，手術料を多めにいただくために手術を勧めたとしか思えないからである．筆者は本文でも書いたように，目頭切開は本人が自覚して希望するものでないかぎり，こちらからは勧めない方針である．そして，美容外科的に見て本当に良くなると確信が持てる場合にのみ，患者との信頼関係が十分にでき上がったとき，目頭切開術のことを切り出してみる．しかし強制はしない，という方針である．日本人女性は，目と目の間隔が少々広いくらいの方が「ベビーフェイス」タイプで可愛く見えることが多いからである．

蒙古ひだは必ずしもなくさなくても良いということを，どうかわかっておいていただきたい．

Supplement 2

本書最後のsupplement〜後書きにかえて

- 本書には，眼瞼の美容外科手術でこれから美容外科医を目指す人に参考となるであろうことを，できるだけ網羅したつもりであるが，果たしてどれだけ網羅できたかはわからない．それでも前版の発刊以来，多くの若い形成外科医から直接この「眼瞼手術アトラス」で勉強しましたという声を聞かせていただいたおかげで，多少はお役に立てたかと安堵している次第である．

- 眼瞼の手術は本当に奥が深いと思う．それは，毎日手術をしていてもなかなか思い通りにはいかないことが多いので余計にそう思うわけである．これは相当うまく手術できたと思っても，患者にはあまり喜ばれないということもある．また，逆のこともあったりする．

- いくつかのクリニックを経由して，何度も手術を受けて，それでも本人は満足がいかず来られたようなケースで，やっと患者の満足のいく結果を出せた場合は，患者とともに喜びを分かち合うというような雰囲気になり，特に嬉しいもので，それを期待するがゆえに，回復手術は余計にファイトが湧くものである．

- 眼瞼は，鼻などと違い，単に形状だけではなく，開瞼，閉瞼という機能のある組織であるだけに，余計に難易度の高い部位なのである．ただ，埋没式重瞼術のように，簡単に済ませることができる重瞼術がリクエストの大半を占めているために，「美容外科は簡単なもの」と甘く見てかかる，未熟な美容外科医が横行するのは決して良くない傾向である．

- 眼科医でも，逆さ睫毛の手術の際，重瞼にしてあげると言って手術をしたが，うまくいかないのでこちらに紹介状を書いて送ってこられることも多くなった．つまずいた際，「やはり美容手術は患者からのクレームが多いからいやだ」ということで紹介をされるのであるが，筆者は中途半端な気持ちで手を付けないでください，と言いたい．やるなら，思わしくない結果が出ても最後まで患者と付き合うだけの覚悟をしてから取り掛かってください，と申し上げたいといつも思う．しかし，紹介していただいたことはありがたいことで，感謝しつつ良い結果を出したい．

- 筆者が読者に申し上げたいことは，やるなら真剣に取り組んでいただきたいということである．眼瞼手術は本当に奥が深いと今も思っている．常に動きがある組織であること，簡単に腫れやすいことがその理由である．

拙著が少しでも美容外科医のこれからの診療のお役に立てれば幸いである．

REFERENCE

1) Converse, J.M. : Reconstructive Plastic Surgery, 2nd ed., vol. 2, W.B. Saunders, Philadelphia, 1977
2) Hamra, S.T. : A study of the long-term effect of malar fat repositioning in face lift surgery ; Short-term success but long-term failure. Plast Reconstr Surg 110 : 940-951, 2002
3) Hamra, S.T. : The role of the septal reset in creating a youthful eyelid-cheek complex in facial rejuvenation. Plast Reconstr Surg 113 : 2124-2141, 2004
4) 林　寬子，冨士森良輔，廣田龍一郎ほか：眉下皺取り術の効果．日美外報 25 : 114-118, 2003
5) 平賀義雄：眼瞼の整容外科．形成外科手術手技シリーズ，眼の形成外科（添田周吾編），克誠堂出版，東京，p.203-233, 1993
6) 市田正成，谷野隆三郎，保阪善昭編：美容外科手術プラクティス 1，文光堂，東京，2000
7) 市田正成：埋没法と切開法の比較．美容外科　最近の進歩（大森喜太郎編著），克誠堂出版，東京，1998
8) 市田正成：結膜側結紮法による新しい埋没式重瞼術．日美外報 14 : 193-201, 1992
9) 市田正成：私の行っている脂肪注入法　第 1 報．日美外報 18 : 150-158, 1996
10) 武藤靖雄：図説整容外科学，南山堂，東京，1977
11) 南條昭雄，市田正成：われわれの行っている脂肪注入法　第 3 報．日美外報 23 : 115-125, 2001
12) Rees, T.D. : Aesthetic Plastic Surgery, W.B. Saunders, Philadelphia, 1980
13) 新富芳尚，野平久仁彦：重瞼術，切開法．形成外科 42 : 1029, 1999
14) 鶴切一三：埋没法による重瞼術の一変法．日美外報 10 : 87-91, 1988
15) 鶴切一三：私の行っている埋没式重瞼術．日美外報 19 : 87-93, 1997
16) 鶴切一三：上眼瞼矢状断における組織学的検討．日美外報 14 : 137-147, 1992
17) 鶴切一三，岩波正陽：下眼瞼　矢状断連続切片による組織学的検討．日美外報 27 : 107-116, 2005
18) 宇津木龍一，松尾清ほか：上眼瞼陥凹症 aponeurotic surgery．美容外科手術プラクティス 1（市田正成ほか編），文光堂，東京，p.76-84, 2000
19) 内田準一：形成美容外科の実際，金原出版，東京，p.72-75, 1967
20) 難波雄哉ほか編：美容形成外科学，南江堂，東京，p299, 1987

INDEX

あ
アイプチ重瞼　38
あかんべー　121, 172

い
医原性眼瞼下垂　19, 80, 90, 91, 146, 160
市田法　31, 45
市田法2点法　36

う
内田法　123, 129

え
壊死　129, 187

お
欧米人型の眼瞼　2

か
開瞼時の異常感覚(違和感)　18, 27, 38, 52, 65, 79, 90, 107
下眼瞼　5
下眼瞼術後回復手術　178
下眼瞼除皺術　109, 172
隔膜前結合組織　2
眼窩隔膜　2, 4, 5
眼窩隔膜前部　3
眼窩脂肪　2, 4, 6
眼窩脂肪摘除術　109
眼窩部　3
眼球損傷　39
眼瞼および眼球結膜の浮腫　120
眼瞼外反　160
眼瞼下垂　74, 92
眼瞼陥凹症　17, 156
眼瞼頬溝　6
眼瞼挙筋　2
眼瞼手術後の閉瞼障害の回復手術　171
眼瞼除皺術　140, 149
眼瞼内反　176
眼瞼の陥凹　163
眼瞼皮膚　3
眼瞼部の皮膚知覚の神経支配図　10

眼脂　38, 52, 65
感染　20, 65, 81, 90, 108, 146, 160, 181, 187
眼輪筋　2, 3, 5
眼輪筋下結合組織　3

き
強膜部位の出血斑　20, 80
挙筋腱膜　2, 160
筋膜吊り上げ手術　103

く
クイック法　42

け
経結膜的眼窩脂肪除去[手]術　137, 180, 182
血腫　19, 28, 39, 52, 65, 80, 90, 107, 120, 137, 146, 160, 163, 171, 176, 178, 179, 181
結膜側結紮法　30, 44, 53
ケロイド　128
瞼板　2, 4
瞼板前結合組織　2
瞼板前部　3
瞼裂幅　183

こ
ゴルゴ線　6
コンタクトレンズ眼瞼下垂　93, 108

さ
霰粒腫　39, 53

し
止血不完全　163
自己脂肪　109
しこり　163, 178, 181
失明　20, 81, 90
脂肪移植[術]　84, 140
脂肪注入
脂肪注入[術]　85, 109, 115, 121, 140, 162
重瞼線上の瘢痕　163
重瞼線の消失　20, 28, 39, 52, 65

INDEX

重瞼幅の左右差　18, 28, 39, 41, 52, 80, 159
腫脹　18, 27, 38, 51, 65, 79, 90, 107, 120, 128, 137, 145, 159, 176, 181, 187
上眼瞼　3
上眼瞼陥凹症手術　83
上眼瞼手術後回復手術　163
上眼瞼除皺術　67
睫毛側皮膚切除法　96
睫毛内反症手術　131
睫毛の外反　137
新冨法　29
新2点縫合法　43

❖ せ
切開式重瞼術　8, 23, 123, 127, 144
切開法　169
全切開法　8
先天性眼瞼下垂症　103

❖ た
たれ目変形　178

❖ ち
注入部位の凹凸　181

❖ つ
鶴切法　40, 42

❖ と
疼痛　38, 52, 65
兎眼　108, 120, 160, 174, 176

❖ な
内眼角幅　183
中止め固定操作　21
中縫い　11
涙袋　5

❖ に
25G 針誘導法　31, 45
日本人型（一重瞼）の眼瞼　2

❖ は
抜糸式重瞼術　55
瘢痕　187
瘢痕拘縮　171

❖ ひ
ビーズ法　55, 66
皮下出血斑　18, 28, 38, 52, 65, 79, 90, 107, 120, 145, 159, 181
肥厚性瘢痕　128, 187
皮膚壊死　120, 176
皮膚側結紮法　30
皮膚の知覚鈍麻　18, 27, 79, 90, 107, 145, 159
眉毛下縁切除　77
眉毛下縁部皮膚切除法　99
平賀法　40
鼻涙管損傷　129
広すぎる重瞼幅を狭くする回復手術　148

❖ ふ
フィラー注射　109
老け顔変形　178
不自然な重瞼線　137
プチ整形　44
部分切開法　23, 29
古川法　184

❖ へ
閉瞼不十分　107

❖ ほ
縫合糸の露出　54, 167
縫合線の赤み　18, 27, 79, 90, 107, 120, 145, 159, 176
縫合部の離開　19

❖ ま
埋没式重瞼術　30, 44
埋没糸の露出　163
埋没法　169

INDEX

❖ み

三重瞼　19, 80, 141, 144, 146, 147
三重瞼の消失不全　145
三重瞼を二重瞼に戻す回復手術　140
右眼窩部周辺の知覚神経の走行　9
ミューラー筋　2

❖ め

目頭切開術　122, 183, 184
目頭切開術の逆戻り現象　130
目頭切開術の計測値　130
目頭切開術の適応　130
目頭切開を元に戻す回復手術　183
目ヤニ　38, 52, 65

❖ り

流涙　120

❖ る

涙堂　5

❖ れ

連続縫合　22

❖ ろ

老人性眼瞼下垂[症]　96, 99, 101, 108

❖ 欧文

gray line　4
Hamra 法　117
Müller 筋　2
over correction　128, 187
ROOF　2
SOOF　2
sunken eye　17, 92
under correction　128, 187

[著者略歴]

市田正成（いちだまさなり）

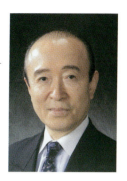

1945年2月13日生まれ
1970年　京都府立医科大学卒業
　　　　同大学整形外科学教室入局
1974年　朝日大学附属村上記念病院整形外科助手
1977年　北里大学形成外科学教室講師
1979年　京都府立医科大学眼科学教室　客員講師兼任
1980年　朝日大学附属村上記念病院形成外科講師
　　　　近畿大学皮膚科形成外科　非常勤講師兼任
1985年　市田形成外科開業
1995年　医療法人社団いちだクリニック（改称）理事長，院長
　　　　現在に至る

資格
日本形成外科学会認定医
日本美容外科学会専門医
1998年，日本美容外科学会会長を務める（第21回日本美容外科学会総会開催）
日本臨床形成美容外科医会理事
2014年，福岡大学形成外科臨床教授
2016年，日本美容外科学会（JSAPS）名誉会員

著書
形成外科手術アトラスⅠ，Ⅱ（共著）
美容外科手術プラクティス1，2（編著）
スキル外来手術アトラス（改訂新版）
スキル美容外科手術アトラスⅠ．眼瞼（本書はこの改訂版）
スキル美容外科手術アトラスⅡ．脂肪吸引・注入術
スキル美容外科手術アトラスⅢ．鼻
ホクロ手術図鑑

現住所
いちだクリニック
〒500-8351　岐阜県岐阜市清本町10-18
TEL：058-253-5911，FAX：058-252-2481
E-mail：mail@ichida-clinic.com

検印省略

スキル美容外科手術アトラス 眼瞼 第2版
定価（本体 20,000円＋税）

2003年10月 4 日　第1版　第1刷発行
2016年10月15日　第2版　第1刷発行

編　集　　市田 正成（いちだ まさなり）
発行者　　浅井 麻紀
発行所　　株式会社 文光堂
　　　　　〒113-0033　東京都文京区本郷7-2-7
　　　　　TEL（03）3813-5478（営業）
　　　　　　 （03）3813-5411（編集）

Ⓒ市田正成，2016　　　　　　　　　　　　印刷：公和図書

乱丁，落丁の際はお取り替えいたします．

ISBN978-4-8306-2633-3　　　　　　　　　Printed in Japan

・本書の複製権，翻訳権・翻案権，上映権，譲渡権，公衆送信権（送信可能化権を含む），二次的著作物の利用に関する原著作者の権利は，株式会社文光堂が保有します．
・本書を無断で複製する行為（コピー，スキャン，デジタルデータ化など）は，私的使用のための複製など著作権法上の限られた例外を除き禁じられています．大学，病院，企業などにおいて，業務上使用する目的で上記の行為を行うことは，使用範囲が内部に限られるものであっても私的使用には該当せず，違法です．また私的使用に該当する場合であっても，代行業者等の第三者に依頼して上記の行為を行うことは違法となります．
・JCOPY〈出版者著作権管理機構 委託出版物〉
本書を複製される場合は，そのつど事前に出版者著作権管理機構（電話 03-3513-6969，FAX 03-3513-6979，e-mail：info@jcopy.or.jp）の許諾を得てください．